Políticas Públicas de
Alimentação e Nutrição

Políticas Públicas de Alimentação e Nutrição

ORGANIZADORA

Patricia Constante Jaime

Nutricionista. Professora Livre-Docente do Departamento de Nutrição da Faculdade de Saúde Pública e Pesquisadora do Núcleo de Pesquisas Epidemiológicas em Nutrição e Saúde da Universidade de São Paulo (NUPENSUSP). Mestre e Doutora em Saúde Pública pela Faculdade de Saúde Pública da USP (FSPUSP). Pós-Doutorado na USP e na London School of Hygiene and Tropical Medicine, Inglaterra. Ex-Coordenadora da Política Nacional de Alimentação e Nutrição no Ministério da Saúde (2011-2014).

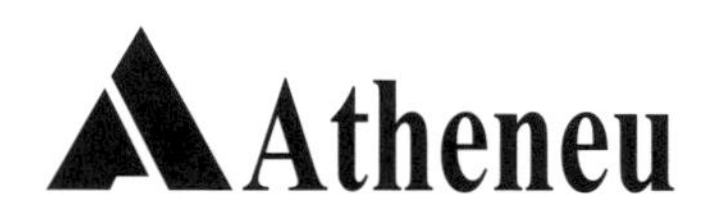

EDITORA ATHENEU

São Paulo — Rua Jesuíno Pascoal, 30
Tel.: (11) 2858-8750
Fax: (11) 2858-8766
E-mail: atheneu@atheneu.com.br

Rio de Janeiro — Rua Bambina, 74
Tel.: (21)3094-1295
Fax: (21)3094-1284
E-mail: atheneu@atheneu.com.br

PRODUÇÃO EDITORIAL/CAPA: Equipe Atheneu
DIAGRAMAÇÃO: Know-How Editorial

CIP-BRASIL. Catalogação na Publicação
Sindicato Nacional dos Editores de Livros, RJ

P829

Políticas públicas de alimentação e nutrição / organização Patricia Constante Jaime. – 1. ed. – Rio de Janeiro : Atheneu, 2019.

Inclui bibliografia
ISBN 978-85-388-0946-3

1. Nutrição – Brasil. 2. Saúde pública – Brasil. 3. Política de saúde – Brasil. 4. Política alimentar – Brasil. I. Jaime, Patricia Constante.

18-54219

CDD: 362.1760981 CDU: 614.39

Meri Gleice Rodrigues de Souza - Bibliotecária CRB-7/6439

07/12/2018 11/12/2018

JAIME, P. C.
Políticas Públicas de Alimentação e Nutrição

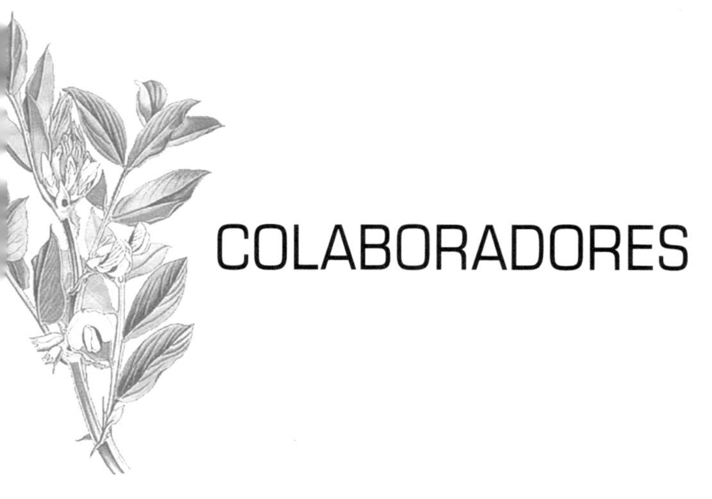

COLABORADORES

Ana Carolina Feldenheimer da Silva

Nutricionista. Mestre em Saúde Pública e Doutora em Nutrição em Saúde Pública pela Faculdade de Saúde Pública da Universidade de São Paulo (FSPUSP). Especialista em Gestão de Políticas de Alimentação e Nutrição pela Fundação Oswaldo Cruz (Fiocruz). Professora-Adjunta do Departamento de Nutrição Social da Universidade do Estado do Rio de Janeiro (UERJ).

Ana Paula Bortoletto Martins

Nutricionista. Mestre em Saúde Pública e Doutora em Nutrição em Saúde Pública pela Faculdade de Saúde Pública da Universidade de São Paulo (FSPUSP). Pesquisadora no Instituto Brasileiro de Defesa do Consumidor (Idec), atuando como Líder no Programa de Alimentação Saudável. Representa o Idec como Conselheira do Conselho Nacional de Segurança Alimentar e Nutricional (Consea).

André Teixeira Vessoni

Bacharel em Esporte e em Nutrição pela Universidade de São Paulo (USP). Especialista em Condicionamento Físico Aplicado à Reabilitação Cardiológica Primária e Secundária pelo Instituto do Coração (InCor) do Hospital das Clínicas da Faculdade de Medicina da Universidade de São Paulo (FMUSP).

Betzabeth Slater Villar

Nutricionista. Professora Livre-Docente do Departamento de Nutrição da Faculdade de Saúde Pública da Universidade de São Paulo (FSPUSP). Mestre e Doutora em Saúde Pública pela FSPUSP.

Camila Medeiros da Silva Mazzeti

Nutricionista. Mestre em Enfermagem e Saúde Coletiva pela Universidade Federal de Minas Gerais (UFMG). Doutora em Nutrição em Saúde Pública pela Faculdade de Saúde Pública da Universidade de São Paulo (FSPUSP). Pesquisadora membro do Laboratório de Avaliação Nutricional de Populações da Faculdade de Saúde Pública (LANPOPUSP). Professora do Curso de Nutrição da Universidade Federal do Mato Grosso do Sul (UFMS).

Carlos Augusto Monteiro

Médico. Residência e Mestrado em Medicina Preventiva e Doutorado em Saúde Pública pela Universidade de São Paulo (USP). Pós-Doutorado no Instituto de Nutrição Humana da Columbia University. Professor Titular do Departamento de Nutrição da Faculdade de Saúde Pública da Universidade de São Paulo (FSPUSP). Coordenador Científico do Núcleo de Pesquisas Epidemiológicas em Nutrição e Saúde da USP.

Cláudia Raulino Tramontt

Nutricionista. Especialista em avaliação de serviços de saúde pelo sistema União de Nações Sul-Americanas (Unasul) da Universidade Aberta do Brasil (UAB) e Universidade Federal de Ciências da Saúde de Porto Alegre (UFCSPA). Mestre em Saúde Coletiva pela Universidade Federal do Rio Grande do Sul (UFRGS). Doutoranda do Programa de Nutrição em Saúde Pública da Faculdade de Saúde Pública da Universidade de São Paulo (FSPUSP).

Daniel Henrique Bandoni

Nutricionista. Mestre em Saúde Pública. Doutor em Nutrição em Saúde Pública. Professor-Adjunto e Coordenador do Centro de Práticas e Pesquisa em Nutrição e Alimentação Coletiva do Instituto de Saúde e Sociedade da Universidade Federal de São Paulo (Unifesp).

Daniela Sanches Frozi

Nutricionista. Mestre em Alimentos e Nutrição pela Universidade Estadual de Campinas (Unicamp). Doutora em Nutrição pela Universidade Federal do Rio de Janeiro (UFRJ), com período sanduíche no Observatorio de la Alimentación (Odela/Universitat de Barcelona). Membro do Comitê Executivo da Rede Brasileira de Pesquisa em Soberania e Segurança Alimentar e Nutricional (RBSSAN). Pesquisadora-Associada do Observatório Brasileiro de Hábitos Alimentares da Fundação Oswaldo Cruz (Fiocruz – Brasília). Conselheira Nacional do Conselho Nacional de Segurança Alimentar e Nutricional (Consea).

Fabiana Alves do Nascimento

Nutricionista. Mestra em Nutrição em Saúde Pública pela Faculdade de Saúde Pública da Universidade de São Paulo (FSPUSP). Professora da Universidade Nove de Julho (Uninove).

Fernanda Rauber

Nutricionista. Mestre em Ciências da Saúde pela Universidade Federal de Ciências da Saúde de Porto Alegre (UFCSPA). Especialista em Planejamento, implementação e gestão em educação a distância pelo Laboratório de Novas Tecnologias da Universidade Federal Fluminense (UFF). Doutora em Ciências da Saúde pela UFCSPA. Pesquisadora de Pós-Doutorado no Núcleo de Pesquisas Epidemiológicas em Nutrição e Saúde da Universidade de São Paulo (NUPENSUSP).

Helvécio Miranda Magalhães Júnior

Médico. Especialista em Clínica Médica e Epidemiologia. Doutor em Saúde Coletiva pela Universidade Estadual de Campinas (Unicamp). Ex-Secretário Municipal de Saúde em Belo Horizonte, Secretário Nacional de Atenção à Saúde do Ministério da Saúde e Secretário Estadual de Planejamento e Gestão de Minas Gerais.

Jacqueline Resende Berriel Hochberg

Advogada. Especialista em Direito Civil e Ambiental pela Universidade de Ribeirão Preto (UNAERP). Graduanda em Nutrição pela Faculdade de Saúde Pública da Universidade de São Paulo (FSPUSP).

Kamila Tiemann Gabe

Nutricionista. Mestre e Doutoranda em Nutrição em Saúde Pública pela Faculdade de Saúde Pública da Universidade São Paulo (FSPUSP).

Kelly Poliany de Souza Alves

Nutricionista. Especialista em Saúde da Família pela Escola de Formação em Saúde pela Universidade Estadual Vale do Acaraú (UVA). Mestre em Alimentação, Nutrição e Saúde e Doutoranda em Saúde Coletiva pela Universidade do Estado do Rio de Janeiro (UERJ).

Kimielle Cristina Silva

Nutricionista. Especialista em Saúde Coletiva pela Universidade Federal de Minas Gerais (UFMG). Doutoranda em Saúde Coletiva pelo Instituto de Medicina Social da Universidade do Estado do Rio de Janeiro (IMSUERJ). Referência Técnica da Gerência de Atenção Primária da Secretaria Municipal de Saúde de Belo Horizonte. Analista de Saúde do Ministério Público do Estado do Rio de Janeiro.

Lana Carneiro Almeida

Nutricionista. Mestre em Saúde Pública e Doutora em Ciências pela Faculdade de Saúde Pública da Universidade de São Paulo (FSPUSP). Professora-Adjunta do curso de Nutrição da Universidade Federal do Pampa (Unipampa), *campus* Itaqui/RS.

Lara Lívia Santos da Silva

Nutricionista. Mestre em Nutrição e Saúde pela Universidade Federal de Goiás (UFG). Doutora em Nutrição em Saúde Pública pela Universidade de São Paulo (USP), com período sanduíche na Harvard T.H. Chan School of Public.

Ligia Cardoso dos Reis

Nutricionista. Especialista em Nutrição em Saúde Pública pela Universidade Federal de São Paulo (Unifesp). Mestre em Saúde Pública pela Faculdade de Saúde Pública da Universidade de São Paulo (FSPUSP). Doutoranda do Programa de Nutrição em Saúde Pública da FSPUSP. Nutricionista da Coordenadoria de Alimentação Escolar da Secretaria Municipal de Educação da Prefeitura de São Paulo.

Livia Cruz Esperança

Nutricionista. Mestre em Nutrição em Saúde Pública pela Faculdade de Saúde Pública da Universidade de São Paulo (FSPUSP). Nutricionista da Coordenadoria de Alimentação Escolar da Secretaria Municipal de Educação da Prefeitura de São Paulo.

Nádia Rosana Fernandes de Oliveira

Nutricionista. Mestre em Extensão Rural pela Universidade Federal de Santa Maria (UFSM). Doutora em Nutrição em Saúde Pública pela Faculdade de Saúde Pública da Universidade de São Paulo (FSPUSP). Professora-Adjunta do Curso de Nutrição da Universidade Federal do Pampa, *Campus* Itaqui (Unipampa). Nutricionista pelo Centro Universitário Franciscano (Unifra).

Ranailla Lima Bandeira dos Santos

Nutricionista. Mestre em Saúde Pública pela Escola Nacional de Saúde Pública Sérgio Arouca da Fundação Oswaldo Cruz (ENSP/Fiocruz). Analista em Saúde do Ministério Público do Estado do Rio de Janeiro.

Rosana Maria Nogueira

Nutricionista. Especialista em Saúde Coletiva pela Associação Brasileira de Nutrição. Doutoranda em Alimentos e Nutrição pela Faculdade de Engenharia de Alimentos da Universidade Estadual de Campinas (Unicamp).

Ruben Araújo de Mattos

Médico. Mestre em Medicina Social e Doutor em Saúde Coletiva pela Universidade do Estado do Rio de Janeiro (UERJ). Professor-Associado do Instituto de Medicina Social da UERJ.

Sonia Isoyama Venâncio

Médica. Especialista em Pediatria. Mestre e Doutora em Saúde Pública pela Faculdade de Saúde Pública da Universidade de São Paulo (FSPUSP). Pesquisadora do Instituto de Saúde da Secretaria de Estado da Saúde de São Paulo. Consultora da Coordenação-Geral de Saúde da Criança e Aleitamento Materno do Ministério da Saúde e Membro do Comitê Nacional de Aleitamento Materno.

Tarsis de Mattos Maia

Nutricionista. Professora da Faculdade de Nutrição da Universidade Federal de Mato Grosso (UFMT). Mestre em Ciências pela Faculdade de Medicina da Universidade de São Paulo (FMUSP). Doutoranda no Programa Nutrição em Saúde Pública pela Faculdade de Saúde Pública da Universidade de São Paulo (FSPUSP).

Da mesma forma aquela sentença:
"A quem te pedir um peixe, dá uma vara de pescar."
Pensando bem, não só a vara de pescar, também a linhada,
o anzol, a chumbada, a isca, apontar um poço piscoso
e ensinar a paciência do pescador.
Você faria isso, Leitor?
Antes que tudo isso se fizesse
o desvalido não morreria de fome?
Conclusão:
"Na prática, a teoria é outra."

Conclusões de Aninha

Cora Coralina

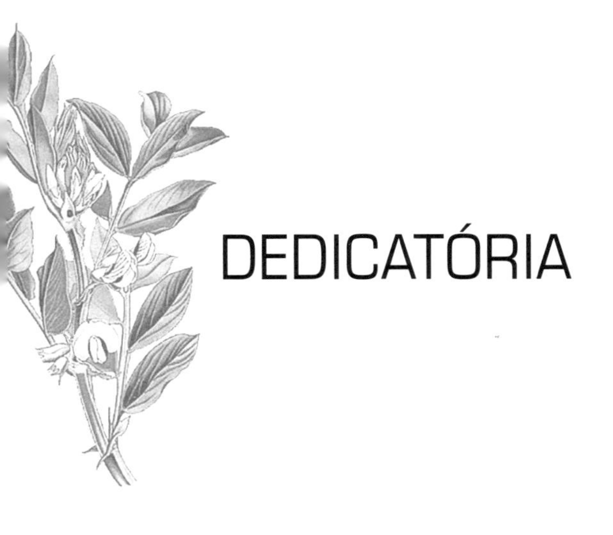

DEDICATÓRIA

Dedico este livro a todas as mulheres e aos homens que, em diferentes tempos e espaços (movimentos sociais, serviços, gestão, academia e política), lutaram e lutam pelo direito à saúde e à alimentação adequada no Brasil.

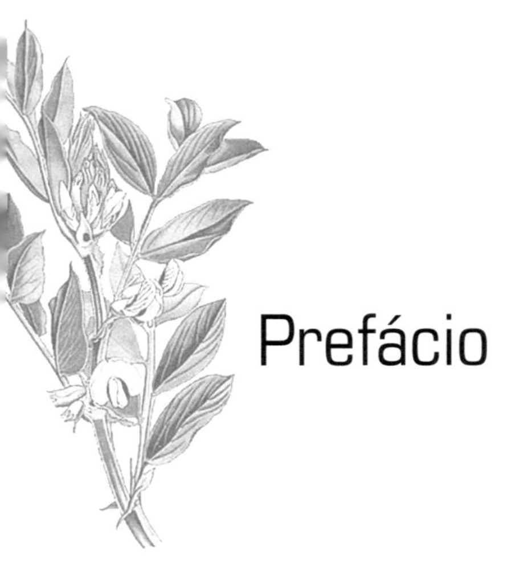

Prefácio

É usual que prefácios de livros didáticos selecionem e destaquem aspectos interessantes e pontos fortes da publicação. Esse é o caminho que decidi trilhar, embora a tarefa não seja nada fácil, levando em conta o espaço de que disponho, a qualidade da obra que temos pela frente e a competência do grupo de autores reunido pela Professora Patricia Constante Jaime. A quem, doravante, por conta de uma longa e querida amizade, chamarei apenas de Patricia.

Inicialmente, quero dizer que este livro preenche uma lacuna gritante no ensino da Nutrição no Brasil: a falta de um compêndio sobre Políticas Públicas de Alimentação e Nutrição. Como docente da área da Nutrição em Saúde Pública há (muitas) décadas, celebro e festejo essa iniciativa.

Impressionaram-me o fôlego e a abrangência do livro organizado por Patricia. O texto começa demarcando o campo do conhecimento das políticas públicas de alimentação e nutrição, historiando avanços e recuos dessas políticas em nosso País e demonstrando sua essencialidade para assegurar os direitos humanos à saúde e à alimentação. Prossegue analisando a promoção de saúde por meio da promoção da alimentação saudável e discorrendo criticamente sobre a educação alimentar e nutricional. Na sequência, examina, em detalhe, os programas de incentivo ao aleitamento materno e promoção da alimentação complementar saudável, a atenção nutricional e a integralidade do cuidado em saúde, as iniciativas específicas voltadas ao controle da desnutrição, das carências de micronutrientes e da obesidade, o Programa Nacional de Alimentação Escolar, o Programa de Alimentação do Trabalhador, os programas de acesso à alimentação e os equipamentos públicos de segurança alimentar e nutricional. A obra enfrenta, ainda, com grande competência, temas complexos, como a judicialização em saúde e a regulação e controle dos alimentos. Aborda também a formação da força de trabalho, imprescindível para a implementação das políticas públicas de alimentação e nutrição, e o crucial papel do controle social nessas políticas. Finalmente, considera as dimensões locais e globais da agenda contemporânea das políticas públicas de alimentação e nutrição.

Como Patricia, todos os autores deste livro demonstram erudição e experiência pessoal no trato dos temas que abordam, obtidas graças à formação acadêmica primorosa que possuem e à vivência que tiveram e que têm na gestão de programas e políticas de alimentação e nutrição.

Professores, pesquisadores, profissionais de saúde, gestores e alunos, convido todos agora a um mergulho no trabalho que Patricia e seus colaboradores generosamente nos oferecem.

Carlos Augusto Monteiro
Professor Titular do Departamento de Nutrição da Faculdade de Saúde Pública da Universidade de São Paulo

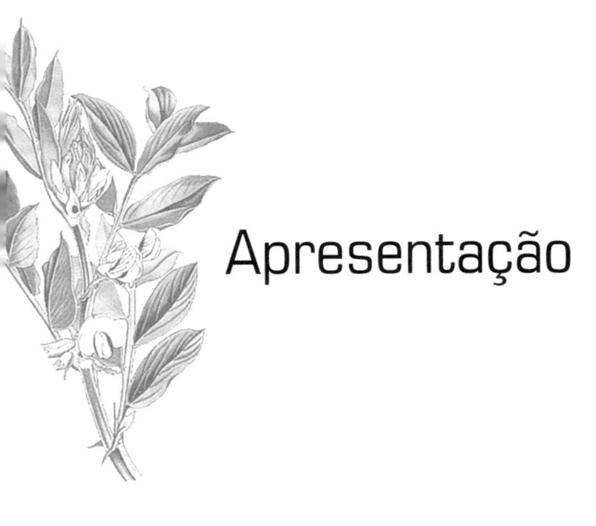

Apresentação

No Brasil, o direito à saúde e à alimentação são garantias constitucionais inseridas entre os direitos sociais dos brasileiros e de todos que aqui vivem. A adoção da perspectiva dos determinantes sociais de saúde consolidou a compreensão da inter-relação entre saúde e alimentação e cravou um conjunto de marcos, legal e político, da Saúde Pública e da Segurança Alimentar e Nutricional no País. Isso não é pouco, e é fruto da construção social de gerações de gestores de políticas públicas, profissionais de saúde e alimentação, acadêmicos e sujeitos da sociedade civil organizada.

É preciso reconhecer que a agenda de alimentação e nutrição nas políticas públicas brasileiras precede a constituição cidadã de 1988. Sua origem remete à década de 1930, marcada, por um lado, pelo nascimento do pensamento trabalhista no Governo Vargas, e, por outro lado, pela pioneira denúncia acadêmica de Josué de Castro, de que a fome é produto das desigualdades geradas por um modelo econômico injusto e excludente. Atravessa o tempo histórico com avanços e inflexões. Encontra força e sentido, primeiro, no movimento da Reforma Sanitária brasileira e, posteriormente, com o reconhecimento do Direito Humano à Alimentação Adequada. Assim, o Estado brasileiro tem experimentado diferentes arranjos e modalidades de intervenção e de programas sociais nos campos da alimentação, nutrição e segurança alimentar e nutricional.

Este livro, ao tratar do tema das Políticas Públicas de Alimentação e Nutrição, reafirma a compreensão da Alimentação e Nutrição em Saúde Coletiva como a interface entre dois campos tradicionais do conhecimento em saúde: a Nutrição e a Saúde Coletiva. Nas estruturas curriculares dos cursos de graduação em Nutrição no Brasil, esse campo comum tem sido expresso em disciplinas denominadas Nutrição em Saúde Pública ou Nutrição Social, sendo composto por três pilares que envolvem a Epidemiologia Nutricional, Ciências Humanas e Sociais e Políticas de Alimentação e Nutrição[1].

---

1 Considerou-se o referencial do campo proposto por Maria Lúcia Magalhães Bosi e Shirley Donizete Prado (Alimentação e Nutrição em Saúde Coletiva: constituição, contornos e estatuto científico. *Ciênc. Saúde Coletiva*, v. 16, n. 1, 2011).

Essa última temática, apesar da sólida e reconhecida construção no contexto das políticas públicas brasileiras, está tímida e insuficientemente apresentada aos estudantes de cursos de graduação e pós-graduação em Nutrição, Saúde Pública ou Coletiva e outros cursos afins ao tema. A proposta deste livro é, modestamente, cobrir essa lacuna de material didático e apresentar descrição histórica e programática, assim como análise crítica das Políticas Públicas de Alimentação e Nutrição, diante do atual quadro epidemiológico, social e político brasileiro. Para isso, é preciso, primeiro, assumir que tratar de políticas públicas significa mergulhar em um contexto social, como tal, vivo, móvel e em constante transformação.

O livro está organizado em 24 capítulos. Inicia-se pela apresentação de conceitos básicos, necessários para a compreensão dos capítulos subsequentes que, por sua vez, detalham políticas, programas e temas centrais, tais como regulação, judicialização, formação da força de trabalho, controle social, governança, territorialidade e intersetorialidade. Desde a posição de organizadora da obra, sou grata pela disponibilidade e generosidade de cada um dos autores que compartilharam seus conhecimentos e práticas neste livro. Esperamos apoiar a formação e atualização de profissionais que são e serão sujeitos da agenda de alimentação e nutrição no Brasil. Buscamos também contribuir na construção coletiva de caminhos para a realização do direito humano à saúde e, intersetorialmente, à alimentação adequada.

Boa leitura!

Patricia Constante Jaime

Organizadora

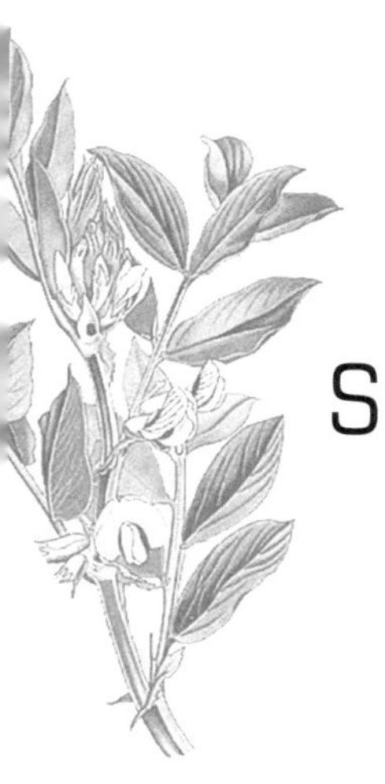

Sumário

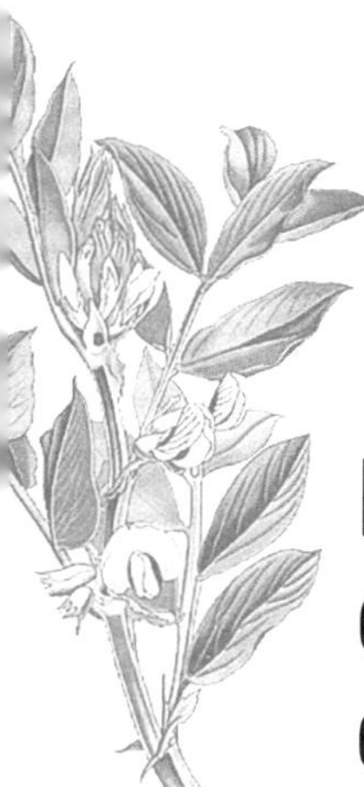

1

Políticas Públicas de Alimentação e Nutrição: delimitação do campo e conceitos básicos

■ Patricia Constante Jaime

Introdução

O assunto de políticas públicas nem sempre é amigável ou atrativo para os estudantes e profissionais da Nutrição e de outras áreas da saúde porque somos mais frequentemente expostos a conteúdos relacionados às ciências biológicas, ou seja, somos conduzidos a pensar da célula ao corpo sadio ou enfermo.

Contudo, a ciência da Nutrição tem o desafio maior de compreender as múltiplas e complexas relações entre homem e alimento que se concretizam na prática social da alimentação. Como destacado por Canesqui & Garcia no livro *Antropologia e Nutrição* (2005), tais relações são modeladas pela cultura e organização da sociedade. Assim, a alimentação ganha conotações relacionadas à forma como o homem, enquanto espécie, tem construído historicamente arranjos e modelos de comer e viver em sociedade. Sendo a alimentação condição *sine qua non* para sobrevivência, evoluímos da divisão social do alimento naturalmente disponível para o domínio de técnicas que permitiram o nascimento da culinária e da produção e processamento de alimentos. A industrialização e a globalização moldaram, na história mais recente da humanidade, as escolhas e as práticas alimentares que, mais e mais, são produtos das relações de poder e dos não uniformes sentidos construídos na sociedade sobre direitos e cidadania.

Neste ponto, chegamos à temática de políticas públicas, aqui compreendida como expressão do papel e da forma como o Estado se organiza para mediar processos sociais e alcançar o bem-estar da sociedade e o interesse público. Com interesse e aplicação em alimentação e nutrição, estão as políticas públicas que atravessam os diferentes pontos do sistema alimentar, da produção ao consumo, e que condicionam a situação de saúde e nutrição de indivíduos e coletividades. Como tal, essas políticas estão relacionadas a dois direitos constitucionais no Brasil: o direito à saúde e o direito à alimentação adequada. Ao assumir o nexo indissociável entre saúde e nutrição e o compromisso com a Saúde Coletiva enquanto agenda política, optamos nesse livro pelo uso do termo políticas públicas de alimentação e nutrição. Contudo, é importante reconhecer que o campo da segurança alimentar e nutricional tem se constituído como a arena técnica, política e social de conformação de políticas voltadas ao direito humano à alimentação.

O presente capítulo apresenta conceitos básicos sobre políticas públicas, sem os quais não seria possível compreender como as políticas de alimentação e nutrição têm se conformado na sociedade brasileira.

Compreendendo o que são políticas públicas

Conceito de políticas públicas

Políticas públicas são um conjunto de diretrizes e regramentos norteadores da ação do poder público e que mediam as relações entre atores da sociedade e o Estado. O conceito de políticas públicas pode assumir diferentes formas, a depender da perspectiva do campo do conhecimento assumido. Por exemplo, se tomados os paradigmas do Direito, a ênfase se dará nos marcos legais e normativos que orientam a ação do Estado e dos sujeitos. Para a Ciência Econômica, trata-se de investigar e propor formas, mais ou menos interventoras, de o Estado gerir os recursos disponíveis, seja de capital econômico ou social. Já pelas Ciências Políticas, outros contornos são destacados, por exemplo, as tensões e embates em torno de ideias e interesses que cercam a ação do poder público. Por fim, para as Ciências da Saúde, a ênfase será na eficácia e efetividade das soluções dos problemas de saúde que acometem indivíduos e coletividade, buscando intervir no processo saúde/doença e promover saúde e bem-estar.

É muito comum a ideia de que as políticas públicas são produtos da ação estatal, ou seja, são feitas e executadas diretamente pelos representantes do Estado, o que comumente ocorre, mas não necessariamente. A premissa principal para ser pública é que seu processo de elaboração e execução seja submetido ao debate na sociedade e orientado pelos interesses públicos.

De forma esquemática (Figura 1.1), com as políticas públicas definem-se as etapas de um processo social coordenado pelo Estado e que visa resolver um problema público e/ou garantir algum direito reconhecido, seja ele individual ou coletivo, difuso ou para determinado segmento da sociedade. Por exemplo, a saúde foi reconhecida como um direito social somente com a promulgação da Constituição Federal de 1988. Desde então, é obrigação do Estado brasileiro, em especial pela atuação do poder executivo na união, nos estados e nos municípios, organizar a oferta de ações e serviços de saúde para a população. Mas, antes disso, o cuidado em saúde era oferecido pelo Estado apenas para alguns poucos segmentos da população, como os trabalhadores beneficiários das caixas de aposentadoria e pensão que deram origem ao Instituto Nacional de Assistência Médica e Previdência Social (Inamps), que, por sua vez, precedeu o Sistema Único de Saúde (SUS). Por outro lado, a própria ausência de reconheci-

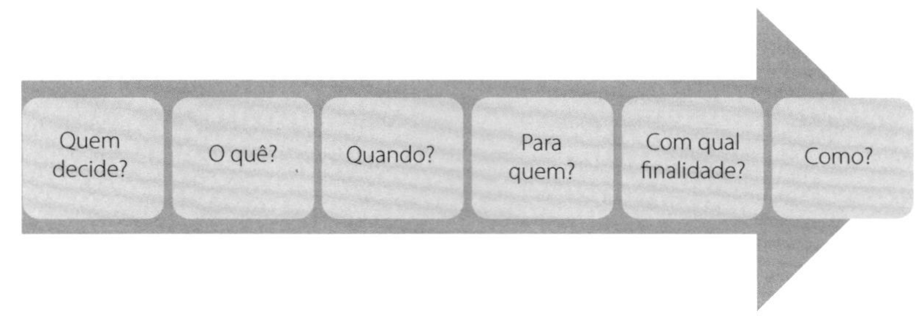

Figura 1.1 – *Fluxo de decisões em políticas públicas.*

Fonte: Elaborada pela autora.

mento da saúde como direito de caráter universal fez com que muitos problemas se tornassem tão prevalentes e graves na sociedade que demandaram intervenções do poder público para controlar endemias, como as campanhas de vacinação existentes desde o início do século XX, ou para atenuar enfermidades, a exemplo dos programas de suplementação alimentar para crianças e gestantes desnutridas.

Tipos de políticas públicas

As políticas públicas podem ser classificadas segundo diferentes critérios, conforme sistematizado por Leonardo Secchi e outros autores.

Quanto ao seu papel nas relações sociais ou alocação de recursos:

- *Políticas públicas distributivas:* teoricamente, seriam aquelas voltadas à alocação de bens, serviços e recursos públicos em um contexto ilimitado financeiramente. Essa premissa é muito difícil de ser assumida, já que o mais comum são as restrições orçamentárias e as disputas de interesses. Sendo bastante improvável que todos sejam atendidos igualmente em suas necessidades e interesses, esse tipo de política, ao priorizar determinado segmento da sociedade ou determinadas tecnologias de intervenção, pode ser influenciado por práticas de assistencialismo, clientelismo ou por conflito de interesses.
- *Políticas públicas redistributivas:* buscam a alocação de bens, serviços e recursos para um maior número de pessoas, pressupondo que a redistribuição deles entre parcelas da população é guiada pelo princípio da equidade. Se, por um lado, as políticas redistributivas podem atenuar desigualdades sociais, por outro, não são livres da influência das disputas e dos conflitos de interesse na sociedade.
- *Políticas públicas regulatórias:* visam estabelecer padrões e regras que orientam a ação dos dirigentes públicos e dos grupos de interesse da sociedade. Como tal, são facilmente reconhecidas em leis, decretos, portarias e resoluções normativas e operacionais.

Quanto à abrangência:

- *Políticas públicas universais:* têm como beneficiários o conjunto de cidadãos detentores de dado direito reconhecido ou legitimado na sociedade.
- *Políticas públicas focalizadas:* são aquelas que têm como público-alvo da ação do Estado determinado segmento da população, o que pode ser definido por critério demográfico (idade, localização do domicílio, sexo, característica étnico-racial, entre outros), socioeconômico (ocupação, renda, vulnerabilidade social etc.) e até mesmo risco biológico (situação de saúde, ocorrência de uma determinada doença).

Quanto ao grau de intervenção:

- *Políticas públicas estruturais:* buscam interferir em toda a cadeia de determinantes sociais, em especial os macros determinantes que condicionam os demais fatores que geram o problema, tais como renda, acesso à terra e a outros meios de produção e consumo, trabalho e emprego. Como tal, alteram o *status quo* e, por isso mesmo, tendem a ser objetivo de disputas e conflitos de interesses e dependem de pactos sociais orientados pelo bem coletivo e justiça social.
- *Políticas públicas compensatórias ou emergenciais:* buscam amenizar um problema, intervindo em alguns de seus fatores determinantes, em geral os mais proximais e urgentes.

Outras classificações e tipologias podem ser aplicadas e são apresentadas na literatura específica sobre políticas públicas. Não é nosso objetivo neste capítulo introdutório alcançar a exaustão do tema, mas, sim, apoiar o leitor na identificação de características principais e de modelos de políticas públicas que não são necessariamente excludentes.

Atores das políticas públicas

As políticas públicas são resultado de formas de exercício do poder político pelos dirigentes do Estado. Mas é importante considerar que o exercício do poder é sempre uma relação social que envolve vários atores, que, muitas vezes, podem ter interesses contraditórios. Quanto mais democrático e participativo for o governo que representa o Estado em determinado momento, mais explícita e organizada será a participação dos atores sociais e mais bem mediadas pelo poder público suas relações, em nome do interesse coletivo e do bem-estar da sociedade.

Os principais atores de políticas públicas são:

- *Poder público*: conjunto de atores que representa o Estado e, como tal, responsável por seu papel soberano de reger as relações sociais e organizar a administração pública em um determinado território e tempo. Como está definido na Constituição de 1988, o Brasil é uma república federativa, formada pela união indissolúvel dos estados e municípios e do Distrito Federal e regida pela atuação complementar dos Poderes Executivo, Legislativo e Judiciário. Cabe ao Poder Executivo a administração pública, observando as leis vigentes no país e representando um projeto político vitorioso nos processos democráticos de legitimação dos interesses da sociedade. Ao Poder Legislativo cabe legislar, ou seja, criar as leis, além de controlar e fiscalizar as contas públicas que são administradas pelos dirigentes do executivo. Por fim, o Poder Judiciário é responsável pela função jurisdicional, ou seja, pela aplicação da lei a um determinado caso.
- *Dirigentes públicos* (ou governantes, gestores e tomadores de decisão): são aqueles que têm funções públicas executivas no Estado, seja por terem um mandato político (por exemplo, prefeito) e/ou técnico (como ministro de Estado), ou porque pertencem ao quadro funcional da burocracia estatal, como os servidores públicos. São responsáveis pela proposição e execução das políticas públicas.
- *Beneficiários ou sujeitos de direitos*: são as pessoas que vivem nos territórios de execução das políticas e que devem ser o público-alvo delas, uma vez reconhecidos pelo Estado suas necessidades e direitos individuais e coletivos.
- *Sociedade civil organizada*: designa os agrupamentos de pessoas que não fazem parte da estrutura administrativa do Estado e que agem na defesa de direitos sociais ou *advocacy* (do inglês) nos espaços do sistema político, buscando influenciar a priorização de temas e a formulação de políticas públicas. Também tem o importante papel de fazer o controle social da atuação do Estado, ao monitorar e fiscalizar a implantação de políticas públicas. Desta forma, podem ser vistos como intermediários entre o poder público e os cidadãos.
- *Grupos* de *pressão ou* lobby (do inglês): representam determinados segmentos da sociedade que têm interesse econômico na proposição ou não de uma política pública. São necessariamente de interesse privado e, dessa forma, compõem grupos de influência sobre a tomada de decisão dos dirigentes públicos.

Ciclo de políticas públicas

A formulação de políticas públicas envolve um processo que apresenta diversas fases, ao que chamamos de Ciclo de Políticas Públicas, envolvendo: identificação do problema, definição da agenda, seleção de soluções, tomada de decisão, implementação, e, por fim, monitoramento e avaliação (Figura 1.2).

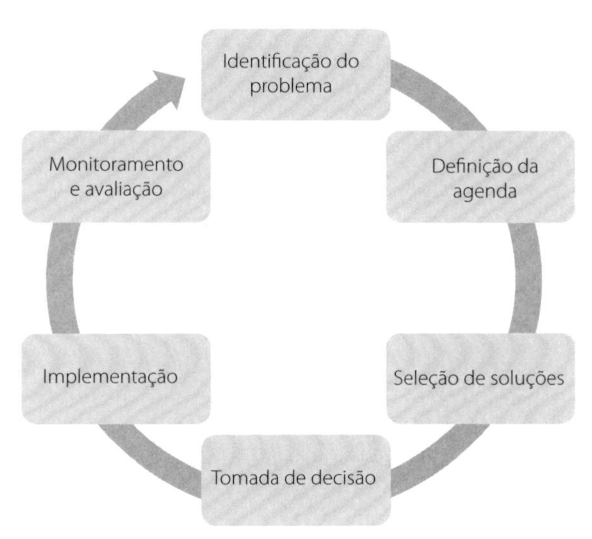

Figura 1.2 – *Ciclo de políticas públicas.*

Fonte: Elaborada pela autora com base em Jannuzi (2016).

- ***Identificação do problema***

Como já apresentado, as políticas públicas devem ser respostas do Estado a solução de um problema público e uma forma de garantir que um dado direito social reconhecido não seja violado. Assim, a primeira fase do ciclo de formulação de políticas públicas é a identificação do problema. Para tanto, é necessário um bom diagnóstico situacional, com uma base sólida de informações e dados. A constituição de mecanismos de participação ampla da sociedade é recomendada para que todos os segmentos, em especial aqueles mais vulneráveis ao problema, tenham a possibilidade e a liberdade para apresentar suas necessidades de ação do poder público. Há diferentes formas previstas e experimentadas de participação da sociedade, tais como: conselhos em níveis municipal, estadual e nacional (Conselho Municipal de Saúde, Conselho Nacional de Segurança Alimentar e Nutricional), conferências e encontros setoriais, consultas e audiências públicas, orçamento participativo etc. Em alguns casos, a participação e o controle social são assegurados na lei que institui o reconhecimento de um direito social, como no caso do Sistema Único de Saúde (SUS), Sistema Único de Assistência Social (SUAS) e do Sistema Nacional de Segurança Alimentar e Nutricional (Sisan).

- ***Definição da agenda***

A identificação de problemas de interesse público, obtida a partir do diagnóstico de necessidades conduzido pelos dirigentes públicos e/ou por setores independentes, assim como pela apresentação de reivindicações e demandas de grupos e setores da sociedade, não significa que automaticamente uma resposta política será assumida pelas autoridades dos Poderes Executivo, Legislativo e Judiciário. É preciso que o problema entre na agenda pública, que nada mais é do que uma lista de questões que o Poder Público se compromete em resolver. A depender dos compromissos assumidos – de forma explícita ou implícita pelo Estado e seus poderes, resultante das tensões e embates em torno de ideias e interesses que cercam a ação de um governo em exercício –, a agenda pode contemplar, mais ou menos, as necessidades da população ou de parcelas dessa e de grupos de interesses em políticas públicas.

A ação governamental será sempre fruto de avaliação política, na qual pesam vários elementos, tais como vontade política, oportunidade, viabilidade e exequibilidade de resposta, mobilização popular e percepção do custo-benefício da ação ou "não ação" do Estado. Nesta etapa, são comuns as práticas de *lobby* e *advocacy*, muitas vezes exercidas em condições desiguais, e influenciando os dirigentes públicos na tomada de decisão.

- *Seleção de soluções*

Nessa fase, os dirigentes são apresentados a um cardápio de potenciais soluções para o problema em questão. Boas práticas sinalizam a necessidade de informações e evidências acerca das alternativas. Para tanto, é recomendável que os tomadores de decisão levem em conta resultados obtidos com programas anteriores e de avaliações de processo de implementação e de impacto de soluções (por exemplo, por meio de estudos de eficácia, efetividade e custo-benefício de intervenções).

Algumas alternativas podem ser respostas incrementais, ou seja, não resolvem definitivamente o problema, mas o atenuam ou favorecem um determinado ator ou grupo social. Outras podem ser alternativas fundamentais que representam uma resposta definitiva ao problema, por vezes são mais custosas e divergentes entre os grupos de interesses. Aqui nos aproximamos da tipologia de políticas públicas estruturais e compensatórias ou emergenciais, como apresentado anteriormente.

- *Tomada de decisão*

A tomada de decisão é o momento que os dirigentes públicos optam por uma solução a partir do cardápio de opções disponível. Também devem fazer parte da tomada de decisão a definição de metas e das estratégias de monitoramento e avaliação, assim como o planejamento dos recursos e do horizonte temporal da política pública e seus instrumentos de implementação.

- *Implementação*

Nessa etapa do ciclo de políticas públicas, as linhas de ação para enfrentamento do problema foram definidas e serão traduzidas em instrumentos de implementação de políticas, tais como leis, decretos, portarias, planos, programas, normas, resoluções, entre outros atos da administração pública.

Em muitos casos, o corpo administrativo do poder executivo na União, estados e municípios – formado por um conjunto de organizações e serviços nos diversos níveis federativos –, será responsável pela execução dos instrumentos de implementação da política pública. Em alguns casos, isso pode não ser feito diretamente pela administração pública, que assume, então, o papel de formulação, contratação de terceiros, fiscalização e avaliação, enquanto parceiros externos à administração pública assumem a execução das ações. Para tanto, são possíveis diferentes arranjos de administração pública indireta, tais como oferta de serviços e ações por autarquias, fundações públicas (autárquicas), consórcios públicos, sociedades de economia mista, agências executivas e reguladoras, empresas públicas e contrato de gestão.

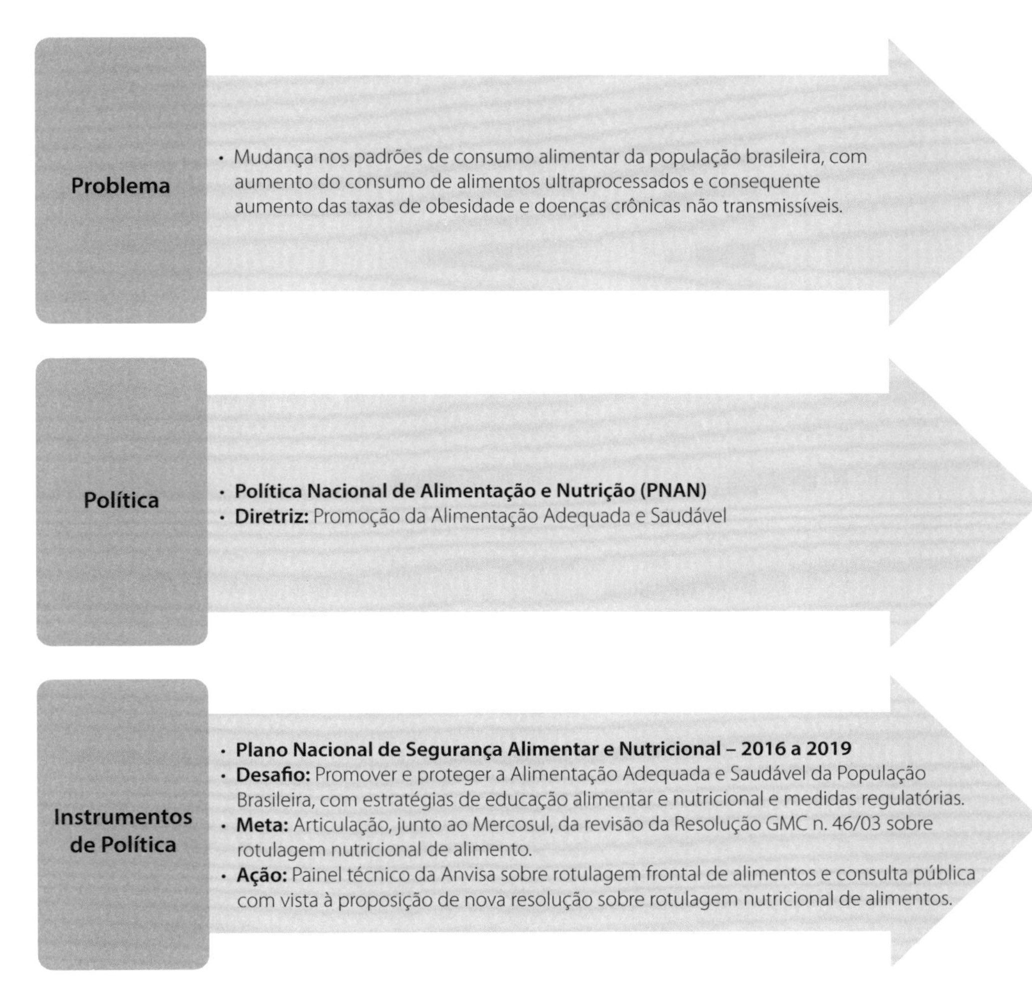

Figura 1.3 – *Exemplo de instrumentos de política pública.*

Fonte: Elaborada pela autora.

Tomemos como exemplo o Programa Nacional de Alimentação Escolar (PNAE), que tem por objetivo "contribuir para o crescimento e o desenvolvimento biopsicossocial, a aprendizagem, o rendimento escolar e a formação de práticas alimentares saudáveis dos alunos, por meio de ações de educação alimentar e nutricional e da oferta de refeições que cubram as suas necessidades nutricionais durante o período letivo" (FUNDO NACIONAL DO DESENVOLVIMENTO DA EDUCAÇÃO, 2017). São considerados beneficiários do programa os alunos matriculados na educação básica das redes públicas federal, estadual, distrital e municipal de creches, pré-escolas e escolas do ensino fundamental e médio, ensino de Jovens e Adultos, incluindo escolas indígenas, e remanescentes de quilombos, filantrópicas e entidades comunitárias. A União, por meio do Fundo Nacional do Desenvolvimento da Educação (FNDE), uma autarquia federal responsável pela execução de políticas educacionais do Ministério da Educação (MEC), tem a responsabilidade de assegurar o direito à alimentação escolar por meio da transferência de recursos financeiros, em caráter complementar, aos Estados, Municípios e Distrito Federal. As entidades executoras são as secretarias estaduais, distrital e municipais de educação, responsáveis por gerenciar o programa no nível local. Elas podem fazer a administração direta do programa, o que envolve não somente a compra de alimentos, mas também a contratação de pessoal, como merendeiras e nutricionistas, ou podem formalizar convênios com instituições privadas, que serão responsáveis pela produção e oferta de refeições nas escolas participantes do programa.

Vale o destaque que algumas políticas públicas não têm execução estatal, direta ou indireta, sendo o setor privado responsável por sua implementação. O Programa de Alimentação do Trabalhador (PAT) é um exemplo. É um programa resultante da parceria entre Governo Federal, empresas e trabalhador, tendo como unidade gestora o Ministério do Trabalho e Emprego. Seu objetivo é melhorar as condições nutricionais dos trabalhadores, com repercussões positivas para a qualidade de vida, a redução de acidentes de trabalho e o aumento da produtividade. O programa tem adesão voluntária das empresas empregadoras. Os custos da alimentação ofertada são divididos entre trabalhadores, empregadores e setor público. O empregador é estimulado a aderir ao PAT, por meio da concessão de incentivos fiscais (MINISTÉRIO DO TRABALHO E EMPREGO, 2017).

A implementação de políticas públicas deve ser bem planejada, levando em consideração os compromissos assumidos, os recursos humanos, financeiros e materiais disponíveis, as regras e normas do planejamento da administração pública. De todo modo, esta é uma fase do ciclo de políticas públicas bastante dinâmica e influenciada por fatores contextuais. Durante a implementação das ações, é possível identificar fatores que podem comprometer o processo e o resultado esperado, sendo possível identificar barreiras para o sucesso, corrigir erros e rever decisões. Para tanto, é preciso que haja instrumentos de monitoramento e avaliação.

- *Monitoramento e avaliação*

A avaliação é uma fase crucial para as políticas públicas, apesar de muitas vezes não ser prevista e adequadamente realizada, o que prejudica a transferência, os controles normativo e social e o exercício responsável da administração pública. Apresentada como última fase do ciclo de políticas públicas, a prática avaliativa pode ser útil em todas as etapas anteriores.

Envolve um conjunto de atividades de produção, sistematização, registro, acompanhamento e análise crítica de informações geradas na gestão de políticas públicas e de seus instrumentos de implementação (programas, produtos e serviços). De modo geral, envolve análise do processo de execução e do impacto das ações, ou seja, das modificações produzidas pela política. Pode ser feita pelas organizações, agentes e público-alvo envolvidos, com a finalidade de subsidiar a tomada de decisão dos dirigentes públicos e a atuação efetiva do poder público.

Conforme apresentado por Paulo Jannuzzi (2016), há diferença entre monitoramento e avaliação de políticas. Monitoramento tem o propósito de subsidiar os dirigentes públicos com informações mais simples e tempestivas sobre a operação e os efeitos da política. O monitoramento pode ser visto como um exame contínuo das atividades da política e de seus processos, produtos e resultados, com a finalidade de otimizar a gestão e interferir no curso de implementação dela. Já a avaliação tem o propósito de subsidiar os gestores com informações mais aprofundadas e detalhadas sobre o funcionamento e os efeitos da política. As pesquisas de avaliação podem ser internas, quando conduzidas pelas instituições e equipes responsáveis pela gestão, ou externas quando feitas por especialistas que não participam da administração pública ou da execução da ação.

Tanto para o monitoramento como para a avaliação, diferentes fontes de informação podem ser utilizadas. Dados primários são aqueles coletados diretamente com fim avaliativo. Dados secundários podem ser coletados sistematicamente pela administração pública, por meio de sistema de informação de políticas (Sistema de Vigilância Alimentar e Nutricional/SISVAN web), ou por outras organizações, geralmente para fins diferentes da avaliação específica de uma dada política (Pesquisas de Orçamento Familiares/POF conduzidas pelo Instituto Brasileiro de Geografia e Estatística).

Considerações finais

As políticas públicas fazem parte do exercício de poder e de organização do Estado, ocorrem no contexto social e, como tal, um espaço vivo, móvel e em constante transformação. Por isso, as políticas públicas são um processo dinâmico que envolvem negociações, pressões, mobilizações, alianças ou coalizões de interesses.

Compreender a formação de uma agenda de políticas públicas significa considerar que ela pode refletir ou não os interesses dos diferentes setores da sociedade, a depender do grau de democracia participativa, de mobilização de cada setor e de institucionalização de mecanismos que viabilizem a participação dos sujeitos.

Ao falar de políticas públicas, é preciso também entender a composição de classe na sociedade, os mecanismos internos de decisão dos diversos aparelhos do Estado, os conflitos e alianças internas da estrutura de poder, que não é monolítica ou impermeável às pressões externas, já que nela se refletem os conflitos da sociedade.

Como destacado por Hammond em seu livro sobre o julgamento humano e as políticas sociais (1996), cuja ideia foi livremente sistematizada na Figura 1.4, o processo de formulação das políticas é produto da razão entre análise e intuição. Vários fatores podem aumentar ou reduzir a racionalidade da decisão e seus rumos. Ao tratar de políticas públicas, é importante que as decisões tomadas, além de serem transparentes, explícitas e defensáveis, constituam-se em ação que garanta o acesso a direitos coletivos e de cidadania, promova o bem-estar e a justiça social.

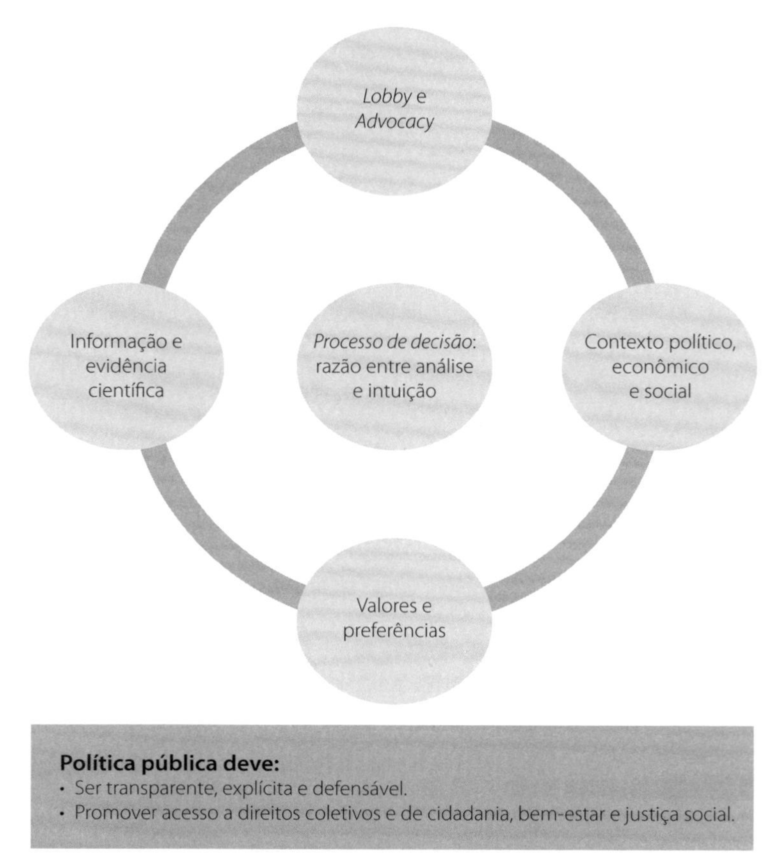

Figura 1.4 – *Processo de formulação de políticas públicas.*

Fonte: Elaborada pela autora.

Referências

BRASIL. Ministério do Trabalho e Emprego (MTE). *Programa de Alimentação do Trabalhador*. Disponível em: <http://www.mte.gov.br/pat>. Acesso em: 27 dez. 2017.

CANESQUI, A. M.; GARCIA, R. W. D. (Org.). *Antropologia e nutrição:* um diálogo possível. Rio de Janeiro: Fiocruz; 2005. 306p. (Coleção Antropologia e Saúde).

FUNDO NACIONAL DO DESENVOLVIMENTO DA EDUCAÇÃO (FNDE). *Programa Nacional de Alimentação Escolar*. Disponível em: <http://www.fnde.gov.br/programas/pnae>. Acesso em: 27 dez. 2017.

HAMMOND, K. R. *Human judgment and social policy:* irreducible uncertainty, inevitable error, unavoidable injustice. New York: Hammond. Oxford University Press, 1996.

JANNUZZI, P. M. *Monitoramento e avaliação de programas sociais*: uma introdução aos conceitos e técnicas. Campinas: Alinea, 2016.

SECCHI, L. *Políticas públicas:* conceitos, esquemas de análises, casos práticos. São Paulo: Cengage Learning, 2012.

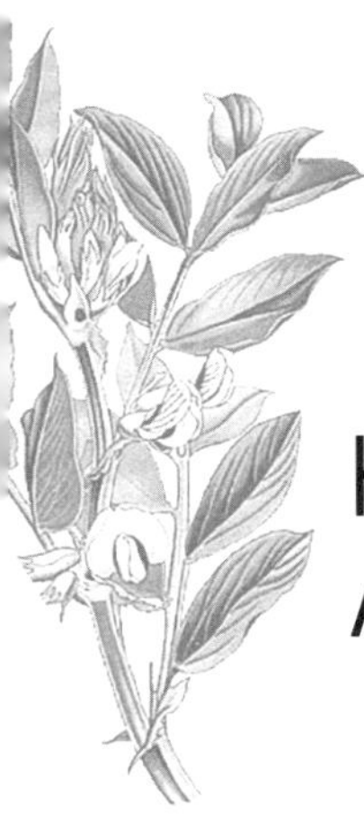

2

Histórico das Políticas Públicas de Alimentação e Nutrição no Brasil

■ Patricia Constante Jaime

O objetivo deste capítulo é apresentar um sucinto panorama histórico das diferentes incursões da temática de Alimentação e Nutrição na agenda das políticas públicas no Brasil. Fazer esse percurso histórico significa, por um lado, traçar linhas paralelas à política brasileira nos últimos 100 anos e, por outro, à evolução da ciência da Nutrição no país.

A criação do Sistema Único de Saúde (SUS), filho da apelidada Constituição Federal Cidadã de 1988, que assumiu a saúde como um direito social e, como tal, um dever do Estado, é um divisor de águas para as políticas de saúde e nutrição no Brasil, da mesma forma como é a publicação da Lei Orgânica de Segurança Alimentar e Nutricional (Losan), em 2006. Por isso, esses marcos legais serão utilizados como cortes temporais para contar a nossa história das Políticas Públicas de Alimentação e Nutrição.

O período pré-SUS

Vários autores marcam a década de trinta do século XX como o início da trajetória das Políticas Públicas de Alimentação e Nutrição brasileiras. Contudo, há registros de práticas sanitárias voltadas à vigilância sanitária de alimentos, implantadas pelo poder público desde o século XIX, ainda no Brasil colônia. Tomemos como exemplo o controle sanitário feito pela fiscalização dos portos e de embarcações de mercadorias e passageiros para que fossem evitadas epidemias e garantidas a higiene e a inocuidade dos produtos alimentícios exportados pelo Brasil. Apesar de essas práticas localizadas no campo da vigilância sanitária terem clara vinculação com a temática da segurança alimentar, elas não eram reconhecidas como uma ação de política pública de alimentação e nutrição.

A década de 1930 é marcada pela intensificação da industrialização e urbanização e pelo nascimento do pensamento trabalhista no Governo Vargas, que trouxeram uma agenda oficial de alimentação e nutrição para a pauta governamental. Destaca-se a sistematização da Consolidação das Leis Trabalhistas, pensada como a base legal reguladora das relações de trabalho que estavam sendo estabelecidas na nova ordem econômica, movida pelas indústrias nacionais de base e de bens de consumo. Em 1938, é aprovado o Decreto-lei n. 399, que institui o salário mínimo, definido como a remuneração mínima devida a todo trabalhador adulto, sem distinção de sexo, capaz de satisfazer suas necessidades normais de alimentação, habitação, vestuário, higiene e transporte. Assim, parâmetros nutricionais definidos por um modelo de ração-tipo e indicativo de grupos alimentares foram oficialmente incorporados como diretrizes de uma política pública brasileira.

Também no governo Vargas, destaca-se a criação, em 1939, do Serviço Central de Alimentação (SCA) no contexto da nascente previdência social. No ano seguinte, esse serviço tem seu nome alterado para Serviço de Alimentação da Previdência Social (SAPS) e sua estrutura de gestão transferida para o Ministério do Trabalho. Pode-se considerar que o Programa de Alimentação do Trabalhador (PAT), criado na década de 1970 e em vigência atualmente, tem suas origens nas ações e propostas do SAPS, que envolviam a oferta no local de trabalho de instalações adequadas para a alimentação dos trabalhadores, o fornecimento de alimentos e refeições a preços subsidiados e a educação alimentar para os trabalhadores e suas famílias, esta última como uma prática sanitária marcada fortemente pela perspectiva higienista da época. O Saps foi extinto em 1967.

Por outro lado, também na década de 1930, surge a pioneira denúncia acadêmica do médico e pesquisador pernambucano Josué de Castro, de que a fome e suas diferentes formas de expressão no corpo humano (ex. a desnutrição proteico-calórica e carências de micronutrientes como vitamina A, iodo e ferro) eram provenientes de desigualdades sociais e decorrentes de um modelo econômico injusto e excludente no acesso à renda e à terra.

Outro acontecimento importante no histórico das Políticas de Alimentação e Nutrição no país foi a criação da Comissão Nacional de Alimentação (CNA), junto ao Conselho Federal de Comércio Exterior, em 1945. Quatro anos depois, a CNA é transferida para o Ministério da Educação e Saúde, o que expressa sua vinculação a uma agenda mais próxima da proteção social do que econômica. Enquanto o Saps assume uma função assistencial alimentar direcionada aos trabalhadores previdenciários dos centros urbano-industriais, é no CNA que se organizam os primeiros esforços de formulação de uma política nacional de alimentação mais ampla. Vale destacar dois fatos impulsionados pelo CNA que ocorreram na década de 1950, pois são embriões de programas que se mantêm até os dias de hoje. O primeiro é a edição da primeira lei, em 1953, que tornou obrigatória a iodação do sal de cozinha nas áreas endêmicas de bócio. O segundo foi a Campanha de Merenda Escolar (CME), sob a responsabilidade do Ministério da Educação e Cultura, instituída por decreto do presidente Juscelino Kubitschek em 1956, inaugurando-se, assim, as bases do Programa Nacional de Alimentação Escolar, pensado não apenas como uma ação de assistência alimentar, mas também de educação.

Contudo, o papel mais estratégico proposto ao CNA, de formulação de uma ampla política nacional de alimentação e nutrição, só veio a se concretizar no início dos anos 1970, no âmbito do Instituto Nacional de Alimentação e Nutrição (Inan), órgão que substitui a CNA em 1972.

O Inan foi criado como uma autarquia pública vinculada ao Ministério da Saúde. Apesar de sua vinculação setorial, assume um discurso de defesa da nutrição como elemento central para o desenvolvimento nacional e de proposição de ações intersetoriais para dar resposta às necessidades de alimentação da população brasileira, na linha das políticas compensatórias e de promoção do bem-estar social.

Paradoxalmente, o Inan surge como um órgão central estratégico no seio do Governo durante a ditadura militar. Destacam-se nesse período da história política brasileira três características marcantes, sendo elas: (1) a modernização da economia com altas taxas de crescimento econômico, contudo com aprofundamento da dívida externa e das desigualdades na distribuição de renda; (2) o autoritarismo político, típico dos regimes de exceção e não democrático; e (3) o cerceamento do livre pensamento, da liberdade ideológica e dos direitos individuais. Na década de 1970, os sinais de desgaste do milagre econômico tornam-se mais evidentes. Na série de estudos epidemiológicos disponíveis sobre o estado nutricional e o consumo alimentar da população brasileira, essenciais para a agenda de vigilância alimentar e nutricional, há um importante inquérito populacional feito nos anos de 1974 e 1975, o Estudo Nacional de Despesas Familiares (Endef), que apontou alta prevalência de desnutrição proteico-calórica nos diferentes segmentos populacionais estudados, como adultos, idosos, crianças, homens e mulheres.

Direcionados a grupos populacionais de baixa renda e alta vulnerabilidade biológica e social, como as crianças, gestantes e nutrizes, os programas de distribuição de leite em pó e de cestas básicas são bons exemplos de ações implantadas na agenda política de alimentação e nutrição à época. Esses programas tinham caráter assistencialista e paliativo em um contexto de profunda desigualdade social. Os programas de assistência alimentar desenvolvidos no pós-Segunda Guerra Mundial eram, na maior parte das vezes, impulsionados nos países periféricos do capitalismo global ou também chamados países subdesenvolvidos, como era o caso do Brasil, por organizações internacionais no âmbito das Nações Unidas, tais como a Organização para Alimentação e Agricultura (FAO), o Fundo das Nações Unidas para a Infância (Unicef) e o Programa Mundial de Alimentos (PMA), que doavam o excedente de produção dos países desenvolvidos do hemisfério norte.

Nessa época, o planejamento da produção de alimentos no país era voltado ao mercado externo, e havia pouco ou quase nenhum estímulo à agricultura familiar. Os programas de suplementação alimentar não dialogavam com a produção e a cultura alimentar locais. Por outro lado, como destacado por Silva (2014), iniciativas no âmbito do abastecimento de alimentos foram criadas nos anos 1960 e seguiram até a década de 1980, com destaque para a Companhia Brasileira de Alimentos (Cobal), que era um equipamento público de abastecimento que comercializava gêneros alimentícios a preços populares, atendendo principalmente famílias de baixa renda. A Cobal, posteriormente, foi transformada na atual Companhia Nacional de Abastecimento (CONAB). A presença dessas estruturas públicas de abastecimento, ainda que um tanto descompassadas em relação às iniciativas do campo da nutrição, apontava para a necessidade de respostas e articulações intersetoriais, envolvendo diferentes pontos do sistema alimentar. Importante destacar que neste período não havia, ainda, tanto no discurso de governo como entre os intelectuais do campo, uma perspectiva sistêmica que integrasse agricultura, alimentação e nutrição.

Em 1973, o Inan lança o Programa Nacional de Alimentação e Nutrição (Pronan), tendo como público-alvo as gestantes, nutrizes e crianças com até sete anos no recorte da população de baixa renda e os escolares de sete a 14 anos, com uma característica marcante de suplementação alimentar. Entretanto, auditorias federais de controle apontaram várias irregularidades na operacionalização das ações do Pronan, o que causou sua suspensão em 1974.

Surge então o II Pronan, em 1976, desta vez com uma proposta mais ousada de ações integradas entre vários órgãos do Estado, buscando nexos operativos entre a produção de alimentos e sua distribuição vinculada às ações assistenciais de suplementação alimentar. O Quadro 2.1 apresenta os nove programas de compuseram o II Pronan. Esses programas não foram implantados ao mesmo tempo, e muitos não conseguiram ser operacionalizados de forma efetiva. Alguns, após sucessivas revisões, seguem na agenda brasileira de políticas públicas, como o Programa Nacional

Quadro 2.1
Programas integrantes do II Programa Nacional de Alimentação e Nutrição

Nome do programa	Órgão responsável	Descrição
Programa de Nutrição em Saúde (PNS)	Inan – Ministério da Saúde	Suplementação alimentar por meio de distribuição de alimentos básicos, tais como arroz, açúcar, feijão fubá, farinha de mandioca e leite em pó, para gestantes, nutrizes e crianças com até sete anos pertencentes a famílias de baixa renda, com prioridade para as regiões mais pobres do país. A distribuição dos alimentos era feita na rede de serviços das secretarias estaduais de saúde.
Programa de Racionalização da Produção de Alimentos Básicos (PROCAB)	Inan e Cobal	O principal objetivo era assegurar a comercialização da produção a preços mínimos aos pequenos agricultores familiares da região Nordeste. A Cobal adquiria os alimentos básicos diretamente dos produtores para serem distribuídos nos programas de suplementação alimentar do Pronan.
Programa de Abastecimento de Alimentos Básicos em Áreas de Baixa Renda (PROAB)	Inan e Cobal	Abastecia os pequenos varejistas de regiões carentes das periferias urbanas, com alimentos básicos a preços reduzidos.
Programa Nacional de Incentivo ao Aleitamento Materno (PNIAM)	Inan/Ministério da Saúde	Iniciado em 1981, com apoio da Unicef, tinha o objetivo de estimular o aleitamento materno nos serviços de saúde.
Programa de Combate às Carências Nutricionais Específicas (PCCNE)	Inan/Ministério da Saúde	Seu foco era a prevenção e tratamento de distúrbios nutricionais por deficiência de micronutrientes, como o bócio endêmico, hipovitaminose A, anemia ferropriva e cárie dental. Envolvia ações de fortificação de alimentos e de suplementação vitamínica e mineral.
Sistema de Vigilância Alimentar e Nutricional (SISVAN)	Inan/Ministério da Saúde	Sistema de informação em saúde com o objetivo de monitorar condições de alimentação e nutrição de grupos populacionais vulneráveis, em especial aqueles participantes dos programas de suplementação alimentar, em especial do PNS.
Programa Nacional de Alimentação Escolar (PNAE)	Ministério da Educação e Cultura	Suplementação alimentar por meio da oferta de refeições no ambiente escolar para estudantes do ensino fundamental – sete a 14 anos, nas escolas públicas e filantrópicas.
Programa de Complementação Alimentar (PCA)	Legião Brasileira de Assistência (LBA)	Suplementação alimentar com produtos formulados e distribuídos para populações carentes atendidas em centros assistenciais e organizações comunitárias.
Programa de Alimentação do Trabalhador (PAT)	Ministério do Trabalho	Suplementação alimentar garantida pela oferta subsidiada de refeições ou cestas básicas de alimentos para trabalhadores do mercado formal e prioritariamente de baixa renda. O PAT permite às empresas deduzirem o dobro dos gastos efetuados com a alimentação dos trabalhadores no lucro tributável, para fins de Imposto de Renda de Pessoa Jurídica.
Programa de Alimentação Popular (PAP)	Ministério da Agricultura	Organizava a venda de alimentos, comprados pela Cobal, à população urbana de baixa renda a preços baixos. Os alimentos eram vendidos diretamente às cooperativas de consumo.

Fonte: Silva (1995); Arruda & Arruda (2007).

de Alimentação Escolar (PNAE) e o Programa de Alimentação do Trabalhador (PAT). Outros foram modificados e incorporados a programas futuros do setor saúde, como o Programa Nacional de Incentivo ao Aleitamento Materno (PNIAM), o Programa de Combate às Carências Nutricionais Específicas (PCCNE) e o Sistema de Vigilância Alimentar e Nutricional (SISVAN).

Para muitos autores, o II Pronan é considerado um marco nas políticas de alimentação e nutrição do país porque trouxe a inovação de propor a utilização de alimentos básicos produzidos localmente por agricultores familiares nos programas de assistência alimentar. Com ele, o poder das compras públicas de alimentos nos programas governamentais é experimentado pela primeira vez, como estratégia de apoio à agricultura familiar, de inclusão social e de intervenção para atender à demanda de alimentos por parte de indivíduos e famílias vulneráveis do ponto de vista biológico e econômico. Vasconcelos e Batista Filho (2011) também reconhecem que o II Pronan provocou maior institucionalização das ações de alimentação e nutrição no interior dos serviços públicos de saúde, educação e assistência social em todo o território nacional.

Contudo, a insuficiência dos recursos, a descontinuidade dos programas integrantes e a conjuntura política pouco favorável para uma integração estratégica dos órgãos de governo comprometeram o alcance dos objetivos traçados para o II Pronan. O fato de o Inan ser uma autarquia ligada ao Ministério da Saúde é apontado como um fator limitante do sucesso do programa, dada sua reduzida gerência sobre programas de outros ministérios e sua baixa capacidade de articulação institucional para a integração de políticas no Governo Federal. Silva (2014) aponta que "outros programas de alimentação foram lançados durante os governos militares, mas sem se enquadrarem às diretrizes gerais determinadas oficialmente. Em geral, além de a distribuição de alimentos ser realizada com base em produtos industrializados, o não atendimento a essas diretrizes transformava tais programas em instrumentos clientelistas voltados a favorecer elites políticas regionais". O Inan foi extinto em 1997, e parte de suas funções foi assumida por áreas técnicas do Ministério da Saúde.

Voltando à década de 1980, havia na sociedade a emergência do movimento popular em defesa da retomada da democracia no país e de temas como direito à saúde, reforma agrária, geração de emprego e combate à fome. No campo da saúde, surge com força o movimento da Reforma Sanitária Brasileira. Movimentos populares do campo e da cidade se organizaram em defesa de políticas agrária, agrícola e de abastecimento mais inclusivas e com participação popular.

Com promoção do Inan, ocorre, em 1986, a 1ª Conferência Nacional de Alimentação e Nutrição, como desdobramento e em seguimento imediato da 8ª Conferência Nacional de Saúde, que é reconhecida como um marco fundamental na criação do SUS. A 1ª Conferência Nacional de Alimentação e Nutrição representou, por um lado, o engajamento da área de alimentação e nutrição na reforma sanitária e, por outro lado, lançou um conjunto de proposições que se tornaram referências permanentes em Segurança Alimentar e Nutricional no país. Se, por um lado, a alimentação passa a ser compreendida como uma condição básica para a vida, e, como tal, um direito ligado à dignidade humana e à justiça social, por outro, amplia-se o entendimento de que a concretização de outros direitos humanos, entre os quais o direito humano à saúde, é fundamental para a efetivação do direito humano à alimentação saudável.

As experiências e construções político-sociais desse período marcado pelos governos de Getúlio Vargas (1930-1945/1950-1954), de Juscelino Kubitschek (1956-1961), pela ditadura militar (1964-1985) e pelo início da redemocratização (1985-1990) influenciaram a forma como o tema da alimentação e nutrição se apresenta nas políticas públicas brasileiras na era SUS, como será discutido a seguir e em outros capítulos deste livro.

A era SUS

A Constituição Federal publicada em 1988 assumiu, no artigo 196, a saúde como direito de todos e dever do Estado. Direito esse que deve ser garantido mediante políticas sociais e econômicas que visem à redução do risco de doença e de outros agravos e ao acesso universal e igualitário às ações e serviços para sua promoção, proteção e recuperação. Em desdobramento e como parte desse compromisso, a alimentação adequada foi reconhecida como um fator determinante e condicionante da situação de saúde de indivíduos e coletividades, como afirma o artigo 3º da Lei n. 8.080, Lei Orgânica da Saúde. Esta Lei institui o Sistema Único de Saúde (SUS) e prevê a vigilância nutricional e a orientação alimentar como práticas sanitárias a serem desenvolvidas no sistema de saúde. A promulgação da nova Constituição Federal Brasileira não traz inovações somente para o setor da saúde. Tomemos como exemplo o setor da educação. Com ela, a alimentação escolar passou a ser assegurada como um direito de todos os alunos do ensino fundamental da rede pública, e, como tal, devendo ser garantido pelos governos federal, estaduais e municipais. Assim, o PNAE proposto no II Pronan é assumido como uma política de Estado, substituindo a possível perspectiva assistencialista, tomada por parte de alguns atores do poder público, para uma visão de direito à alimentação escolar adequada.

Contraditoriamente, o neoliberalismo ganhava força na política e economia brasileira no início dos anos noventa. No governo do presidente Fernando Collor de Mello (1990-1992), programas e estruturas ligados à temática da alimentação e nutrição foram desativados ou sofreram graves cortes orçamentários, em linha com a diretriz neoliberal central de enxugamento da máquina pública.

Apesar de tal cenário adverso, a preparação da Conferência Mundial de Alimentação, ordenada pela Organização para Alimentação e Agricultura (FAO), em 1996, possibilitou a retomada do debate sobre a formulação de uma política específica no Brasil. Por um lado, havia o entendimento sobre as ações de nutrição já formulado na Lei Orgânica da Saúde; por outro, como destacado por Pinheiro (2008), existia um grupo de técnicos remanescentes do Inan e que se manteve na estrutura do Ministério da Saúde, com capacidade e liderança para conduzir o processo de formulação da Política Nacional de Alimentação e Nutrição (PNAN).

Assim, em 1997, o tema da alimentação e nutrição foi escolhido para integrar um processo de formulação de políticas inseridas no SUS, e um grupo técnico elaborou o texto-base da PNAN. Esse texto foi discutido com vários atores da sociedade civil, academia, órgãos de governo e organismos internacionais e, depois, aprovado pela Comissão Intergestores Tripartite (CIT) e encaminhado ao Conselho Nacional de Saúde (CNS) em 1999. No organograma institucional do Ministério da Saúde, foi criada a Coordenação Geral de Política de Alimentação e Nutrição (CGPAN), vinculada ao Departamento de Atenção Básica da Secretaria de Atenção à Saúde do MS, com a missão de fazer a gestão federal da PNAN. Em 2010, o nome da coordenação foi alterado para Coordenação Geral de Alimentação e Nutrição (CGAN).

A PNAN, ainda operacionalizada no âmbito do SUS, surge como uma política pública que objetivava ações de enfrentamento da insegurança alimentar e nutricional da população brasileira. Seu texto é pioneiro ao adotar como princípio a realização do Direito Humano à Alimentação Adequada (DHAA) e ao aplicar o conceito ampliado de Segurança Alimentar e Nutricional (SAN), desenvolvido na I Conferência Nacional de Alimentação e Nutrição, em 1986, e na I Conferência Nacional de Segurança Alimentar, em 1994. Assim, a PNAN incorpora a relevância do acesso universal aos alimentos à dimensão nutricional, relativa à composição, qualidade e aproveitamento biológico e aos riscos sanitários atribuíveis aos alimentos.

Ao longo da década seguinte à publicação da PNAN, um conjunto de marcos políticos e legais no campo da SAN foram aprovados, a exemplo da publicação da Lei Orgânica de Segurança Alimentar e Nutricional (Losan), em 2006, e a consequente constituição do Sistema Nacional de Segurança Alimentar e Nutricional (Sisan), sendo necessária uma redefinição das responsabilidades do setor da saúde e da PNAN na agenda política de SAN. Por outro lado, havia em curso a intensificação do processo de transição nutricional e de mudanças no cenário epidemiológico que demandavam revisão na forma de organização das ações e serviços de saúde. O SUS havia proporcionado importantes avanços na atenção à saúde da população brasileira, como a redução da mortalidade infantil, a expansão da atenção básica, a ampliação do acesso a ações e serviços em diferentes níveis de complexidade assistencial, passando pela vigilância e promoção à saúde. Neste contexto, surgiu a necessidade de atualizar o propósito e as diretrizes da PNAN de forma a orientar a organização e qualificação das ações de alimentação e nutrição na rede de atenção à saúde e também de legitimá-la como interlocutora entre o SUS e o novo Sisan. A segunda edição da PNAN foi então pactuada e aprovada pela CIT em outubro de 2011, tendo como propósito a "melhoria das condições de alimentação, nutrição e saúde da população brasileira, mediante a promoção de práticas alimentares adequadas e saudáveis, a vigilância alimentar e nutricional, a prevenção e o cuidado integral dos agravos relacionados à alimentação e nutrição" (Brasil, 2012). Mais detalhes sobre a PNAN, em suas duas edições, assim como descrição dos programas e ações derivadas dela serão apresentados em capítulos subsequentes neste livro.

Como apontado por Jaime et al. (2018), "estando inserida ao longo dos trinta anos do SUS, a agenda política e programática da PNAN tem gradualmente superado uma posição marginal ou paralela ao sistema para outra com melhor entendimento de seu papel e protagonismo como componente essencial na atenção integral em saúde". A PNAN se apresenta como um elo potente de articulação entre a saúde e outros setores relacionados ao Direito Humano à Alimentação Saudável.

O marco da Losan

Neste passeio pela história brasileira das políticas na temática de alimentação e nutrição, observa-se que, até o final do século XX, o setor da saúde foi um importante protagonista nos esforços de buscar nexos entre produção, abastecimento, consumo de alimentos e nutrição com vistas à superação da insegurança alimentar e nutricional da população. Talvez a explicação para esse fato seja porque é nos serviços de saúde que recaem os problemas decorrentes da fome, expressa pela desnutrição, e de um sistema alimentar não promotor da saúde que gera doenças relacionadas às práticas alimentares inadequadas, tal como a obesidade.

No entanto, o II Pronan, publicado em 1976, já expressava o entendimento de que a garantia da SAN exige uma conjunção de políticas públicas sociais integradas e complementares. Como apresentado anteriormente, tal entendimento não foi suficiente para mover uma agenda efetiva e transformadora da realidade. Em uma linha do tempo pós-Constituição Federal de 1988, a primeira tentativa de elevar o debate da SAN para uma arena política intersetorial ocorreu com a instituição do I Conselho Nacional de Segurança Alimentar (Consea), em 1993, e a realização da I Conferência Nacional de Segurança Alimentar, em 1994. Mas, pelo caráter transitório do governo do presidente Itamar Franco (1992-1995), e a ainda frágil inserção do tema da SAN na agenda política brasileira, o Consea foi extinto em 1994, um ano após sua proposição.

No primeiro governo de Fernando Henrique Cardoso (1995-1998), o controle da inflação e o fortalecimento da "via econômica" foram priorizados, sendo mantida a diretriz neoliberal na orientação da atuação do poder público. Houve o enfraquecimento das relações políticas com os movimentos sociais e setores da sociedade civil. Em consequência, o Consea foi extinto e foi instituído o Programa Comunidade Solidária na agenda governamental. Esse programa de governo buscava articular algumas ações pontuais e focalizadas, buscando acelerar o processo de inclusão social, e algumas pautas de alimentação e nutrição foram assumidas pelo Programa. Como destacado por Silva (2014), o Programa Comunidade Solidária foi concebido sob as diretrizes da focalização, da busca pela eficiência da ação do Estado e desoneração do orçamento público e da transferência de parte significativa dos serviços sociais para o setor privado e o terceiro setor. As iniciativas desencadeadas tiveram um cunho emergencial e preventivo às causas da pobreza. Críticos ao Programa apontam que não foram construídas pontes entre as ações do Comunidade Solidária com os positivos esforços do Governo de fortalecimento dos serviços sociais básicos de vocação universal. Os governos do Partido da Social Democracia Brasileira (PSDB – 1995-2002) alcançaram considerável ampliação da cobertura dos serviços públicos de saúde, educação e saneamento básico. Percebe-se que, durante este período, o Governo Federal claramente não se comprometeu com a elaboração ou articulação de uma política de Estado vinculada ao tema de SAN.

No segundo mandato do presidente FHC (1999-2002), há certa revisão da abordagem governamental na agenda de alimentação, o que pode ser identificado por dois acontecimentos relevantes: (1) a publicação da Política Nacional de Alimentação e Nutrição (PNAN), em 1999, e (2) a adoção de nova abordagem de programas sociais, com base na transferência de renda para famílias em vulnerabilidade social e nutricional, em 2001. Do ponto de vista macroestrutural, o alcance da estabilização monetária favoreceu o controle de preços dos alimentos, o que está intimamente relacionado com segurança alimentar domiciliar. Por outro lado, os ganhos da estabilidade econômica não representaram, necessariamente, uma melhora nas condições de vida e nas oportunidades de trabalho e renda da população em geral e, em especial, entre os vulneráveis.

O contexto político brasileiro altera-se em função do esgotamento do modelo neoliberal, do agravamento dos problemas sociais como o desemprego, da crescente demanda da sociedade por uma política econômica mais inclusiva e pelo fortalecimento dos serviços públicos prestados pelo Estado. O processo eleitoral presidencial favoreceu a rearticulação de atores sociais em torno da retomada de uma agenda política de SAN, com foco principal no combate à fome, que foi apresentada no formato do Projeto Fome Zero pelo Partido dos Trabalhadores (PT). Com a eleição do presidente Luiz Inácio Lula da Silva, ocorre, em 2003, a recriação do Consea, com a importante tarefa de não ser apenas um espaço institucional de diálogo do Governo com a sociedade, mas também de ser o lócus impulsionador da elaboração participativa de uma proposta de Projeto de Lei Orgânica para a Segurança Alimentar e Nutricional para o país. A II Conferência Nacional de Segurança Alimentar e Nutricional, realizada na cidade de Olinda em 2004, e os debates que se sucederam no âmbito do Consea amalgamaram as compreensões da sociedade civil, do Governo e de outros poderes, como o Legislativo, acerca do tema e da perspectiva a ser adotada na construção de uma política pública de SAN. A Lei Orgânica de Segurança Alimentar e Nutricional (Losan) foi sancionada em 2006, pelo Presidente Lula, e, junto com ela, ocorre a criação do Sistema Nacional de Segurança Alimentar e Nutricional (Sisan) e a institucionalização da Política Nacional de SAN.

A agenda de SAN alcançou alta prioridade na agenda governamental ao longo das gestões do PT no poder (Lula 2002-2010 e Dilma Rousseff 2011-2016). Observou-se neste período a implantação, de forma articulada, de políticas de proteção social, de superação da pobreza e redução das desigualdades sociais e de fomento à produção agrícola de base familiar. Tais fatores foram reconhecidos pela FAO, em 2014, como responsáveis pelos avanços no combate à fome e à pobreza no Brasil. Por outro lado, novas expressões da insegurança alimentar, como a obesidade e a exposição da população a alimentos contaminados por agrotóxicos, ganham proporções epidêmicas e trazem a demanda pela constituição de modelos de sistemas alimentares mais sustentáveis e saudáveis.

No presente capítulo, é feita uma linha do tempo das políticas de alimentação e nutrição no Brasil, ao longo dos séculos XX e XXI. Nos capítulos seguintes, alguns elementos históricos da agenda política aqui pontuados serão retomados e aprofundados na descrição e análise de temas específicos, buscando apresentar os alcances e limitações das políticas e programas implantados.

Considerações finais

A alimentação e a nutrição adequadas, reconhecidas enquanto requisitos básicos para a integralidade da atenção em saúde e garantia dos direitos humanos à saúde e à alimentação, possibilitam a afirmação plena do potencial de crescimento e desenvolvimento humano, com qualidade de vida e cidadania. Por isso, políticas e programas de alimentação e nutrição têm grande potencial de contribuir no enfrentamento da complexa situação epidemiológica e social do país.

O compromisso público com a saúde e a alimentação como direitos constitucionais representa a viga mestra dos avanços observados na história das Políticas Públicas de Alimentação e Nutrição no Brasil. Sendo a política um processo vivo no seio da sociedade e nas estruturas de poder do Estado, é preciso considerar a possibilidade de inflexões nos avanços até então alcançados, em função dos ciclos recentes de reformas da Constituição Federal que abalam direitos sociais e o arcabouço da proteção social brasileira construído desde a era trabalhista de Vargas. Essas reformas de cunho neoliberal foram fortalecidas pela chegada ao poder do presidente Michel Temer, após controverso processo de *impeachment* da presidenta Dilma Rousseff em 2016.

Vasconcelos e Batista Filho (2011) apresentam uma consistente síntese da trajetória brasileira na área: "observou-se que a política pública de alimentação e nutrição transitou [no período entre 1930 e 2010] do planejamento autoritário ao participativo; da centralização à descentralização administrativa; da universalização à focalização de benefícios; do controle estatal ao social; dos programas de distribuição de alimentos em espécie aos de tíquetes e aos de transferência de renda em dinheiro; do financiamento público às parcerias entre público e privado, entre sociedade civil e Estado, entre instituições governamentais e não governamentais; das ações emergenciais ou assistenciais às mediatas ou estruturais; das ações compensatórias às de emancipação". O que explica as diferentes experiências construídas é o fato de a conformação da agenda política em alimentação e nutrição, com seus sucessos e insucessos, seus avanços e retrocessos, ser definida no processo sociopolítico-cultural vivenciado pela sociedade brasileira.

Publicação da fundação de pesquisa internacional International Food Policy Research Institute, em 2016, aponta que o compromisso político do Brasil com a promoção da alimentação e nutrição adequadas moldou-se ao longo de várias décadas e foi favorecido pelo engajamento da sociedade civil, pela constituição de estruturas de governança intersetoriais e pelo uso de dados e de evidências científicas para guiar a tomada de decisão do poder público (IFPRI, 2016).

Por outro lado, reconhece-se que seja longo e desafiador o caminho a ser percorrido em direção à definitiva consolidação da agenda política de alimentação e nutrição no SUS e no Sisan. A agenda presente e futura das políticas de alimentação e nutrição precisa lidar com mais eficiência perante o desafio da obesidade e deve incorporar a dimensão da sustentabilidade, dialogando com o que estabelece a agenda 2030 da ONU, que define Objetivos do Desenvolvimento Sustentável, intrinsecamente relacionados com a SAN e a saúde.

Referências

ARRUDA, B. K. G.; ARRUDA, I. K. G. Marcos referenciais da trajetória das políticas de alimentação e nutrição no Brasil. *Revista Brasileira Saúde Maternidade Infantil*, 2007;7(3):319-326.

BRASIL. Ministério da Saúde. Secretaria de Atenção à Saúde. Departamento de Atenção Básica. *Política Nacional de Alimentação e Nutrição*. Brasília: Ministério da Saúde, 2013. 84 p.

BUENO, E. À sua saúde: a vigilância sanitária na história do Brasil. Brasília: Anvisa. 2005. 208 p.

BURLANDY, L. A construção da política de segurança alimentar e nutricional no Brasil: estratégias e desafios para a promoção da intersetorialidade no âmbito federal de governo. *Ciência & Saúde Coletiva*, 2009; 14(3):851-860.

INTERNATIONAL FOOD POLICY RESEARCH INSTITUTE. 2016. *Global Nutrition Report 2016:* From promise to impact: ending malnutrition by 2030. Washington, DC, 2016.

JAIME, P. C.; DELMUÈ, D. C. C.; CAMPELLO, T.; SILVA SANTOS, L. M. P. Um olhar sobre a agenda de alimentação e nutrição nos trinta anos do Sistema Único de Saúde. *Ciência & Saúde Coletiva*, 2018;23(6):1829-1836.

PINHEIRO, A. R. O. Reflexões sobre o processo histórico. Política de construção da lei orgânica de segurança alimentar e nutricional. *Segurança Alimentar e Nutricional*, 2008;15(2):1-15.

SILVA, A. C. De Vargas a Itamar: políticas e programas de alimentação e nutrição. *Estud. Av.*, 1995;(9):23.

SILVA, S. P. *A trajetória histórica da segurança alimentar e nutricional na agenda política nacional*: projetos, descontinuidades e consolidação. Texto para Discussão 1953. Rio de Janeiro: IPEA, abril 2014.

VASCONCELOS, F. A. G. Combate à fome no Brasil: uma análise histórica de Vargas a Lula. *Revista Nutrição*, 2005;18(4):439-457.

VASCONCELOS, F. A. G.; BATISTA FILHO, M. História do campo da alimentação e nutrição em saúde coletiva no Brasil. *Ciência Saúde Coletiva*, 2011;16 (1):81-90.

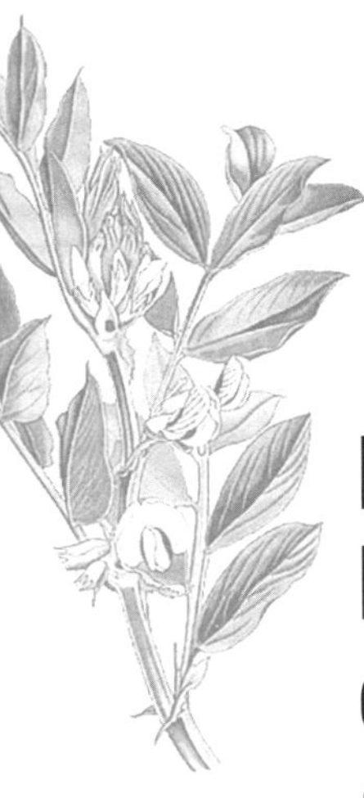

3

Direitos Humanos e as Políticas Públicas de Alimentação e Nutrição: o Direito à Saúde e o Direito Humano à Alimentação Adequada (DHAA)

■ Nádia Rosana Fernandes de Oliveira
■ Lana Carneiro Almeida

Direitos Humanos

Viver livre de ameaças e com uma vida plena não são elementos de desejo de todas as pessoas? De que maneira as pessoas podem ter acesso a questões básicas para ter uma vida saudável? E o que garante o acesso permanente à liberdade, ao trabalho, à educação, à igualdade, à alimentação, entre tantos outros aspectos que tornam a vida humana digna? Você pode nunca ter se questionado sobre isso, no entanto os direitos humanos (DH) foram construídos para termos essa garantia.

A ideia de Direitos Humanos enquanto afirmação da defesa da igualdade e da dignidade não é recente na história da humanidade. Não obstante, a construção de direitos humanos enquanto conteúdo formal entre as nações se constituiu no cenário dos Estados Democráticos de Direito, junto ao estabelecimento da Organização das Nações Unidas (ONU), em 1945. A criação da ONU foi um resultado diante das atrocidades praticadas durante a Segunda Guerra Mundial, um dos maiores episódios históricos de violação da condição de vida humana. Sendo assim, os DH se apresentam como forma de luta pela garantia da dignidade e do respeito humano.

Em 1948, na Declaração Universal dos Direitos Humanos (DUDH), (ORGANIZAÇÃO DAS NAÇÕES UNIDAS, 1998) as nações participantes da ONU enumeraram os direitos inerentes a todas as pessoas, pelo simples fato de serem humanos. Na Tabela 3.1, apresentam-se os princípios dos direitos humanos.

No artigo 1º da DUDH consta que "todos os seres humanos nascem livres e iguais em dignidade e direitos. São dotados de razão e consciência e devem agir em relação uns aos outros com espírito de fraternidade". A Declaração, em conjunto com o Pacto Internacional dos Direitos Civis e Políticos (PIDCP) (Decreto n. 592, 1992) e com o Pacto Internacional dos Direitos Econômicos, Sociais e Culturais (Pidesc) (Decreto n. 591, 1992), forma a chamada Carta Internacional.

Tabela 3.1 Descrição dos princípios dos Direitos Humanos	
Princípios	**Descrição**
Universais	Aplicam-se a todos os seres humanos, independentemente do sexo e da orientação sexual, idade, origem étnica, cor da pele, religião, opção política, ideologia ou qualquer outra característica pessoal ou social.
Indivisíveis	Direitos civis, políticos, econômicos, sociais e culturais são todos igualmente necessários para uma vida digna. Além disso, a satisfação de um não pode ser usada como justificativa para a não realização de outros.
Interdependentes e Inter-relacionados	A realização de um direito humano requer a garantia do exercício dos demais. A promoção da realização de qualquer direito humano tem que ser desenvolvida de forma interdependente e inter-relacionada com a promoção de todos os direitos humanos.
Inalienáveis	São direitos intransferíveis, inegociáveis e indisponíveis, o que significa que não podem ser tirados por outros, não podem ser cedidos voluntariamente por ninguém, nem podem ter a sua realização sujeita a condições.

Fonte: Ação Brasileira pela Nutrição e Direitos Humanos (ABRANDH) (2009).

dos Direitos Humanos. Assim, os direitos civis, culturais, econômicos, políticos e sociais previstos nesta Declaração têm como objetivo garantir, de forma articulada, que toda e qualquer pessoa possa desenvolver suas capacidades como ser humano.

Esses documentos internacionais inspiraram as constituições de muitos Estados e democracias recentes a elaborar documentos que levem em consideração a garantia de direitos. No Brasil, embora se tenha passado por um período de garantias individuais e sociais restritas nos anos de ditadura, em 1988 foi aprovada e promulgada a Constituição Federal Brasileira (CFB) (BRASIL, 1988) – também conhecida como Carta Magna – que incluiu os fundamentos de cidadania, dignidade e soberania popular. No cenário de abertura democrática, o jovem Estado brasileiro tencionava a necessidade de superação das desigualdades sociais e regionais e a instauração de um regime democrático que efetivamente realizasse a justiça social.

A superação de desigualdades, no entanto, com vistas à realização da garantia dos direitos, entre eles o direito à saúde e à alimentação, precede negociação política cotidiana. É importante ressaltar que os direitos se conformam enquanto construções sociais marcadas por lutas entre diferentes interesses presentes em um momento histórico. De tal modo, a definição do conteúdo de direito à saúde e à alimentação não ocorreu e nem ocorre de forma tranquila e passiva. Pelo contrário, requer de cada situação um processo cotidiano caracterizado como uma luta de hegemonias. A compreensão da trajetória de construção histórica de cada um desses direitos é fundamental para o entendimento das políticas públicas de alimentação e nutrição (BRASIL, 1988 e L'ABBATE, 2010).

Direito à saúde

Durante um longo período histórico, a saúde foi entendida como uma situação de ausência de doenças. Desde 1976, a Organização Mundial de Saúde (OMS) conceitua saúde como um estado de completo bem-estar físico, mental e social. Em 1978, com a realização da Conferência Internacional sobre Cuidados Primários de Saúde, em Alma-Ata/Cazaquistão, a OMS instituiu a promoção de saúde como uma das prioridades da ordem econômica internacional vigente. A Declaração de Alma-Ata é considerada a primeira declaração internacional que destacou a atenção primária em saúde como fundamental para todos os povos. Com base no contexto sanitário brasileiro, algumas reconstruções do campo da saúde coletiva foram discutidas no intuito de contemplar a complexa totalidade constituída pela saúde, de modo que o conceito de saúde presente na Constituição Federal trata a saúde como direito (BRASIL, 1988 e L'ABBATE, 2010).

Antes da definição de saúde como um direito de todos previsto na Constituição Federal de 1988, o acesso aos serviços de saúde no Brasil estava restrito ao trabalhador formal, vinculado à previdência social, e àqueles que pudessem pagar pela assistência. Vale lembrar que o cuidado em saúde era compreendido no campo do modelo biomédico, curativista, de forma que o trabalhador exercia o seu acesso à saúde somente nos momentos de eventualidades agudas, tais como fraturas, infecções ou alguma doença diagnosticada. Percebe-se o foco na cura da doença e na reabilitação, portanto – e não em modelos preventivos e de promoção da saúde.

> A Constituição Federal de 1988, no artigo 196, reconhece a saúde como direito de todos e dever do Estado, garantido mediante políticas sociais e econômicas que visem à redução do risco de doença e de outros agravos e ao acesso universal e igualitário às ações e serviços para sua promoção, proteção e recuperação.

A precariedade nas condições de saúde da população, sobretudo da grande parcela não vinculada ao mercado formal de trabalho, aliada à insatisfação com o descaso acumulado do Estado, resultou em um movimento de resistência social e política ao regime autoritário vigente no país de 1964 a 1984. Denominado movimento da Reforma Sanitária Brasileira, iniciou-se na década de 1970 e participou dos esforços de construção da democracia, possibilitando o alargamento do conceito de cidadania e a participação do povo brasileiro no processo político de decisão (MADEL, 2009).

A repercussão internacional da Declaração de Alma-Ata veio a corroborar os ideais defendidos pelo movimento da Reforma Sanitária Brasileira, culminando na realização da VIII Conferência Nacional de Saúde, em 1986, a primeira Conferência Nacional de Saúde aberta à sociedade. A VIII Conferência impulsionou a reforma sanitária de tal forma que legitimou a incorporação dos preceitos do Sistema Único de Saúde (SUS) na Constituição Federal de 1988.

> Da VIII Conferência Nacional de Saúde participaram quase 4.000 representantes de diferentes setores, entre os quais profissionais da área de saúde, acadêmicos, sindicatos, movimentos populares e até mesmo coletivos não diretamente vinculados à área da saúde

A Lei Orgânica da Saúde (Lei n. 8.080/90), que dispõe sobre as condições para a promoção, proteção e recuperação da saúde, a organização e o funcionamento dos serviços correspondentes, expõe que:

> Art. 2º A saúde é um direito fundamental do ser humano, devendo o Estado prover as condições indispensáveis ao seu pleno exercício.
>
> § 1º O dever do Estado de garantir a saúde consiste na formulação e execução de políticas econômicas e sociais que visem à redução de riscos de doenças e de outros agravos e no estabelecimento de condições que assegurem acesso universal e igualitário às ações e aos serviços para a sua promoção, proteção e recuperação.
>
> § 2º O dever do Estado não exclui o das pessoas, da família, das empresas e da sociedade.
>
> Art. 3º Os níveis de saúde expressam a organização social e econômica do País, tendo a saúde como determinantes e condicionantes, entre outros, a alimentação, a moradia, o saneamento básico, o meio ambiente, o trabalho, a renda, a educação, a atividade física, o transporte, o lazer e o acesso aos bens e serviços essenciais.

Em outras palavras, para que haja a garantia da saúde da população, deve haver corresponsabilidade entre Estado, indivíduos, famílias, comunidades e empresas. A saúde resulta de uma ampla gama de determinantes sociais, conforme versa o Art. 3º, dentre os quais se encontra a alimentação.

Direito Humano à Alimentação Adequada

A alimentação é uma condição básica para a vida. Tanto para a sobrevivência quanto para a maior qualidade de vida, o ser humano depende, entre outros aspectos, daquilo que come. Entretanto, comer apenas para sobreviver não é suficiente para garantir a dignidade e o respeito humano.

A expressão Direito Humano à Alimentação Adequada tem sua origem no Pacto Internacional dos Direitos Econômicos, Sociais e Culturais (Pidesc), de 1966, que destaca duas principais dimensões: a) o direito de estar livre da fome; e b) o direito à alimentação adequada.

> O direito humano à alimentação adequada (DHAA) se realiza quando todo homem, mulher e criança, sozinho ou em comunidade com outros, tem acesso físico e econômico, ininterruptamente, a uma alimentação adequada ou aos meios necessários para sua obtenção.
>
> Comentário Geral n. 12 sobre o art. 11 do Pidesc (Organização das Nações Unidas)

No Brasil, esse direito está assegurado entre os direitos sociais da Constituição Federal desde 2010, pela Emenda Constitucional n. 64, mas vale ressaltar que o percurso até o reconhecimento desse direito foi longo e marcado por pactuações em âmbito nacional e internacional (Tabela 3.2).

De acordo com o texto da Política Nacional de Alimentação e Nutrição (PNAN), "entende-se por alimentação adequada e saudável a prática alimentar apropriada aos aspectos biológicos e socioculturais dos indivíduos, bem como ao uso sustentável do meio ambiente. Ou seja, deve

Tabela 3.2
Linha do tempo: seleção de fatos importantes para o reconhecimento e exigibilidade do Direito Humano à Alimentação Adequada

Ano	Acontecimento
1948	Publicação da Declaração Universal dos Direitos Humanos.
1966	Pacto Internacional dos Direitos Econômicos, Sociais e Culturais, originando a expressão DHAA.
1974	Conferência Mundial da Alimentação que resultou na Declaração Universal sobre a Erradicação da Fome e da Desnutrição (o Brasil havia se comprometido a erradicar a fome em até dez anos, o que não se concretizou).
1976	Início da vigência do Pacto Internacional dos Direitos Econômicos, Sociais e Culturais.
1992	Conferência Internacional sobre Nutrição que declarou a essencialidade de acesso à alimentação nutricionalmente adequada.
1993	Conferência Mundial sobre Direitos Humanos que resultou na Declaração de Viena que reafirma os princípios dos direitos humanos.
	Institucionalização do Conselho Nacional de Segurança Alimentar e Nutricional no Brasil.
1994	I Conferência Nacional de Segurança Alimentar e Nutricional com o tema: fome, uma questão nacional.
1996	Cúpula Mundial da Alimentação que desenvolveu um plano de ação para a adoção das diretrizes voluntárias e realização do DHAA.
1999	Comentário Geral n. 12, pelo Comitê da ONU, com definição do conceito de DHAA.
2000	Cúpula do Milênio, que propôs os Objetivos de Desenvolvimento do Milênio, que reforçaram metas para erradicar a fome até 2015.
2002	Cúpula Mundial da Alimentação: cinco anos depois onde se repactuaram as Diretrizes Voluntárias em apoio à realização do DHAA no contexto da segurança alimentar nos países.
2004	Diretrizes Voluntárias para o DHAA, apresentando apoio à realização progressiva do DHAA nos países.
	2ª Conferência Nacional de Segurança Alimentar e Nutricional com o tema: a construção da Política Nacional de Segurança Alimentar e Nutricional.
2006	Promulgação da Lei Orgânica de Segurança Alimentar e Nutricional n. 11.346/2006, que instituiu o Sistema Nacional de Segurança Alimentar e Nutricional (Sisan) no Brasil, com vistas a promover o DHAA.
2007	3ª Conferência Nacional de Segurança Alimentar e Nutricional com o tema: por um desenvolvimento sustentável, com soberania e segurança alimentar.
2008	Conferência de Alto Nível sobre a Segurança Alimentar Mundial que estabeleceu o tripé segurança alimentar, segurança energética e mudanças climáticas para apoiar a superação da fome e insegurança alimentar e nutricional.
2010	Aprovação da Emenda Constitucional n. 64, que inseriu a alimentação entre os direitos sociais da CF (Art. 6º).
	Regulamentação da Losan pelo Decreto n. 6.273/2010.
2011	4ª Conferência Nacional de Segurança Alimentar e Nutricional com o tema: alimentação adequada e saudável, direito de todos.
2012	Constituição do I Plano Nacional de Segurança Alimentar e Nutricional – Plansan.
2014	Divulgação do Estado da Insegurança Alimentar e Nutricional no Brasil pela FAO.
2015	5ª Conferência Nacional de Segurança Alimentar e Nutricional com o tema: comida de verdade no campo e na cidade, por direitos e soberania alimentar.
	Constituição do II Plano Nacional de Segurança Alimentar e Nutricional – Plansan.

Fonte: Ação Brasileira pela Nutrição e Direitos Humanos (ABRANDH) (2009).

estar em acordo com as necessidades de cada fase do curso da vida e com as necessidades alimentares especiais; referenciada pela cultura alimentar e pelas dimensões de gênero, raça e etnia; acessível do ponto de vista físico e financeiro; harmônica em quantidade e qualidade; baseada em práticas produtivas adequadas e sustentáveis com quantidades mínimas de contaminantes físicos, químicos e biológicos" (BRASIL, 2013).

Para a realização do DHAA, devem ser compreendidas quatro dimensões: (1) *disponibilidade* de alimentos por meio do acesso à terra, caça, pesca, agricultura, pecuária, floresta; e do acesso à compra (mercado de comércio local ou programas de abastecimento); (2) *adequação* – cultural, étnica, religiosa, nutricional, sanitária; (3) *acesso* econômico e físico; e (4) *estabilidade* de alimentos – acesso de forma regular e permanente.

Caso o DHAA, assim como qualquer direito, esteja sendo violado por motivos de ação ou omissão, existem mecanismos para determinar e garantir que esta infração seja reparada. A exigibilidade do DHAA está prevista na Lei Orgânica de Segurança Alimentar e Nutricional (Losan) (BRASIL. LEI N. 11.346, 2006) e na Constituição Federal de 1988. Para o fortalecimento da exigibilidade, é fundamental que os indivíduos saibam que são portadores de direitos, que o Estado e as instituições privadas a ele vinculadas conheçam e cumpram suas obrigações, e que sejam estabelecidos instrumentos públicos para operacionalizar a exigibilidade.

Dentre os instrumentos públicos existentes para fazer valer a exigibilidade de direitos, estão: *instituições de defesa*, tais como os conselhos de políticas públicas (ex.: Conselho Municipal de Saúde); *ouvidorias públicas*; e *outros instrumentos previstos* na Constituição Federal, tais como o direito à petição, e a ação civil pública (ABRANDH, 2009). A exigibilidade é, portanto, a possibilidade de participação social na exigência dos direitos diante dos órgãos públicos competentes.

A exigibilidade do DHAA dispõe de vários caminhos para a sua execução, sendo eles: administrativos, políticos, quase judiciais e judiciais. Os meios administrativos e políticos são aqueles que possibilitam a exigência de um direito junto aos organismos públicos que, respectivamente, executam e gerenciam as políticas públicas (ABRANDH, 2009).

Políticas Públicas de Alimentação e Nutrição

A realização de outros Direitos Humanos, tais como o direito humano à educação, à informação, à terra, à cultura, à saúde, ao emprego, à moradia etc., é fundamental para a efetivação do DHAA, um direito ligado à dignidade humana e à justiça social. Dessa forma, para promover o DHAA, são necessários, por exemplo, o apoio à agricultura familiar, ações de vigilância sanitária dos alimentos, o saneamento básico, a realização da reforma agrária, o abastecimento de água, a existência de políticas de abastecimento de alimentos, a alimentação escolar, entre outros aspectos.

A relação entre o Estado e a sociedade é orientada por diversos mecanismos que visam à garantia dos direitos à população. Assim como cada indivíduo tem suas obrigações perante a vida em sociedade, o Estado também tem suas obrigações perante cada indivíduo, e é por meio das políticas públicas setoriais e intersetoriais correlatas que o Estado deve respeitar, proteger, promover e prover o DHAA.

No Brasil, existem algumas políticas públicas principais que se realizam no objetivo de alcançar a justiça social e a realização dos direitos humanos no âmbito da saúde e da alimentação. A Política Nacional de Atenção Básica (2012) e a Política Nacional de Promoção da Saúde (2006) são as bases para o direcionamento das ações prioritárias no SUS, orientando as práticas no cuidado à saúde. Já a Política Nacional de Segurança Alimentar e Nutricional (DECRETO N. 7.272, 2010) estabelece diretrizes relacionadas com a produção, disponibilidade e acesso à alimentação, com base em sistemas alimentares sustentáveis e descentralizados, caracterizando foco no ambiente alimentar. Dado esse contexto, ações direcionadas simultaneamente para a garantia de saúde e de SAN são destacadas na PNAN, evidenciando o seu propósito em articular esses dois campos, a exemplo do estímulo à melhoria da saúde e nutrição das famílias beneficiárias de programas de transferência de renda, implicando ampliação do acesso aos serviços de saúde.

A Tabela 3.3 evidencia alguns aspectos importantes para o alcance do direito à saúde e do DHAA e utiliza políticas, programas e ações públicas para exemplificar como se podem alcançar esses direitos, ao mesmo tempo em que também cita situações que podem violá-los.

Considerações finais

Historicamente, a sociedade brasileira vem acumulando condições favoráveis à garantia dos direitos à saúde e à alimentação, tanto por estímulos internacionais quanto por lutas pautadas pelos movimentos sociais em âmbito nacional. Existe ainda uma longa caminhada a ser realizada para que as garantias de acesso sejam cada vez mais universais e equânimes, possibilitando o protagonismo dos sujeitos diante das decisões de seus modos de vida. Embora ainda persistam situações de violação de direitos – como pessoas com dificuldades de acesso permanente aos alimentos adequados, ou mesmo desrespeito às práticas produtivas e às culturas de povos e comunidades tradicionais – construíram-se, especialmente nos últimos 15 anos, iniciativas de apoio à promoção da saúde e da alimentação adequada. Muitas dessas iniciativas, que resultaram em políticas, programas e ações públicas institucionalizadas, foram impulsionadas pela ação democrática, enfatizando que a participação social é essencial para a realização de direitos, por meio da garantia de execução de políticas públicas.

As políticas públicas, vale realçar, conformam-se enquanto mecanismos que organizam os modos de alcançar a realização de direitos. A PNAN e a PNSAN são exemplos de políticas públicas que se propõem a organizar o campo da alimentação e nutrição no SUS e no Sisan. Um dos resultados de ação dessas políticas, o *Guia Alimentar para a População Brasileira* (BRASIL, 2014), configura-se como instrumento de apoio às ações de educação alimentar e nutricional e traz importantes contribuições para o protagonismo dos sujeitos em suas escolhas alimentares, o que impacta, por sua vez, na própria garantia de direito à saúde e ao DHAA.

A própria atuação da sociedade civil organizada intersetorialmente também resultou em construção de ações públicas que fortalecem a garantia de direitos. São exemplos: a Campanha Permanente Contra o Uso dos Agrotóxicos, a Aliança pela Alimentação Adequada e Saudável, o coletivo de movimentos sociais que exigem a rotulagem nutricional que comunique claramente o conteúdo dos produtos alimentares, os Movimentos do Campo que apoiam a produção agroecológica e o resgate do uso de sementes crioulas e tradicionais, os coletivos de consumidores que se organizam em apoio à comida orgânica e agroecológica, entre tantos outros. São organizações populares como estas que fazem, cotidianamente, a exigibilidade dos direitos à saúde e a alimentação adequada e saudável.

Tabela 3.3
Aspectos importantes para o alcance do direito à saúde e do DHAA e exemplos de garantia e violação desses direitos

Aspectos importantes para o alcance do direito à saúde e do DHAA	Exemplos que visam à garantia			Exemplos de violação
	Política/ programa/ ação pública	Características	Setores envolvidos	
Acesso à terra	Reforma Agrária	Conjunto de medidas para promover a melhor distribuição da terra mediante modificações no regime de posse e uso, a fim de atender aos princípios de justiça social, desenvolvimento rural sustentável e aumento de produção (Estatuto da Terra – Lei n. 4.504/64).	Agrário, Meio Ambiente e Desenvolvimento social	Expulsão de povos e comunidades tradicionais de suas terras.
Sustentabilidade	Plano Nacional de Agroecologia e Produção Orgânica (Planapo)	Articulação de ações indutoras da transição agroecológica, da produção orgânica e de base agroecológica, como contribuição para o desenvolvimento sustentável, possibilitando à população a melhoria de qualidade de vida por meio da oferta e consumo de alimentos saudáveis e do uso sustentável dos recursos naturais.	Saúde, Educação, Meio Ambiente e Desenvolvimento agrário	Liberação do uso de agrotóxicos de poder danoso reconhecido.
Renda	Bolsa Família	Combate à pobreza e à desigualdade no Brasil por meio de transferência de renda e do estímulo ao desenvolvimento das famílias pelas oportunidades de inclusão social.	Desenvolvimento social, Saúde, / Educação e Trabalho e emprego	Altas taxas de desemprego.
Qualidade do alimento	Guia Alimentar para a População Brasileira	Conjunto de informações e recomendações sobre alimentação que objetivam promover a saúde de pessoas, famílias e comunidades e da sociedade brasileira, apoiando a educação alimentar e nutricional.	Saúde, Educação e Desenvolvimento social	Oferta e publicidade desequilibrada (maior) de produtos ultraprocessados em comparação a alimentos *in natura* e minimamente processados.
Informação	Regulação da rotulagem de alimentos	Trabalho técnico para melhorar o rótulo dos alimentos, objetivando facilitar o entendimento dos consumidores sobre as informações nutricionais nas embalagens de alimentos.	Saúde e Justiça	*Marketing* abusivo de alimentos voltado para o público infantil.
Cultura alimentar local	Programa Nacional de Fortalecimento da Agricultura Familiar (Pronaf)	Programa de financiamento de projetos individuais ou coletivos, que gerem renda aos agricultores familiares e assentados da reforma agrária, com baixas taxas de juros.	Agrário, Trabalho e emprego, Abastecimento e Cultura	Permissão e incentivo ao uso de sementes transgênicas.

(continua)

(continuação)

Tabela 3.3
Aspectos importantes para o alcance do direito à saúde e do DHAA e exemplos de garantia e violação desses direitos

Aspectos importantes para o alcance do direito à saúde e do DHAA	Exemplos que visam à garantia			Exemplos de violação
	Política/ programa/ ação pública	Características	Setores envolvidos	
Saúde	Estratégia de Saúde da Família	Estratégia de reorientação do modelo assistencial, operacionalizada mediante a implantação de equipes multiprofissionais em unidades básicas de saúde. Estas equipes atuam com ações de promoção da saúde, prevenção, recuperação, reabilitação de doenças e agravos mais frequentes e na manutenção da saúde de um número definido de famílias, localizadas em uma área geográfica delimitada.	Saúde e Educação	Longo período de espera para atendimento.
Alimentação escolar	Programa Nacional de Alimentação Escolar (PNAE)	Oferece alimentação escolar e ações de educação alimentar e nutricional a estudantes de todas as etapas da educação básica pública. O governo federal repassa a estados, municípios e escolas federais valores financeiros de caráter suplementar para a cobertura de 200 dias letivos, conforme o número de matriculados em cada rede de ensino.	Educação e Saúde	Presença de alimentos ultraprocessados na alimentação escolar.
Força de trabalho	Programa de Alimentação do Trabalhador (PAT)	Objetiva melhorar as condições nutricionais e de qualidade de vida dos trabalhadores, reduzir acidentes e aumentar a produtividade.	Trabalho e Emprego e Saúde	Tempo insuficiente para a realização adequada de refeições.

Fonte: Elaborada pelas autoras.

Referências

AÇÃO BRASILEIRA PELA NUTRIÇÃO E DIREITOS HUMANOS (ABRANDH). *A exigibilidade do direito humano à alimentação adequada*. Brasília: ABRANDH, 2009. Disponível em: <www.abrandh.org. br/artigos>. Acesso em: 28 out. 2017.

BRASIL. *Constituição da República Federativa do Brasil.* Brasília-DF: Senado Federal; Centro Gráfico, 1988.

BRASIL. Decreto n. 7.272, de 25 de agosto de 2010. Regulamenta a Lei n. 11.346, de 15 de setembro de 2006, que cria o Sistema Nacional de Segurança Alimentar e Nutricional – SISAN com vistas a assegurar o direito humano à alimentação adequada, institui a Política Nacional de Segurança Alimentar e Nutricional – PNSAN, estabelece os parâmetros para a elaboração do Plano Nacional de Segurança Alimentar e Nutricional, e dá outras providências. *Diário Oficial da União,* 26 ago. 2010.

BRASIL. Lei n. 11.346 de 15 de setembro de 2006. Cria o Sistema Nacional de Segurança Alimentar e Nutricional – SISAN com vistas a assegurar o direito humano à alimentação adequada e dá outras providências. *Diário Oficial da União,* 18 set. 2006.

BRASIL. Lei n. 8.080, de 19 de setembro de 1990. *Lei Orgânica da Saúde*. Dispõe sobre as condições para a promoção, proteção e recuperação da saúde, a organização e o funcionamento dos serviços correspondentes e dá outras providências. Brasília, set. 1990.

BRASIL. Ministério da Saúde. *As cartas de promoção à saúde*. Brasília: MS, 2002. Disponível em: <http://bvsms.saude.gov.br/bvs/publicacoes/cartas_promocao.pdf>. Acesso em: 29 out. 2017.

BRASIL. Ministério da Saúde. Secretaria de Atenção à Saúde. Departamento de Atenção Básica. *Política Nacional de Alimentação e Nutrição*. Brasília: Ministério da Saúde, 2013. 84 p.

BRASIL. Ministério da Saúde. Secretaria de Atenção à Saúde. Departamento de Atenção Básica. *Guia alimentar para a população brasileira*. Brasília: MS, 2014.

BRASIL. Ministério da Saúde. Secretaria de Vigilância em Saúde. *Política Nacional de Promoção da Saúde*. Brasília: MS, 2006.

BRASIL. Presidência da República. Casa Civil. Subchefia para Assuntos Jurídicos. Decreto n. 592, de 6 de julho de 1992. Atos Internacionais. *Pacto Internacional sobre Direitos Civis e Políticos*. Promulgação Pacto Internacional dos Direitos Civis e Políticos. Disponível em: <http://www.planalto.gov.br/ccivil_03/decreto/1990-1994/d0592.htm>. Acesso em: 29 out. 2017.

BRASIL. Presidência da República. Casa Civil. Subchefia para Assuntos Jurídicos. Decreto n. 591, de 6 de julho de 1992. Atos Internacionais. *Promulgação Pacto Internacional dos Direitos Econômicos, Sociais e Culturais*. Disponível em: <http://www.planalto.gov.br/ccivil_03/decreto/1990-1994/d0591.htm>. Acesso em: 29 out. 2017.

L'ABBATE, Solange. *Direito à saúde*: discursos e práticas na construção do SUS. São Paulo: Hucitec, 2010.

MADEL, T. Luz. Complexidade do campo da saúde coletiva: multidisciplinaridade, interdisciplinaridade, e transdisciplinaridade de saberes e práticas – análise sócio histórica de uma trajetória paradigmática. *Saúde Soc.*, São Paulo, v. 18, n. 2, p. 304-311, 2009.

ORGANIZAÇÃO DAS NAÇÕES UNIDAS. *Comentário Geral Número 12* – O direito Humano à Alimentação (Art. 11): Comitê de Direitos Econômicos, Sociais e Culturais do Alto Comissariado de Direitos Humanos. Geneva, 1999. Disponível em: <http://abrandh.org.br/downloads>. Acesso em: 28 out. 2017.

ORGANIZAÇÃO DAS NAÇÕES UNIDAS. *Declaração Universal dos Direitos Humanos*. Adotada e proclamada pela resolução 217 A (III) da Assembleia Geral das Nações Unidas em 10 de dezembro de 1948. Brasília, 1998.

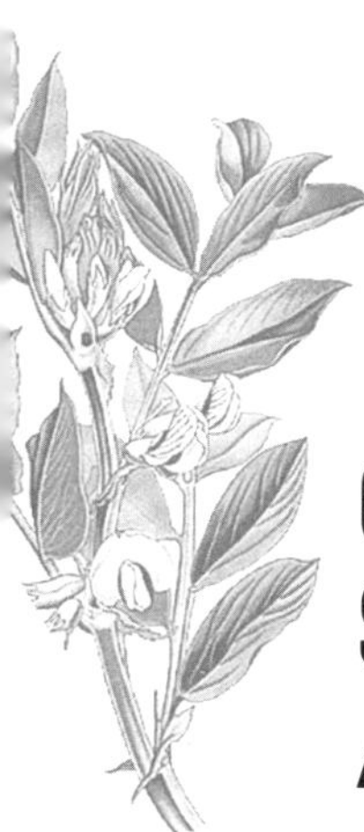

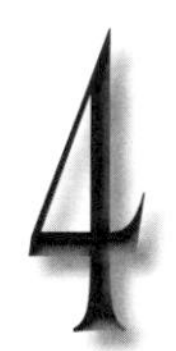

O Sistema Nacional de Seguridade Social e as Políticas Públicas de Alimentação e Nutrição no Brasil

- Jacqueline Resende Berriel Hochberg
- Camila Medeiros da Silva Mazzeti
- Patricia Constante Jaime

"A condição de ser pobre não gera direitos. É a condição de ser cidadão que os gera."

Aldaíza Sposati, Assistência social: de ação individual a direito social. *RBDC* n. 10, jul./dez. 2007.

Histórico – a linha do tempo da Seguridade Social no Brasil

A ideia de proteção social não é novidade no Brasil. A primeira constituição brasileira, outorgada pelo Imperador D. Pedro I, em 1824, já trazia a ideia de "socorros públicos" como forma de assistência social e, ainda que a expressão empregada sugira a participação do Estado para se efetivar, as atividades de assistência eram desenvolvidas pela iniciativa privada, comumente por instituições filantrópicas com motivações religiosas. Na esfera previdenciária, o painel não era diferente. Em 1923, com a publicação da chamada "Lei Eloy Chaves", embrião da previdência social brasileira, surgem os montepios[1] e caixas de pensões, destinados a garantir aposentadorias e pensões aos trabalhadores das estradas de ferro, desde que contribuíssem monetariamente para a formação do fundo.

O sistema de Institutos de Aposentadorias e Pensões (IAP) e de Caixas de Aposentadorias e Pensões (CAP) foi ampliado, a partir da década de 1920, para abarcar novas categorias profissionais e para garantir assistência médica, mas ainda era financiado por empregados, empregadores e, em parte, pelo Estado. Na década de 1930, apesar de existir alguma disposição para legislar sobre a matéria, as políticas sociais tinham como alvo apenas os trabalhadores urbanos formais, contribuintes do sistema. Na época, o governo, de viés populista, favorecia a criação de dispositivos de proteção baseados na contribuição participativa. A política de assistência social brasileira seguiu os mesmos moldes contributivistas e, em 1943, durante o

[1] Montepio – Instituto de previdência do Estado que tem por fim amparar a família do funcionário público, concedendo-lhe uma pensão definitiva quando este venha a falecer ou ficar permanentemente impossibilitado de exercer suas funções.

período denominado Estado Novo, o presidente Getúlio Vargas sancionou o Decreto-lei n. 5.452, conhecido como Consolidação das Leis Trabalhistas (CLT), garantindo direitos apenas aos trabalhadores formais.

Para os demais brasileiros, não vinculados ao sistema CAP, restava contar com a beneme-rência praticada por instituições de caridade, grupos religiosos, ligas de senhoras da sociedade, obras lideradas por primeiras-damas etc. Essa modalidade de assistência, ainda que, de certa forma, amparasse os menos favorecidos, em nada cooperava para o reconhecimento do de-pendente destes serviços como um cidadão detentor de direitos. Ao contrário, o beneficiário da caridade acabava por distanciar-se, cada vez mais, do direito à proteção social, sendo visto apenas como um "assistido". O direito à proteção social, nesta época, tem aspecto fragmentado, destinado a alguns setores da sociedade, sendo, portanto, seletivo.

Historicamente, diversos setores da sociedade buscaram reverter este cenário da política de assistência social com notáveis conquistas. Com o passar dos anos, a incorporação de novas ca-tegorias laborais aos dispositivos de previdência e assistência social contribuiu para a formação de um verdadeiro sistema de proteção social, embora imperfeito e ainda restrito ao trabalhador contribuinte. Antes mesmo do fim da ditadura militar brasileira, a partir da segunda metade da década de 1970, movimentos populares, como o Movimento da Reforma Sanitária (MRS), ganham força, e o tema "proteção social" passa a fazer parte da pauta do processo de redemo-cratização do país.

Com a promulgação da Constituição Federal de 1988, a assistência social assume a condi-ção de política pública, que obriga o Estado brasileiro a garantir os direitos relativos à saúde e à assistência social, independentemente de contribuição (caráter universal), e os direitos perti-nentes à previdência social, estes, sim, de caráter contributivo.

A partir deste momento, vemos a Seguridade Social se organizar e se estruturar como um sistema de proteção social composto pela saúde pública, assistência social e previdência social, cada qual com seus objetivos, princípios e formas de financiamento. A regulamentação dos dis-positivos constitucionais é feita, principalmente, por meio da Lei n. 8.080/1990 (Lei Orgânica da Saúde – LOS e criadora do SUS), da Lei n. 8.212/1991 (Plano de Custeio da Previdência Social), da Lei n. 8.213/1991 (Plano de Benefícios da Previdência Social) e pela Lei n. 8.742/93 (Lei Orgânica da Assistência Social – Loas).

Importante ressaltar que foi somente em 1993, com a publicação da Lei n. 8.742 (Loas), que o disposto no art. 194 da CF/88 foi regulamentado, o que assegurou novos e consideráveis avanços legislativos para a Política de Assistência Social e abriu caminho para a consolidação de um sistema de saúde inclusivo. O direito à alimentação adequada, em que pese ser reconhecido como um direito humano fundamental desde a Declaração Universal dos Direitos do Homem (DUDH, 1948) e do Pacto Internacional dos Direitos Econômicos, Sociais e Culturais (PIDESC, 1966), é acolhido como um direito social no Brasil apenas no ano de 2010, com a aprovação da Emenda Constitucional n. 64, que inseriu o direito humano à alimentação adequada e saudável como um direito social (art. 6º da CF/88). O reconhecimento constitucional é importante por-que, além de ratificar aquilo que outras normas infraconstitucionais já asseguravam, exige que o Estado brasileiro dê prioridade ao tema.

A linha do tempo abaixo resume a evolução histórica e jurídica da Seguridade Social no Brasil:

Quadro 4.1
Síntese histórica e jurídica da Seguridade Social no Brasil

Data	Arcabouço histórico e jurídico
1824	**1ª Constituição brasileira** Conceito de "socorros públicos" como assistência social (iniciativa privada e filantropia).
1923	**Lei Eloy Chaves (embrião da Previdência Social Brasileira)** Montepios e caixas de pensões para aposentadorias dos trabalhadores contribuintes ao fundo.
Década de 1920	Ampliação do sistema de Institutos de Aposentadorias e Pensões (IAP) e de Caixas de Aposentadorias e Pensões (CAP) para outras categorias profissionais e para assistência médica. Financiado pelos empregados, pelos empregadores e, em parte, pelo Estado.
1943	**Estado Novo – Getúlio Vargas** Decreto-lei n. 5.452 – Consolidação das Leis Trabalhistas (CLT). Aposentadoria e assistência médica apenas para trabalhadores formais e contribuintes.
Década de 1970	**Processo de redemocratização – declínio da ditadura militar** Movimento da Reforma Sanitária (MRS): o conceito de Seguridade Social em evidência nas discussões das reformas.
1988	**Promulgação da Constituição Federal de 1988** A assistência social assume a condição de política pública. O Estado brasileiro garante direitos relativos à **saúde**, à **assistência social** e à **previdência social**.
Década de 1990	**O Sistema de Seguridade Social** Lei n. 8.080/1990 (Lei Orgânica da Saúde e criadora do SUS). O Decreto n. 99.350/1990 criou o **Instituto Nacional do Seguro Social – INSS.** Lei n. 8.212/1991 (Plano de Custeio da Previdência Social). Lei n. 8.213/1991 (Plano de Benefícios da Previdência Social).
1993	**Lei n. 8.742 (Lei Orgânica da Assistência Social – Loas)** O disposto no art. 194 da CF/88 foi regulamentado com consideráveis avanços legislativos para a Política de Assistência Social.
2006	**Lei n. 11.346 (Lei Orgânica de Segurança Alimentar e Nutricional)** Cria o Sistema Nacional de Segurança Alimentar e Nutricional (Sisan), institucionalizando a responsabilidade dos poderes públicos na promoção do acesso regular e permanente à alimentação.
2010	**Emenda Constitucional n. 64** Insere o direito humano à alimentação adequada e saudável como um direito social (art. 6º da CF/88).

Fonte: Elaborada pelas autoras.

Seguridade Social

A Constituição Federal de 1988 incorporou o sistema de Seguridade Social em seu Título VIII, Da Ordem Social, entre os artigos 194 e 204. O texto constitucional apresenta o conceito de Seguridade Social em seu artigo 194, quando afirma que a "A seguridade social compreende um conjunto integrado de ações de iniciativa dos poderes públicos e da sociedade, destinadas a assegurar os direitos relativos à saúde, à previdência e à assistência social".

Sérgio Pinto Martins traz um conceito um tanto mais ampliado:

> O Direito da seguridade social é um conjunto de princípios, de regras e de instituições destinado a estabelecer um sistema de proteção social aos indivíduos contra contingências que os impeçam de prover as suas necessidades pessoais básicas e de suas famílias, integrado por ações de iniciativa dos Poderes Públicos e da sociedade, visando assegurar os direitos relativos à saúde, à previdência e à assistência social.

Em suma, o sistema de seguridade social, em seu conjunto de ações, garante recursos e assistência necessários para amparar o cidadão e sua família em momentos de adversidade, e é o instrumento para a concretização do bem-estar, da justiça social e dos direitos humanos fundamentais inegavelmente garantidos na Constituição Federal de 1988.

As ações destinadas à proteção dos indivíduos precisam ser indivisíveis e relacionadas entre si para garantir a assistência de forma integral. Refletindo isso, surgem os sistemas nacionais de proteção social, com base na universalidade do atendimento, diversidade da base de financiamento, participação e controle social, gestão descentralizada, entre outros aspectos que serão discutidos mais adiante.

A Seguridade Social, de acordo com o artigo 194 da Constituição Federal de 1988, é organizada em três grandes sistemas de proteção social de características bem distintas: saúde pública, assistência social e previdência social, como disposto na Figura 4.1. Neste mesmo dispositivo, encontramos os objetivos, os princípios e a forma de financiamento de toda a Seguridade Social, sendo certo que apenas a previdência social é financiada pela contribuição direta do segurado deste sistema (art. 201 da CF/88), ficando a saúde pública e assistência social estruturadas de forma a serem custeadas via arrecadação de tributos pelos entes estatais e posterior destaque no orçamento da Seguridade Social (sistema não contributivo).

Cada um destes três sistemas tem sua organização normativa própria e, neste capítulo, nos dedicaremos ao estudo das estruturas de saúde pública e de assistência social, por suas semelhanças e sua influência nas ações e políticas de alimentação e nutrição, deixando o exame do sistema de previdência social para outra oportunidade.

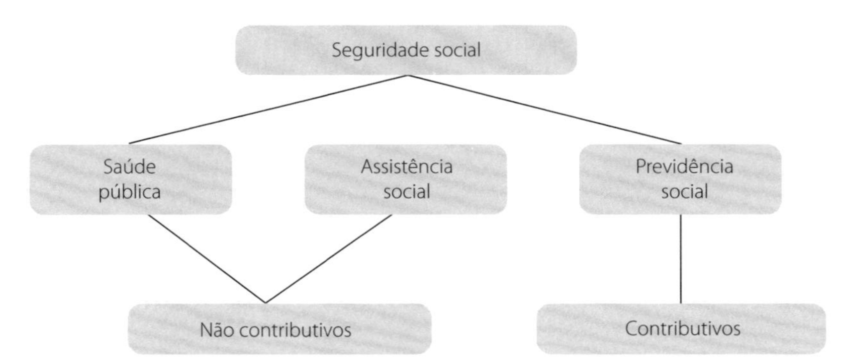

Figura 4.1 – *Organização da Seguridade Social, segundo a CF/88.*

Fonte: BRASIL. *Constituição 1988*. Constituição da República Federativa do Brasil. Brasília (DF): Senado Federal, 1988.

Saúde pública

A Constituição Federal de 1988 prevê, em seu artigo 196, que "A saúde é direito de todos e dever do Estado, garantido mediante políticas sociais e econômicas que visem à redução do risco de doença e de outros agravos e ao acesso universal e igualitário às ações e serviços para sua promoção, proteção e recuperação", e a Lei n. 8.080/1990 regulamenta esse direito. Como consequência, o Estado brasileiro cria o Sistema Único de Saúde (SUS) (art. 4º da Lei 8.080/1990) para operacionalizar o atendimento público da saúde.

Com a ampliação do conceito de saúde, incluindo novas dimensões como alimentação, moradia, emprego, lazer, educação etc., outras tantas normas jurídicas foram editadas para permitir e assegurar que o Estado brasileiro fosse capaz de manter uma rede de serviços públicos de saúde, regionalizados e hierarquizados, capazes de promover e de recuperar a saúde do cidadão. Para facilitar o estudo, foi publicada a Portaria de Consolidação n. 2/17, reunindo a legislação vigente sobre políticas nacionais de saúde do SUS.

- *A criação do Sistema Único de Saúde (SUS)*

O processo de criação e implantação do Sistema Único de Saúde teve seu início a partir das definições impostas pela CF/88 e pela Lei Orgânica da Saúde (Lei n. 8.080/1990). O desenvolvimento da implantação foi orientado pelas Normas Operacionais Básicas do SUS (NOB/SUS), pela Norma Operacional da Assistência à Saúde (Noas/SUS) e por decisões, amplamente negociadas, das representações dos Secretários Estaduais e Municipais de Saúde.

Ainda em consonância com esse processo, em 2005, o Ministério da Saúde definiu a "Agenda de Compromisso pela Saúde", composta por três eixos fundamentais: O Pacto em Defesa do Sistema Único de Saúde, o Pacto em Defesa da Vida e o Pacto de Gestão, cujas diretrizes foram aprovadas pela Portaria n. 399/2006.

Destaca-se o Pacto pela Vida por constituir um conjunto de compromissos sanitários expressos em objetivos de processos e resultados, com responsabilidades bem definidas entre as três esferas de governo, com ações prioritárias no campo da saúde.

Dentre seus objetivos para a promoção da saúde no ano de 2006, merece realce: "Elaborar e implantar a Política Nacional de Promoção da Saúde, com ênfase na adoção de hábitos saudáveis por parte da população brasileira, de forma a internalizar a responsabilidade individual da prática de atividade física regular, alimentação saudável e combate ao tabagismo".

Por definição constitucional, o Sistema Único de Saúde é um sistema público, nacional e de caráter universal, fundado no conceito de saúde como direito de cidadania. A Lei n. 8.080/1990 complementa o conceito do SUS tratando de sua organização e diretrizes, impondo que o sistema seja estruturado de forma descentralizada (com comando único em cada esfera de governo), com integralidade do atendimento e participação social.

Os objetivos do SUS, insertos nos incisos do art. 5º da Lei n. 8.080/1990, são:

> I – a identificação e divulgação dos fatores condicionantes e determinantes da saúde;
>
> II – a formulação de política de saúde destinada a promover, nos campos econômico e social, a observância do disposto no § 1º do art. 2º desta lei;

> III – a assistência às pessoas por intermédio de ações de promoção, proteção e recuperação da saúde, com a realização integrada das ações assistenciais e das atividades preventivas.

Para complementar, o art. 6º ainda lista as atribuições do SUS, dentre elas a vigilância sanitária, epidemiológica, assistência terapêutica integral e saúde do trabalhador.

Os princípios da universalização, da equidade e da integralidade orientam as ações do SUS (art. 7º da Lei 8.080/1990), o que garante ao usuário o acesso a todas as ações e serviços, sem qualquer tipo de discriminação. O atendimento deve ser dirigido de forma a diminuir desigualdades, e a prestação dos serviços realizada considerando as necessidades dos usuários como um todo, em articulação com outras políticas públicas, para que se alcancem resultados positivos na garantia dos direitos sociais dos cidadãos. Vale lembrar que estes princípios devem ser compreendidos em conjunto e à luz das diretrizes do SUS registradas no art. 198 da Constituição Federal de 1988 (descentralização da gestão, o atendimento integral ao usuário e a participação da comunidade).

O SUS é regido também por princípios de natureza administrativa, igualmente chamados de organizativos, que pregam a (i) regionalização e hierarquização; (ii) descentralização e comando único; (iii) participação popular. No SUS, a responsabilidade pelo fornecimento dos serviços de saúde é descentralizada, ou seja, Municípios, Estados, Distrito Federal e União são responsáveis por suas decisões e atividades, respeitando os princípios gerais e a participação da sociedade.

A responsabilidade de cada ente federativo está determinada em lei. Cabe à União a gestão e o financiamento da rede pública de saúde, por meio do Ministério da Saúde. Estados, Distrito Federal e Municípios, via de regra, participam com metade dos recursos financeiros empregados na saúde, cabendo à esfera federal a outra metade. À União também compete, entre outras funções, o planejamento, a elaboração de normas e a criação e aplicação de instrumentos para controle do SUS.

Para viabilizar a participação popular, a LOS previu a criação dos Conselhos e das Conferências de Saúde, responsáveis pelo controle e avaliação da execução da política de saúde, efetivamente criados pela Lei n. 8.142/1990. Também é a Lei n. 8.142/1990 que estabelece que a Conferência de Saúde deve se reunir a cada quatro anos, com a presença de representantes de diversos segmentos sociais (prestadores, gestores, trabalhadores e usuários), por meio de discussões realizadas em etapas locais, estaduais e nacional, com o objetivo de avaliar a situação de saúde e propor as diretrizes para a formulação da política de saúde nos níveis correspondentes.

A Lei n. 8.142/1990 traz, ainda, a definição do Conselho de Saúde, que seria uma instância colegiada "em caráter permanente e deliberativo, órgão colegiado composto por representantes do governo, prestadores de serviço, profissionais de saúde e usuários, atua na formulação de estratégias e no controle da execução da política de saúde na instância correspondente, inclusive nos aspectos econômicos e financeiros, cujas decisões serão homologadas pelo chefe do poder legalmente constituído em cada esfera do governo". Representam o governo no Conselho Nacional de Saúde o Conselho Nacional de Secretários de Saúde (Conass) e o Conselho Nacional de Secretários Municipais de Saúde (Conasems). A representação dos usuários nos Conselhos de Saúde e nas Conferências é, de acordo com a norma, paritária em relação ao conjunto dos demais segmentos, o que significa dizer que, a fim de manter o equilíbrio dos interesses envolvidos, cinquenta por cento das vagas são destinadas aos representantes de usuários do SUS, vinte e cinco por cento aos profissionais de saúde e vinte e cinco por cento aos gestores.

Destaca-se, ainda, a criação da Comissão Intersetorial de Alimentação e Nutrição (Cian), como comissão prevista na LOS, interna ao Conselho Nacional de Saúde, com o objetivo de integrar a alimentação e a nutrição em observância aos princípios do SUS e à Política Nacional de Saúde. A finalidade da Cian é controlar e avaliar a operacionalização das diretrizes e prioridades da Política Nacional de Alimentação e Nutrição, bem como contribuir para a promoção de mecanismos para a consolidação do Sistema Nacional de Vigilância Alimentar e Nutricional (Sisvan), além de acompanhar a implementação e controle do Programa Bolsa Família no país.

Quadro 4.2 **Exemplos de políticas nacionais no âmbito da Saúde Pública**
• Políticas Públicas de Saúde no âmbito do SUS
• Política Nacional de Atenção Básica
• Política Nacional de Alimentação e Nutrição
• Política Nacional de Promoção da Saúde
• Política Nacional de Educação Permanente em Saúde
• Política Nacional de Assistência Farmacêutica
• Política Nacional de Humanização
• Política Nacional de Atenção Hospitalar
• Política Nacional de Atenção Integral à Saúde do Homem
• Política Nacional de Atenção Integral à Saúde da Mulher

Fonte: Adaptado de Ministério da Saúde. Disponível em: <http://saude.gov.br/>.

Assistência Social

- ***Lei Orgânica de Assistência Social e Política Nacional de Assistência Social***

Importante ressaltar que foi somente em 1993, com a publicação da Lei n. 8.742 (Loas), que o disposto no art. 194 da Constituição Federal de 1988 foi regulamentado, o que assegurou novos e consideráveis avanços legislativos para a Política Nacional de Assistência Social. O art. 1º da Loas reafirma a assistência social como direito do cidadão e dever do Estado, da seguinte forma:

> A assistência social, direito do cidadão e dever do Estado, é Política de Seguridade Social não contributiva, que provê os mínimos sociais, realizada através de um conjunto integrado de ações de iniciativa pública e da sociedade, para garantir o atendimento às necessidades básicas.

A Resolução n. 145/2004 aprovou o texto da Política Nacional de Assistência Social. O Ministério do Desenvolvimento Social e Combate à Fome (MDS), intermediado pela Secretaria Nacional de Assistência Social (SNAS) e pelo Conselho Nacional de Assistência Social (CNAS), concebe, aprova e torna pública a Política Nacional de Assistência Social (PNAS/2004), para regulamentar o que foi deliberado na IV Conferência Nacional de Assistência Social (Brasília/2003).

Como parte do sistema, os princípios da PNAS estão em sintonia com o determinado na Loas e na Constituição Federal de 1988, com destaque para a prevalência do atendimento das necessidades sociais; a universalização dos direitos sociais, a fim de tornar o destinatário da ação assistencial alcançável pelas demais políticas públicas; o respeito à dignidade do cidadão, à sua autonomia e ao seu direito a benefícios e serviços de qualidade, bem como à convivência familiar e comunitária, vedando-se qualquer comprovação vexatória de necessidade; a igualdade de direitos no acesso ao atendimento, sem discriminação de qualquer natureza, garantindo-se equivalência às populações urbanas e rurais; a ampla divulgação dos benefícios, serviços, programas e projetos assistenciais, bem como dos recursos oferecidos pelo Poder Público e dos critérios para sua concessão.

O mesmo ocorre com as diretrizes e com os objetivos da PNAS, que repisam a essência do sistema da assistência social, como as diretrizes da descentralização do comando de programas e ações e a participação popular organizada, e o objetivo de realizar as ações de assistência social de maneira integrada e intersetorializada, assim como é feito no sistema de saúde pública.

- *Sistema Único de Assistência Social (Suas)*

O marco inicial de implantação do Sistema Único de Assistência Social foi a aprovação da Norma Operacional Básica do Suas (NOB/Suas), em julho de 2005 (alterada em 2012/2013), pelo Conselho Nacional de Assistência Social (CNAS), que estabeleceu um conjunto de regras que permitiram a transição do antigo para o novo modelo de assistência social. Atualmente, o Suas conta com regime geral próprio, integrando os três entes federativos, com o objetivo de consolidar um sistema descentralizado e participativo, instituído pela Lei Orgânica da Assistência Social – Loas (Lei n. 8.742/1993), cujo principal objetivo é garantir a proteção social, a vigilância socioassistencial e a defesa de direitos básicos dos cidadãos.

As ações de proteção social do Suas podem ser entendidas como sendo de duas ordens, divididas por níveis de complexidade: (1) proteção social básica, destinada diretamente ao socorro de indivíduos e famílias em situação de risco e de vulnerabilidade social (realizada pelos Centros de Referência de Assistência Social – CRAS), e (2) proteção social especial, que atende indivíduos e famílias que tiveram seus direitos violados por ocorrência de abandono, maus-tratos, abuso sexual, uso de drogas, entre outros (desenvolvida no Centro de Referência Especializado de Assistência Social – Creas).

Quadro 4.3
Exemplos de políticas e programas no âmbito da Assistência Social

Políticas e Programas de Assistência Social no âmbito do Suas
1. Política Nacional de Assistência Social;
2. Programas de Distribuição de Renda;
CRAS – Proteção Social Básica
1. Serviço de Proteção e Atendimento Integral à Família (PAIF);
2. Serviço de Convivência e Fortalecimento de Vínculos;
3. Serviço de Proteção Social Básica no Domicílio para Pessoas com Deficiência e Idosas;

(continua)

(continuação)

Quadro 4.3 Exemplos de políticas e programas no âmbito da Assistência Social
CREAS – Proteção Social Especial
Média Complexidade
1. Serviço de Proteção e Atendimento Especializado a Famílias e Indivíduos (PAEFI);
2. Serviço Especializado em Abordagem Social;
3. Serviço de proteção social a adolescentes em cumprimento de medida socioeducativa de Liberdade Assistida (LA) e de Prestação de Serviços à Comunidade (PSC);
4. Serviço de Proteção Social Especial para Pessoas com Deficiência, Idosas e suas Famílias;
5. Serviço Especializado para Pessoas em Situação de Rua.
Alta Complexidade
1. Serviço de Acolhimento Institucional;
2. Serviço de Acolhimento em República;
3. Serviço de Acolhimento em Família Acolhedora;
4. Serviço de proteção em situações de calamidade pública e de emergência.

Fonte: Adaptado de Ministério do Desenvolvimento Social. Disponível em: <http://mds.gov.br/>.

Considerações finais

Como instrumentos da Seguridade Social, a saúde pública e a assistência social formam a frente de defesa dos direitos básicos do cidadão e um bom alicerce para o embasamento das políticas públicas voltadas para a alimentação e a nutrição.

Movimentos como o da Reforma Sanitária foram fundamentais para a redemocratização do País e para a concepção e elaboração da Constituição Federal de 1988, que incorporou os princípios fundantes da Seguridade Social como a temos hoje, com base na universalização do atendimento, na equidade da prestação dos serviços e na integralidade desta prestação, obrigando o Estado a preparar o sistema para atender ao cidadão em seu contexto mais amplo.

Ainda assim, a legislação brasileira tardou para reconhecer o direito à alimentação adequada e saudável como um direito social, somente alçado à condição de direito social constitucional no ano de 2010, ainda que já legitimado desde a DUDH, em 1948, e em outros importantes acordos e diplomas nacionais, internacionais e, de maneira esparsa, nas normas que regulamentam ações no campo da saúde e da assistência social.

A participação social tem estrutura de representação bastante sólida, com assento nas Conferências e Conselhos de Saúde divididos equitativamente com gestores e em igualdade de condições para deliberar e fiscalizar o sistema de Seguridade Social e todos os direitos básicos do cidadão, por exemplo, o direito à segurança alimentar e nutricional e os fatores associados a ela.

Com a participação ativa da sociedade civil e das três esferas de governo, a agenda da Segurança Alimentar e Nutricional (SAN) foi intensamente debatida a partir do ano de 2003, o que resultou no fortalecimento da SAN como política pública em vários setores da sociedade. Uma das mais importantes conquistas da SAN foi aprovação da Lei n. 11.346/2006, também conhecida por Lei Orgânica de Segurança Alimentar e Nutricional (Losan), que permitiu a implementação do Sistema Nacional de Segurança Alimentar e Nutricional (Sisan), da Câmara Interministerial de Segurança Alimentar e Nutricional (Caisan) e do CONSEA (Decreto n. 6.272/2007).

Do amplo debate intersetorial surgiram importantes marcos: foi criado o Ministério Extraordinário de Segurança Alimentar e Combate à Fome (Mesa), lançado o Programa Fome Zero, instituído o Programa Bolsa Família, recriado o Conselho Nacional de Segurança Alimentar e Nutricional (Consea) (Decreto n. 4.582/2003) e criado o Programa de Aquisição de Alimentos (PAA).

O conceito ampliado de saúde e de seus determinantes, que perpassa todo o sistema de Seguridade Social na CF/88, permitiu a implementação de políticas públicas, como a Política Nacional de Assistência Social, a Política Nacional de Saúde e a Política Nacional de Segurança Alimentar e Nutricional, que converteu a alimentação adequada e saudável dever do Estado e, portanto, direito exigível pelo cidadão e pela coletividade.

Referências

BRASIL. Constituição 1988. *Constituição da República Federativa do Brasil.* Brasília (DF): Senado Federal, 1988.

BRASIL. Constituição 1988. *Emenda constitucional n. 64, de 4 de fevereiro de 2010.* Altera o art. 6º da Constituição Federal, para introduzir a alimentação como direito social. *Diário Oficial da União*, 5 fev. 2010. Seção 1, p. 1.

BRASIL. Lei n. 8.080, de 19 de setembro de 1990. Dispõe sobre as condições para a promoção, proteção e recuperação da saúde, a organização e o funcionamento dos serviços correspondentes e dá outras providências. *Diário Oficial da União*, 20 set. 1990. Seção 1, p. 18055.

BRASIL. Lei n. 8.142, de 28 de dezembro de 1990. Dispõe sobre a participação da comunidade na gestão do Sistema Único de Saúde (SUS) e sobre as transferências intergovernamentais de recursos financeiros na área da saúde e dá outras providências. *Diário Oficial da União*, 31 dez. 1990. Seção 1, p. 25694.

BRASIL. Lei n. 8.742, de 7 de dezembro de 1993. Dispõe sobre a organização da assistência social e dá outras providências. *Diário Oficial da União*, 8 dez. 1993. Seção 1, p. 18769.

BRASIL. Ministério da Saúde. Portaria de consolidação n. 2, de 28 de setembro de 2017. Consolidação das normas sobre as políticas nacionais de saúde do Sistema Único de Saúde. *Diário Oficial da União*, Suplemento, 3 out. 2017. Seção 1, p. 61.

BRASIL. Ministério da Saúde. Portaria n. 2.436, de 21 de setembro de 2017. Aprova a Política Nacional de Atenção Básica, estabelecendo a revisão de diretrizes para a organização da Atenção Básica, no âmbito do Sistema Único de Saúde (SUS). *Diário Oficial da União*, 22 set. 2017. Seção 1, p. 68.

BRASIL. Ministério da Saúde. Portaria n. 2.446, de 11 de novembro de 2014. Redefine a Política Nacional de Promoção da Saúde (PNPS). *Diário Oficial da União*, 13 nov. 2014. Seção 1, p. 68.

BRASIL. Ministério da Saúde. Portaria n. 399, de 22 de fevereiro de 2006. Divulga o Pacto pela Saúde 2006 – Consolidação do SUS e aprova as Diretrizes Operacionais do Referido Pacto. *Diário Oficial da União*, 23 fev. 2006. Seção 1, p. 43.

BRASIL. Ministério da Saúde. *Secretaria de Atenção à Saúde.* Departamento de Atenção Básica. Política Nacional de Atenção Básica. Secretaria de Atenção à Saúde. Departamento de Atenção Básica. Brasília: Ministério da Saúde, 2012. 110 p.: il. – (Série E. Legislação em Saúde).

BRASIL. Ministério da Saúde. *Secretaria de Vigilância em Saúde.* Secretaria de Atenção à Saúde. Política Nacional de Promoção da Saúde/Ministério da Saúde, Secretaria de Vigilância em Saúde, Secretaria de Atenção à Saúde. 3. ed. Brasília: Ministério da Saúde, 2010.

MARTINS, S. P. *Direito da seguridade social:* custeio da seguridade social, benefícios, acidente do trabalho, assistência social, saúde. São Paulo: Atlas, 2015.

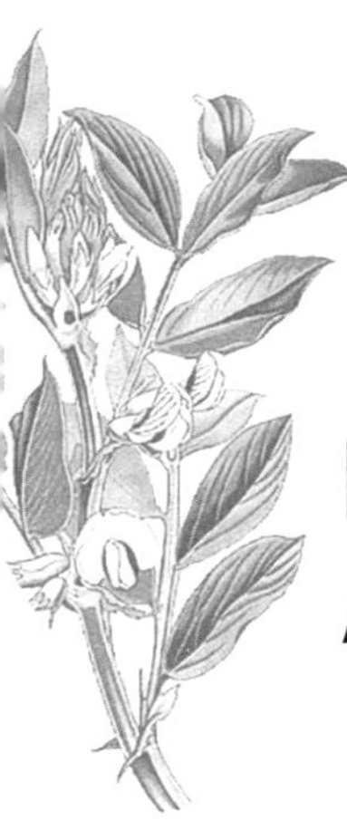

5

Política Nacional de Segurança Alimentar e Nutricional (PNSAN)

- Kamila Tiemann Gabe
- Patricia Constante Jaime

Conceito de segurança alimentar e nutricional e antecedentes históricos da política

O termo Segurança Alimentar surgiu em âmbito internacional nas primeiras décadas do século XX, no contexto do pós-Primeira Guerra Mundial, atrelado quase exclusivamente à ideia de disponibilidade de alimentos. Ao longo do século, esse conceito passou a ser influenciado também pela noção da alimentação como um direito, sobretudo com a publicação da Declaração Universal dos Direitos Humanos (DUDH), após a Segunda Guerra Mundial.

O primeiro conceito brasileiro de Segurança Alimentar e Nutricional (SAN) foi fruto de uma sequência de marcos políticos e históricos e, como é possível notar pelo seu nome, incorporou também a dimensão "nutricional" além da "alimentar". Esse conceito foi proposto em 2006, com a publicação da Lei Orgânica de Segurança Alimentar e Nutricional (Losan), e consiste em:

> A Segurança Alimentar e Nutricional consiste na realização do direito de todos ao acesso regular e permanente a alimentos de qualidade, em quantidade suficiente, sem comprometer o acesso a outras necessidades essenciais, tendo como base práticas alimentares promotoras de saúde que respeitem a diversidade cultural e que sejam ambiental, cultural, econômica e socialmente sustentáveis (art. 3º da Lei n. 11.346/2006 – Losan).

A criação da Política Nacional de Segurança Alimentar e Nutricional (PNSAN) (Decreto n. 7.272, de 25 de agosto de 2010) pode ser compreendida enquanto um ápice da consolidação da SAN na agenda pública brasileira. Marcados pela intensa mobilização social direcionada ao combate à fome e à miséria ocorrido principalmente no início da década de 1990, os principais eventos antecessores são resumidos na Tabela 5.1. Essa política tem a garantia da SAN como seu objetivo norteador, e sua implementação deve ser organizada a partir dos componentes de um sistema, o Sistema Nacional de Segurança Alimentar e Nutricional (Sisan), instituído junto à Losan em 2006.

Objetivos e diretrizes da PNSAN

A PNSAN tem como objetivo geral a garantia da SAN. Seus objetivos específicos dialogam com as diferentes interfaces do conceito de SAN, visando alcançá-la em sua completude. As diretrizes que orientam a implementação dessa Política são:

> I – Promoção do *acesso* universal à alimentação adequada e saudável, com prioridade para as famílias e pessoas em situação de IAN;
>
> II – Promoção do *abastecimento* e estruturação de sistemas sustentáveis e descentralizados, de base agroecológica, de produção, extração, processamento e distribuição de alimentos;
>
> III – Instituição de processos permanentes de *educação alimentar e nutricional, pesquisa e formação* nas áreas de SAN e do DHAA;
>
> IV – Promoção, universalização e coordenação das ações de SAN voltadas para *quilombolas e demais povos e comunidades tradicionais*, povos indígenas e assentados da reforma agrária;
>
> V – Fortalecimento das ações de alimentação e nutrição em *todos os níveis da atenção à saúde*, de modo articulado às demais ações de SAN;
>
> VI – Promoção do *acesso universal* à água de qualidade e em quantidade suficiente, com prioridade para as famílias em situação de insegurança hídrica e para a produção de alimentos da agricultura familiar e da pesca e aquicultura;
>
> VII – Apoio a iniciativas de promoção da soberania alimentar, SAN e do DHAA em âmbito *internacional* e a negociações internacionais baseadas nos princípios e diretrizes da LOSAN; e
>
> VIII – *monitoramento* da realização do DHAA.

Dada a abrangência de suas diretrizes e objetivos, cabe questionar como se dá, na prática, a implementação da PNSAN. Alguns elementos básicos, que fazem parte da política, podem levantar reflexões e trazer respostas acerca dessa questão. Dentre estes elementos, destacam-se: a atribuição de papéis para diferentes atores sociais e políticos, com ênfase na participação da sociedade civil; a descentralização das ações; e a intersetorialidade.

São elencados enquanto atores da PNSAN o governo, a sociedade civil e instituições do setor privado, que devem incorporar esses princípios e diretrizes e contracenar de forma articulada no Sisan. O protagonismo nesse quadro de atores é atribuído à sociedade civil, alinhando-se ao processo marcado pela reivindicação social da qual a política é derivada. Dessa forma, a **participação social** configura-se como um dos princípios norteadores do Sisan.

Com relação ao papel das diferentes esferas de governo, o **caráter descentralizado** confere à União, estados e municípios a corresponsabilidade na formulação, implementação, avaliação e monitoramento de ações de SAN – proporcionais aos seus respectivos níveis de alcance e às realidades locais. As ações nessas três esferas podem ser pensadas a partir de diferentes setores, como saúde, educação, agricultura, meio ambiente, superando a recorrente fragmentação de conhecimentos e de ações no âmbito das políticas públicas.

Essa atuação compartilhada entre setores de governo representa uma das facetas da **intersetorialidade** – um conceito mais amplo que diz respeito à articulação entre diferentes atores, incluindo a participação social, em iniciativas pautadas em um objetivo comum e comprometidas com o fortalecimento de redes e comunidades. No que cabe à PNSAN, os setores envolvidos precisam estar alinhados aos objetivos e diretrizes que orientam a Política, atuando de modo a contribuir para a garantia da SAN dentro de suas competências e especificidades.

De modo a ilustrar a intersetorialidade em políticas públicas, tomemos como exemplos dois programas nacionais que compõem o conjunto de ações de SAN: o Programa "Água para Todos" e o Programa Nacional de Alimentação Escolar. O primeiro conta com a participação interna de diversos setores: é coordenado pelo Ministério da Integração Nacional, mas gerido por um comitê que inclui representantes de outros ministérios (das Cidades, da Saúde, do Meio Ambiente, entre outros), além de duas entidades da sociedade civil[1]. O segundo consiste em um programa coordenado e gerido exclusivamente por um único setor, o Ministério da Educação, mas no contexto da PNSAN, representa uma ação dentro de um quadro composto por ações de diversos setores.

A Figura 5.1 esquematiza os objetivos, diretrizes e mecanismos da PNSAN.

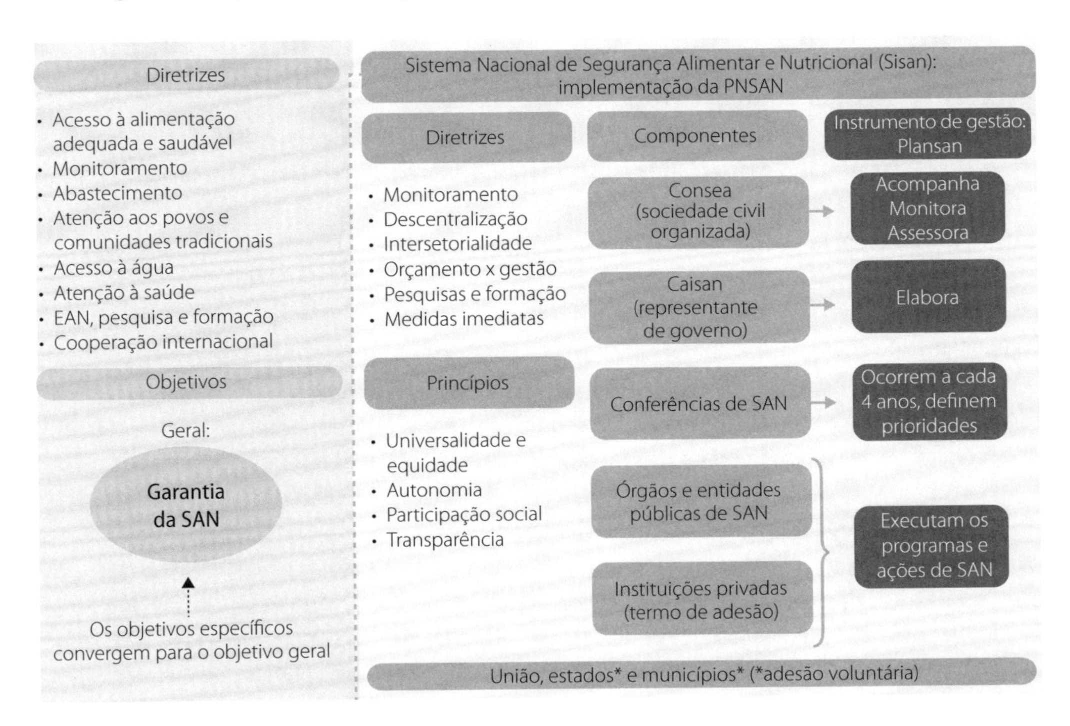

Figura 5.1 – *Política Nacional de Segurança Alimentar e Nutricional (PNSAN).*

Fonte: Adaptado de Brasil (2010).

[1] Federação Nacional dos Trabalhadores e Trabalhadoras na Agricultura Familiar (Fetraf) e Confederação Nacional dos Trabalhadores na Agricultura (Contag).

Outro exemplo na linha das ações setoriais componentes de um quadro de compromisso com a SAN é a Política Nacional de Alimentação e Nutrição (PNAN). A PNAN é uma política do setor de saúde, organizada no âmbito do Sistema Único de Saúde (SUS), mas que assume responsabilidade com a SAN dentre os seus princípios e demarca sua atuação de caráter complementar às demais políticas e ações de SAN.

Sistema Nacional de Segurança Alimentar e Nutricional (Sisan)

O Sisan representa o mecanismo por meio do qual a implementação da PNSAN em todo o território nacional é realizada. Esse sistema busca a estabilidade e continuidade das ações de SAN por meio de seu conjunto de diretrizes. A descentralização e a intersetorialidade, destacadas anteriormente, representam as duas primeiras diretrizes do Sisan. Além delas, mais quatro são apontadas: o monitoramento contínuo; a conjugação de medidas diretas e imediatas de garantia de acesso à alimentação adequada; a articulação entre orçamento e gestão; e o estímulo ao desenvolvimento de pesquisas e à capacitação de recursos humanos.

Seus princípios norteadores são:

- **Universalidade** e equidade no acesso à alimentação adequada, sem qualquer espécie de discriminação.
- Preservação da **autonomia** e respeito à dignidade das pessoas.
- **Participação social** na formulação, execução, acompanhamento, monitoramento e controle das políticas e dos planos de segurança alimentar e nutricional em todas as esferas do governo.
- **Transparência** dos programas, das ações e dos recursos públicos e privados e dos critérios para sua concessão.

Componentes do Sisan

São componentes do Sisan diferentes instâncias governamentais e da sociedade civil instituídas no âmbito da União. Nos estados e municípios, esses componentes podem ser instituídos mediante adesão voluntária ao Sisan, processo detalhado mais adiante. São eles:

- *Conselhos de Segurança Alimentar e Nutricional (Consea)*

Chamados de "Consea" (nas esferas nacional, estadual e no Distrito Federal), ou de "Comsea" ou "Comusan" (na esfera municipal), estes conselhos configuram os espaços oficiais de participação e controle social nas políticas públicas de SAN e de diálogo entre sociedade e governo. Como tal, são presididos e formados em sua maior parte por representantes de diferentes segmentos da sociedade civil (dois terços da composição total), mas também contam com representantes dos governos (um terço da composição total).

O Consea nacional possui caráter consultivo, o que significa que lhe cabe a função de assessorar o governo, contribuindo e propondo mecanismos que viabilizem a exigibilidade da SAN. Uma fragilidade dessa característica é que ela atrela o potencial de participação da sociedade civil à permeabilidade que cada governante tem para com a temática. Por outro lado, o histórico e a tradição desse Conselho são pontos fortes que têm favorecido a abertura do poder público para a assessoria por ele prestada. Além disso, na sua reinstituição em 2003[2], o Consea foi alocado junto à Casa Civil, aproximando-o da instância máxima de poder, a Presidência da República.

A partir disso, o Consea nacional apresentou trajetória marcada por ampla escuta dos governos federais, tendo participado de importantes decisões políticas, como a destinação de recursos do PNAE para compras de alimentos da agricultura familiar. Essa ideia surgiu no Consea como possível solução para diferentes desafios que estavam sendo então discutidos pelo Conselho: por um lado, a oferta de alimentação adequada e saudável nas escolas; por outro, o aumento da renda no campo perante a situação de pobreza e insegurança alimentar enfrentada por pequenos produtores rurais, responsáveis pela produção de boa parte dos alimentos consumidos no país. A formulação e inclusão dessa medida na lei que regulamenta o PNAE[3] só foram possíveis por causa da interlocução proporcionada pelo Consea entre gestores do programa, governo e movimentos sociais.

Cabe ao Consea acompanhar, avaliar e monitorar o desenvolvimento e a implementação do Plano Nacional de Segurança Alimentar e Nutricional (Plansan), elaborado pela Câmara Intersetorial de Segurança Alimentar e Nutricional (Caisan).

- *Câmara Intersetorial de Segurança Alimentar e Nutricional (Caisan)*

Sendo a intersetorialidade essencial na PNSAN, fez-se necessária a construção de um modelo de governança alicerçado na atuação conjunta de diferentes áreas de governo. As Caisans interministerial (na esfera federal) e intersecretarias (nas esferas estadual e municipal) são compostas por membros de diferentes setores de governo que dialogam direta ou indiretamente com a SAN e representam a instância responsável pela coordenação e monitoramento intersetorial das políticas de SAN.

A Caisan nacional é coordenada pelo Ministério do Desenvolvimento Social (MDS) e composta por outros ministérios e secretarias especiais de governo, tais como Casa Civil da Presidência da República, Ministério da Agricultura, Pecuária e Abastecimento, Ministério das Cidades, Ministério da Educação, Ministério da Saúde, Ministério do Planejamento, Desenvolvimento e Gestão, Ministério das Relações Exteriores, entre outros. Suas principais atribuições são elaborar, implementar e monitorar a execução do Plansan (detalhado na próxima seção), bem como subsidiar o Consea com informações necessárias para seu acompanhamento. As prioridades a serem consideradas na elaboração do Plano são definidas nas Conferências Nacionais de Segurança Alimentar e Nutricional (Cnsan).

- *Conferências de Segurança Alimentar e Nutricional*

As Conferências de SAN são realizadas a cada quatro anos e nelas se reúnem os representantes dos Conselhos de SAN, das Caisans, e dos demais órgãos, entidades e instituições interessadas em debater os temas relacionados à SAN. Cada ciclo de conferências – que se inicia pelas municipais e/ou regionais e se encerra na nacional, passando pelas estaduais – possui um tema central que é definido pelo Consea nacional. Nas conferências são definidas as prioridades que deverão ser consideradas no ciclo seguinte de planejamento da administração pública que se materializa no Plansan.

---

[2] Ver Tabela 5.1.

[3] Lei n. 11.947, de 2009. O artigo 14 diz respeito à aquisição de alimentos da agricultura familiar.

A participação da sociedade civil por meio de conferências nacionais de SAN precede a publicação da PNSAN. No total, ocorreram cinco conferências nacionais, tendo sido elas essenciais no direcionamento da agenda política de SAN no país. As três primeiras, ocorridas em 1994 em Brasília-DF, em 2004 em Olinda-PE e em 2007 em Fortaleza-CE, tiveram seus respectivos temas e desfechos principais alinhados aos demais marcos históricos que antecederam a publicação da Política, conforme exposto na Tabela 5.1.

Tabela 5.1
Principais antecedentes históricos da Política Nacional de Segurança Alimentar e Nutricional

Ano – Fato	Contextualização política e histórica
1993 – Criação do Conselho Nacional de Segurança Alimentar e Nutricional (Consea)	O Consea, com a finalidade de coordenar, surge como fruto de um intenso processo de mobilização social ocorrido no início dos anos 1990, em função do esvaziamento das instituições públicas de alimentação e nutrição na época. A "Ação da Cidadania contra a Miséria e pela Vida", então criada e liderada pelo sociólogo Herbert de Souza, o Betinho, pactua o "Plano de Combate à Fome e à Miséria" em conjunto com o governo federal, que, por pressão social, assumira o compromisso com a agenda. O Consea, composto por representantes do governo e, em maior parte, da sociedade civil, fora criado para que coordenasse esse Plano.
1994 – I Conferência Nacional de Segurança Alimentar (I CNSA)	Organizada pelo Consea, foi realizada em Brasília contando com a presença de cerca de 1.800 participantes. Tendo como tema "Fome: uma questão nacional", nela sinalizou-se a demanda por uma Política Nacional de SAN, para a qual foram formuladas dez diretrizes.
1995 – Extinção do Consea	O governo federal recém-assumido extingue o Consea e institui a estratégia Comunidade Solidária (CS), que foi mantida durante as duas gestões do mesmo governo (1994-2002), tendo como objetivo o combate à pobreza. Centrada no governo, a temática da SAN passara a ser minimizada em "rodadas de interlocução" com a sociedade civil, que então perdera o protagonismo.
2003 – Reinstituição do Consea	A partir do lançamento do programa "Fome Zero", o Consea é reinstituído, reassumindo a liderança no debate da SAN no país. O conselho fora alocado junto à Casa Civil, como órgão de assessoramento direto ao Presidente da República.
2004 – II Conferência Nacional de Segurança Alimentar (II CNSAN)	Com a volta do Consea, uma nova Conferência Nacional de SAN (já incorporando a dimensão "nutricional" no termo) é organizada. A II CNSAN ocorreu em Olinda-PE, contando com cerca de 1.400 participantes e tendo como tema "A construção da Política Nacional de Segurança Alimentar e Nutricional".
2006 – Publicação da Lei Orgânica de Segurança Alimentar e Nutricional (Losan)	A proposta mais importante da II CNSAN foi a criação de uma lei nacional de SAN, concretizada com a aprovação da Lei n. 11.346, de 15 de setembro de 2006, a Losan. Esse passo representou grande avanço por atribuir força de Lei à garantia do Direito Humano à Alimentação Adequada (DHAA). Por meio da Losan, fora instituído o conceito de SAN e constituído o Sisan.
2007 – III Conferência Nacional de Segurança Alimentar (III CNSAN)	Com o lema "Por um Desenvolvimento Sustentável com Soberania e Segurança Alimentar e Nutricional", a III CNSAN foi realizada em Fortaleza – CE, contando com a presença de 2.100 participantes. O foco principal de suas deliberações foi a definição de diretrizes para a construção do Sisan e da PNSAN, visando à criação de mecanismos para a garantia da SAN e reafirmando o compromisso assumido na Losan.
2010 – Direito Humano à Alimentação Adequada (DHAA) na Constituição Federal	Também como fruto da mobilização social, o DHAA é incluído na Constituição Federal de 1988 por meio da Emenda Constitucional n. 64, de 4 de fevereiro de 2010. Detalhes do processo que levou a esse marco são apresentados no capítulo 3 desse livro.

Fonte: Ação Brasileira pela Nutrição e Direitos Humanos (ABRANDH) (2009).

Da implementação da PNSAN em 2010 até o momento da redação do presente texto, foram realizados dois ciclos de conferências, um em 2011 e outro em 2015. Cabe reforçar que o diferencial dessas duas conferências em relação às anteriores é que, a partir delas, foram definidas prioridades para elaboração do Plansan para o período quadrienal posterior, o que inexistia como instrumento de política pública nas edições anteriores das conferências nacionais de SAN.

A 4ª Conferência Nacional ocorreu em novembro de 2011, em Salvador (BA), tendo como lema "Alimentação Adequada e Saudável: direito de todos", em celebração à inclusão do Direito Humano à Alimentação Adequada (DHAA) na Constituição Federal no ano anterior. Os eixos temáticos que nortearam as discussões na conferência estavam alinhados com o momento de avanços políticos recentes, abordando os desafios para a efetivação do DHAA e as novidades advindas da publicação da PNSAN, o que incluía a implantação do Sisan e a definição de prioridades para o primeiro Plansan.

A 5ª Conferência Nacional, ocorrida em novembro de 2015, em Brasília (DF), teve como lema "Comida de verdade no campo e na cidade: por direitos e soberania alimentar" e seu objetivo principal foi voltado para a ampliação e fortalecimento dos compromissos políticos com a SAN. Seus eixos temáticos versaram sobre os avanços e obstáculos, as dinâmicas em curso e o alcance das políticas públicas para a área de SAN e soberania alimentar, bem como estratégias para o fortalecimento do Sisan, com foco no incentivo aos estados e municípios para sua adesão.

- *Órgãos e entidades do poder público*

Correspondem aos órgãos públicos responsáveis pela **execução** das ações e programas que integram o Plansan, como ministérios, secretarias e equipamentos públicos (bancos de alimentos, restaurantes populares, entre outros). No âmbito federal, esses órgãos são os mesmos que participam da Caisan e, consequentemente, participam da elaboração do Plansan, pactuando e assumindo compromissos perante as ações que lhes competem. Nos âmbitos estadual e municipal, a adesão ao Sisan – ou seja, a instituição das mesmas instâncias e mecanismos em âmbito local – inicia-se pela implantação de câmaras intersetoriais de SAN (Caisans dos estados ou municípios) efetuada por esses órgãos e entidades do poder público em âmbito local. As câmaras locais deverão, portanto, elaborar planos locais de SAN alinhados às diretrizes emanadas das respectivas conferências e conselhos de SAN.

Quanto à execução das ações pactuadas, o órgão responsável deve garantir meios de monitoramento e avaliação, fornecendo informações às câmaras intersetoriais e aos conselhos de SAN locais, ou à Caisan e ao Consea, quando no nível federal.

- *Instituições privadas*

Segundo a Losan, as instituições privadas, com ou sem fins lucrativos, que atuem alinhadas aos princípios da SAN e manifestem interesse na adesão ao sistema, correspondem ao quinto e último componente do Sisan. Para este componente, o Decreto n. 7.272/2010 (que institui a PNSAN) não define atribuições específicas, porém estabelece critérios para a adesão de instituições sem fins lucrativos. Sua adesão deve ser feita por meio de um termo de participação, a partir do qual serão definidas suas respectivas atribuições e responsabilidades (inclusive a participação na implementação do Plansan, quando a elas couber). Com relação às entidades com fins lucrativos, o Decreto atribui à Caisan a função de normatizar sua adesão, mediante consulta ao Consea.

Adesão de estados e municípios ao Sisan

Para aderirem voluntariamente ao Sisan, os estados e municípios precisam instituir seus conselhos e câmaras intersetoriais, bem como assumir o compromisso com a elaboração de seus Planos de SAN, dentro do prazo de um ano após a assinatura do termo de adesão. As diretrizes que orientam a elaboração do plano devem ser definidas nas respectivas conferências (estadual ou municipal) e conselhos de SAN, seguindo o mesmo fluxo operacional estabelecido no âmbito da União.

No ano de 2011, a Caisan regulamentou os procedimentos e o conteúdo dos termos de adesão, como disposto na Resolução n. 9, de 13/12/2011, oferecendo incentivo financeiro para o desenvolvimento das ações propostas nos planos de SAN dos entes federativos que aderem ao Sisan. Adicionalmente, esta resolução também prevê o repasse de recursos adicionais voltados a viabilizar o funcionamento dos conselhos de SAN e a realização das conferências, como forma de garantir os mecanismos de participação social.

Plano Nacional de Segurança Alimentar e Nutricional (Plansan)

O Plansan representa o principal instrumento de gestão das ações de SAN na administração pública. Elaborados quadrienalmente, nele devem ser pactuadas metas, atribuídas responsabilidades e definidos indicadores. Também é fundamental que o Plano esteja alinhado ao orçamento previsto no Plano Plurianual (PPA) do período correspondente, o que está de acordo com a quinta diretriz do Sisan sobre a articulação entre orçamento e gestão.

O primeiro Plansan, orientado pelo resultado da IV CNSAN, foi elaborado em 2011 e teve o período de vigência de 2012 a 2015. Por meio da definição de metas e da atribuição de responsabilidades aos diferentes órgãos e entidades da União, buscou-se consolidar as diretrizes da PNSAN, sobretudo a intersetorialidade. Para facilitar o monitoramento desse Plano, em 2013, foi criado um sistema de monitoramento semestral, o Sisplansan, pelo qual, periodicamente, os órgãos devem informar sobre a execução de suas respectivas metas.

Para a elaboração do II Plansan (2016-2019), a Caisan valeu-se da experiência metodológica do Plano anterior, que contava numerosas metas, algumas de difícil monitoramento, para pautar-se em abordagem mais pragmática. O II Plansan foi estruturado em nove grandes desafios, cada um composto por um conjunto de "metas objetivas" e de "ações relacionadas" (correspondentes aos meios necessários para o cumprimento das metas). Para cada desafio, foi definido um conjunto de indicadores de produto e de processo, que se relacionam diretamente com a implementação das metas, bem como indicadores de contexto e de resultado, que permitirão avaliar a efetividade na superação de cada desafio ao final do ciclo de planejamento definido.

Conclusões

A evolução do debate da SAN nas políticas públicas brasileiras tem percorrido uma trajetória de sucesso. Alguns elementos têm sido apontados como determinantes para esse saldo positivo. O primeiro deles é o protagonismo da sociedade civil, cuja mobilização e engajamento com a temática impulsionaram a entrada da SAN na agenda pública brasileira, com a publicação da Losan em 2006 e a construção posterior da PNSAN e dos planos nacionais de SAN. O segundo fator determinante da trajetória positiva da SAN no Brasil foi o compromisso político e a prioridade alcançada no âmbito do governo federal no início dos anos 2000.

No que diz respeito à gestão do Sisan, a existência de espaços formais que possibilitam o diálogo entre governo e sociedade civil, bem como a articulação entre diferentes setores governamentais, também é reconhecida como elemento-chave para o fortalecimento da agenda da SAN. Materializada pelo Consea e pela Caisan, respectivamente, a dinâmica de interlocução entre essas duas instâncias, a primeira definindo demandas prioritárias e a segunda pactuando metas voltadas para atender a essas demandas, tem representado uma característica exitosa na gestão da política.

De modo geral, a união de esforços de diferentes atores em torno de um objetivo comum, que é a garantia do DHAA e a promoção da SAN, resume os atributos que qualificam a PNSAN enquanto uma política pública de construção exitosa.

Referências

ALVES, K. S.; JAIME, P. C. A política nacional de alimentação e nutrição e seu diálogo com a política nacional de segurança alimentar e nutricional. *Ciência & Saúde Coletiva*, v. 19, n. 11, 2017.

BRASIL. *Decreto 7.272, de 25 de agosto de 2010*. Regulamenta a Lei n. 11.346, de 15 de setembro de 2006, que cria o Sistema Nacional de Segurança Alimentar e Nutricional – SISAN com vistas a assegurar o direito humano à alimentação adequada, institui a Política Nacional de Segurança Alimentar e Nutricional – PNSAN, estabelece os parâmetros para a elaboração do Plano Nacional de Segurança Alimentar e Nutricional, e dá outras providências, 2010.

BRASIL. *Lei n. 11.346, de 15 de setembro de 2006*. Cria o Sistema Nacional de Segurança Alimentar e Nutricional – SISAN com vistas em assegurar o direito humano à alimentação adequada e dá outras providências, 2006.

BURLANDY, L. A construção da política de segurança alimentar e nutricional no BRASIL: estratégias e desafios para a promoção da intersetorialidade no âmbito federal de governo. *Ciência & Saúde Coletiva*, v. 14, n. 3, 2009.

CÂMARA INTERMINISTERIAL DE SEGURANÇA ALIMENTAR E NUTRICIONAL. *Plano Nacional de Segurança Alimentar e Nutricional*: 2012/2015. Brasília, DF: MDS, Caisan, 2011.

CÂMARA INTERMINISTERIAL DE SEGURANÇA ALIMENTAR E NUTRICIONAL. *Plano Nacional de Segurança Alimentar e Nutricional* – Plansan 2016-2019. Brasília, DF: MDSA, Caisan, 2017.

CONSELHO NACIONAL DE SEGURANÇA ALIMENTAR E NUTRICIONAL (CONSEA). *III Conferência Nacional de Segurança Alimentar*. Relatório Final. Brasília: Consea, 2007.

CONSELHO NACIONAL DE SEGURANÇA ALIMENTAR E NUTRICIONAL (CONSEA). *IV Conferência Nacional de Segurança Alimentar*. Relatório Final. Brasília: Consea, 2011.

CONSELHO NACIONAL DE SEGURANÇA ALIMENTAR E NUTRICIONAL (CONSEA). *V Conferência Nacional de Segurança Alimentar*. Relatório Final. Brasília: Consea, 2015.

HAWKES, C.; BRAZIL, B. G.; CASTRO, I. R. R.; JAIME, P. C. How to engage across sectors: lessons from agriculture and nutrition in the Brazilian School Feeding Program. *Rev. Saúde Pública*, v. 50, n. 47, nov. 2016.

INTERNATIONAL FOOD POLICY RESEARCH INSTITUTE. *Global Nutrition Report 2016:* from promise to impact: ending malnutrition by 2030. Washington, DC, 2016.

LEÃO, M. *O direito humano à alimentação adequada e o sistema nacional de segurança alimentar e nutricional*. Brasília: Abrandh, 2013.

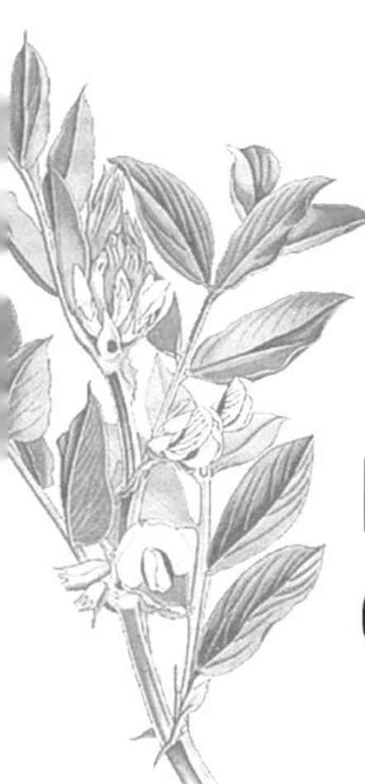

6

Política Nacional de Alimentação e Nutrição (PNAN)

- Patricia Constante Jaime
- Fernanda Rauber

Introdução

A promoção da saúde envolve as escolhas e práticas individuais, mas também a garantia de condições sociais e econômicas que criem uma base favorável à adoção de estilos de vida saudáveis. Nesse sentido, a abordagem de saúde deve estar presente em diferentes políticas públicas que incluam estratégias e ações pensadas e desenvolvidas de forma intersetorial, visando a uma articulação das responsabilidades dos distintos setores.

A alimentação adequada e saudável é um dos determinantes e condicionantes da saúde e um direito das pessoas. O reconhecimento desse direito em normas, acordos, declarações e em outros instrumentos é importante para garantir seu cumprimento pelo Estado e sua exigibilidade pelos indivíduos. De acordo com a Constituição Brasileira[1], a saúde é reconhecida como um direito social desde 1988, enquanto o direito à alimentação desde 2010[2]. Historicamente, esforços de diferentes setores do governo brasileiro, entidades e sociedade civil têm sido empreendidos para garantir esses direitos e muitos avanços podem ser observados. Na última década, observa-se uma atenção especial à gestão intersetorial de políticas públicas, com o objetivo de promover a Segurança Alimentar e Nutricional (SAN) da população. A SAN envolve a:

> realização do direito de todos ao acesso regular e permanente a alimentos de qualidade, em quantidade suficiente, sem comprometer o acesso a outras necessidades essenciais, tendo como base práticas alimentares promotoras de saúde que respeitem a diversidade cultural e que sejam ambiental, cultural, econômica e socialmente sustentáveis[3].

---

1 BRASIL. Constituição da República Federativa do Brasil. *Diário Oficial da União*, 5 out. 1988.

2 BRASIL. Emenda Constitucional n. 64, de 4 de fevereiro de 2010. Altera o art. 6º da Constituição Federal para introduzir a alimentação como direito social. *Diário Oficial da União*, 4 fev. 2010.

3 BRASIL. Lei n. 11.346 de 15 de setembro de 2006. Cria o Sistema Nacional de Segurança Alimentar e Nutricional – SISAN com vistas a assegurar o direito humano à alimentação adequada e dá outras providências. *Diário Oficial da União*, 18 set. 2006.

Dessa forma, entende-se que a promoção da saúde e da SAN é interdependente e inter-relacionada, já que, para ter saúde, é necessário assegurar a SAN, assim como, para garantir a SAN, é essencial que o direito à saúde seja cumprido.

Nessa perspectiva, a Política Nacional de Alimentação e Nutrição (PNAN) surge como uma política pública, que visa garantir os direitos das pessoas e/ou comunidades, e uma política social, que objetiva ações de enfrentamento da complexidade da situação alimentar e nutricional da população brasileira. Ela compõe o conjunto de políticas voltadas à garantia do direito humano à saúde e que se operacionalizam no âmbito do Sistema Único de Saúde (SUS).

A Lei n. 8.080, publicada em 1990 e estruturante do SUS, regula as ações e serviços de saúde. As políticas, programas, estratégia e ações no setor da saúde compõem o que se denomina Atenção à Saúde, ou seja, a organização estratégica do sistema e das práticas de saúde em resposta às necessidades da população. Esta Lei incluiu a vigilância nutricional e a orientação alimentar no leque de ações de saúde a ser ofertado à população. A partir desse compromisso, foi possível a proposição de uma política específica de alimentação e nutrição para o SUS. A PNAN teve sua primeira edição aprovada em 1999, sendo atualizada em 2011.

Política Nacional de Alimentação e Nutrição – 1999

A primeira edição da PNAN foi proposta pelo Ministério da Saúde em 1999, por meio da Portaria n. 710, de 10 de junho. A PNAN foi pioneira ao adotar como princípio a realização do Direito Humano à Alimentação Adequada (DHAA), comprometendo-se a realizar ações que garantissem esse direito.

Adotando o que foi consolidado na I Conferência Nacional de Segurança Alimentar, em 1994, houve uma ampliação do conceito de SAN, que antes era tratado apenas como o abastecimento em quantidade apropriada, para a incorporação do acesso universal aos alimentos, com foco no aspecto nutricional, relativo à composição, à qualidade e ao aproveitamento biológico. Dessa forma, a primeira edição da PNAN trazia como principais fundamentos a garantia da SAN e a intersetorialidade, extrapolando ações do setor da saúde no que se refere à produção e consumo, como forma de garantir a SAN no seu conceito ampliado.

O propósito da primeira edição da PNAN era a promoção de práticas alimentares saudáveis e a prevenção e o controle dos distúrbios nutricionais, garantia da qualidade dos alimentos colocados para consumo no país e estímulo às ações intersetoriais que propiciassem o acesso universal aos alimentos.

Os desafios postos à época eram a promoção de práticas alimentares e estilos de vida que suportassem o adequado estado nutricional de toda a população brasileira, considerando a carga dupla de doenças: deficiências nutricionais (desnutrição, anemia, deficiência de vitamina A e iodo) e a evolução epidêmica da obesidade, dislipidemias e doenças cardiovasculares. Além disso, mantinha como desafiador o incentivo e promoção do aleitamento materno exclusivo e a organização do setor produtivo para responder às demandas da produção e consumo de alimentos, utilizando técnicas apropriadas de produção, industrialização, conservação e distribuição, contando com ações da vigilância sanitária.

A PNAN (1999) estava estruturada em sete diretrizes:

1. Estímulo às ações intersetoriais, com vistas ao acesso universal aos alimentos.
2. Garantia da segurança e da qualidade dos alimentos e da prestação de serviços neste contexto.
3. Monitoramento da situação alimentar e nutricional.
4. Promoção de práticas alimentares e estilos de vida saudáveis.
5. Prevenção e controle dos distúrbios nutricionais e de doenças associadas à alimentação e nutrição.
6. Promoção do desenvolvimento de linhas de investigação.
7. Desenvolvimento e capacitação de recursos humanos.

A implementação das diretrizes da PNAN, de natureza intra e intersetorial, estava definida como responsabilidade institucional das três esferas de gestão do SUS, cabendo aos gestores estabelecer a articulação com outros setores envolvidos com a SAN. A política apontava, ainda, para a necessidade de um processo contínuo de acompanhamento e avaliação de sua implementação, devendo as informações geradoras de tais processos ser produzidas no interior dos planos, programas, projetos, ações e/ou atividades que operacionalizaram a política.

Ao longo da década seguinte da publicação da PNAN, um conjunto de marcos políticos e legais no campo da SAN foi aprovado, a exemplo da publicação da Lei Orgânica de Segurança Alimentar e Nutricional (Losan), em 2006, e a consequente constituição do Sistema Nacional de Segurança Alimentar e Nutricional (Sisan). Por outro lado, as mudanças no cenário epidemiológico indicavam a necessidade de reorganização do sistema de saúde brasileiro para atender às novas demandas de saúde da população marcada pela emergência das condições crônicas. Desta forma, as inovações nos mecanismos de gestão e organização da atenção à saúde adotadas no SUS, com a estruturação das Redes de Atenção em Saúde, e as responsabilidades do setor da saúde para promoção de SAN junto ao Sistema Nacional de Segurança Alimentar e Nutricional (Sisan) nortearam o processo de revisão da PNAN, realizado entre os anos de 2010 e 2011.

Processo de revisão da Política Nacional de Alimentação e Nutrição (PNAN)

A revisão da PNAN ocorreu mediante parceria da Comissão Intersetorial de Alimentação e Nutrição (Cian), do Conselho Nacional de Saúde (CNS), com o Ministério da Saúde. Foram realizados 26 Seminários Estaduais e um Seminário Nacional para debater sobre a situação de alimentação e nutrição da população e as respostas que o SUS deveria dar às demandas identificadas. Como produto do processo do debate sobre a PNAN, os desafios apontados foram:

- A inserção da agenda da PNAN em todos os níveis de complexidade do SUS.
- A consolidação de área técnica de alimentação e nutrição na estrutura da administração pública em saúde, nos níveis estadual e municipal.
- A garantia da operacionalização das diretrizes da PNAN na atenção básica, ambulatorial e hospitalar do SUS.
- A necessidade de capacitação de recursos humanos.

- A ampliação do diálogo, pactuação e integração entre os diferentes setores governamentais e da sociedade em torno do processo de implementação da PNAN.
- A consolidação da PNAN como expressão do setor da saúde no campo da segurança alimentar e nutricional.

Somada a essas recomendações, a revisão da PNAN também foi influenciada pelo debate acerca da estruturação das Redes de Atenção à Saúde, que ganhavam força no SUS a partir de 2010. Considerou-se que, em mais de 25 anos, o SUS proporcionou importantes avanços na atenção à saúde da população brasileira, como a redução da mortalidade infantil, a expansão da atenção básica, a ampliação do acesso a ações e serviços que vão da imunização aos transplantes, passando pela vigilância e promoção à saúde. No entanto, desafios permanecem no sentido da superação de lacunas assistenciais e revisão do modelo assistencial com vistas à integralidade do cuidado em um cenário epidemiológico complexo, que combina condições agudas e crônicas, demandando a superação de um modelo de atenção à saúde fragmentado, hierarquizado e centrado em condições agudas (Figura 6.1).

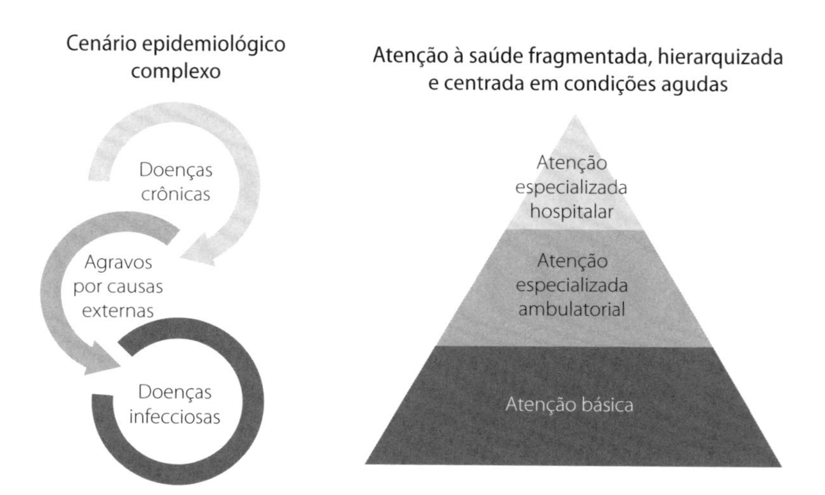

Figura 6.1 – *Cenário epidemiológico e estrutura da atenção à saúde no período anterior às Redes de Atenção à Saúde.*

Fonte: Mendes (2011); Magalhães Júnior (2014).

Esse cenário justifica a importância da organização das Redes de Atenção à Saúde (RAS). RAS são "arranjos organizativos de ações e serviços de saúde, de diferentes densidades tecnológicas, que integradas por meio de sistemas de apoio técnico, logístico e de gestão, buscam garantir a integralidade do cuidado" (Ministério da Saúde, 2010 – Portaria n. 4.279, de 30/12/2010). As RAS surgiram como uma possibilidade para a reestruturação dos serviços e processos de saúde, rumo ao restabelecimento da coerência entre os princípios e diretrizes do SUS e o perfil epidemiológico da população brasileira (Figura 6.2).

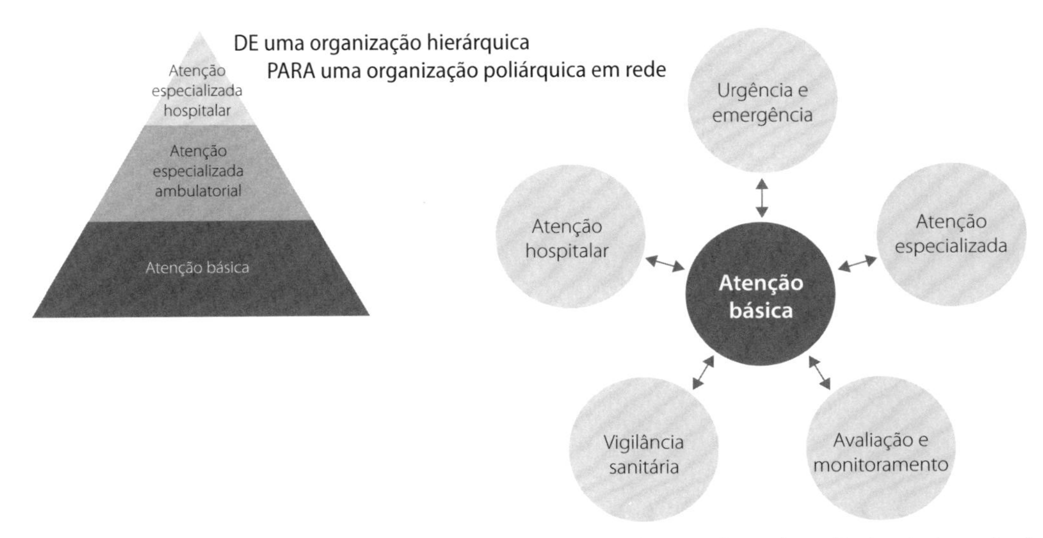

Figura 6.2 – *Reestruturação dos serviços e processos de saúde considerando as Redes de Atenção à Saúde.*

Fonte: Mendes (2011); Magalhães Júnior (2014).

Assim, surgiu a necessidade de atualizar as diretrizes da PNAN de forma a orientar a organização e qualificação das ações de alimentação e nutrição no SUS e também de legitimá-la como interlocutora entre o SUS e o Sisan.

Em 2011, foi pactuada e aprovada na reunião da Comissão Intergestores Tripartite (CIT), em 27 de outubro de 2011, a Portaria n. 2.715, de 17/11/2011 (publicada no *DOU* em 18/11/2011), que atualiza a PNAN.

Política Nacional de Alimentação e Nutrição – 2011

Em sua segunda edição, a PNAN surge como uma necessidade de reorganizar, qualificar e aperfeiçoar as ações de alimentação e nutrição no SUS. Para tanto, estabelece como propósito a "melhoria das condições de alimentação, nutrição e saúde da população brasileira, mediante a promoção de práticas alimentares adequadas e saudáveis, a vigilância alimentar e nutricional, a prevenção e o cuidado integral dos agravos relacionados à alimentação e nutrição" (BRASIL, 2013, p. 21).

Orientada pelos princípios que regem o SUS, a PNAN expressa as diretrizes e responsabilidades do setor da saúde no cuidado nutricional da população. Desta forma, a Política reafirma os princípios do SUS que envolvem universalidade, integralidade, equidade, descentralização, regionalização e hierarquização e participação popular, além de considerar:

- *Alimentação como elemento de humanização das práticas de saúde*: em que reconhece o ser humano para além da condição biológica, valorizando sua autonomia para produção de saúde.
- *Respeito à diversidade e à cultura alimentar*: preconiza o reconhecimento, respeito, resgate, preservação e difusão da identidade da cultura alimentar de cada região do país.

- *Fortalecimento da autonomia dos indivíduos*: amplia o conhecimento dos indivíduos sobre os determinantes dos problemas, para que, assim, possam lidar com as diferentes situações, fazer suas próprias escolhas, governar e produzir a própria vida.
- *Determinação social e a natureza interdisciplinar e intersetorial da alimentação e nutrição:* considera que a articulação entre os diversos setores sociais e institucionais é essencial para a integralidade na atenção nutricional, capaz de responder de forma mais efetiva aos problemas de alimentação e nutrição da população.
- *Segurança Alimentar e Nutricional com soberania*: busca assegurar o direito da população de decidir o seu próprio sistema alimentar, favorecendo os que produzem, distribuem e consomem acima das exigências de mercado, de forma a garantir a SAN.

A PNAN, em sua segunda edição, foi organizada em nove diretrizes que indicam as linhas de ações para o alcance do seu propósito, visando modificar os determinantes de saúde e promover a saúde da população (Figura 6.3).

1. Organização da Atenção Nutricional
2. Promoção da Alimentação Adequada e Saudável
3. Vigilância Alimentar e Nutricional
4. Gestão das Ações de Alimentação e Nutrição
5. Participação e Controle Social
6. Qualificação da Força de Trabalho
7. Controle e Regulação de Alimentos
8. Pesquisa, Inovação e Conhecimento em Alimentação e Nutrição
9. Cooperação e articulação para a Segurança Alimentar e Nutricional

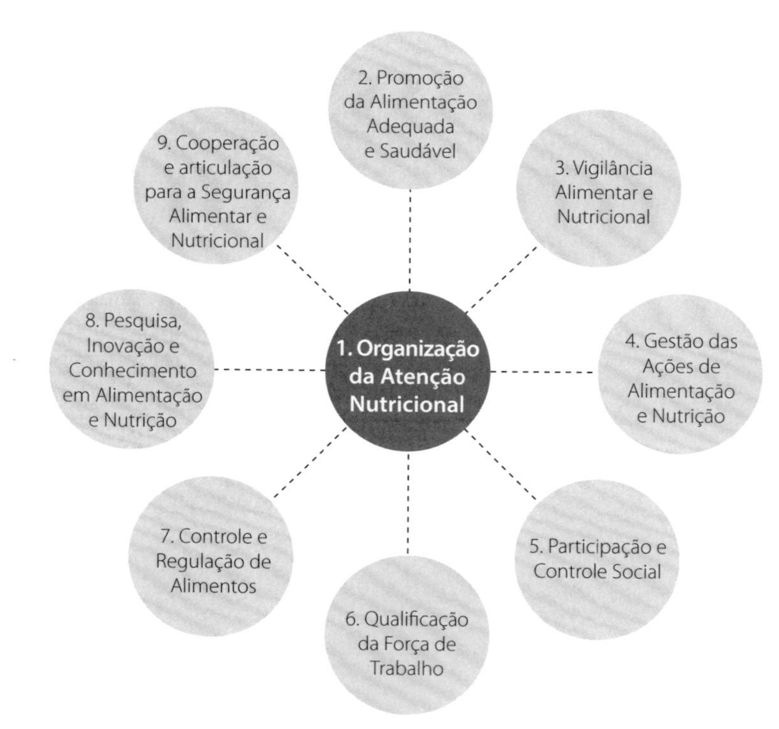

Figura 6.3 – *Diretrizes da PNAN, 2011.*

Fonte: Brasil, 2013.

Possui como eixo central a **Organização da Atenção Nutricional**, feita no âmbito do cuidado de saúde no SUS, que compreende os "cuidados relativos à alimentação e nutrição voltados à promoção e proteção da saúde, prevenção, diagnóstico e tratamento de agravos, para indivíduos, famílias e comunidades, de forma a contribuir para a conformação de uma rede integrada, resolutiva e humanizada de cuidados" (Brasil, 2013, p. 68). A organização da atenção nutricional na rede de atenção à saúde deve ser guiada pelo perfil epidemiológico do território, que orientará a definição de prioridades para ações, assim como por critérios de risco e vulnerabilidades.

A segunda diretriz corresponde às ações de **Promoção da Alimentação Adequada e Saudável** (PAAS), entendida como um conjunto de estratégias que proporcione aos indivíduos e coletividades a realização de práticas alimentares apropriadas aos seus aspectos biológicos e socioculturais, bem como ao uso sustentável do meio ambiente. Segundo a PNAN, a PAAS deve "estar em acordo com as necessidades de cada fase do curso da vida e com as necessidades alimentares especiais; ser referenciada pela cultura alimentar e pelas dimensões de gênero, raça e etnia; ser acessível do ponto de vista físico e financeiro; ser harmônica em quantidade e qualidade; baseada em práticas produtivas adequadas e sustentáveis; e com quantidades mínimas de contaminantes físicos, químicos e biológicos" (BRASIL, 2013, p. 31). Essas estratégias fundamentam-se nas dimensões de incentivo, apoio, proteção e promoção da saúde.

A terceira diretriz é a **Vigilância Alimentar e Nutricional** (VAN), que enfatiza que os dados sobre condições e determinantes de alimentação e nutrição da população, com destaque aos povos e comunidades tradicionais e grupos em condições de vulnerabilidade e iniquidade, devem ser considerados a partir de um enfoque ampliado que incorpore a vigilância nos serviços de saúde e a integração de informações derivadas de sistemas de informação em saúde, dos inquéritos populacionais, das chamadas nutricionais e da produção científica. Essas informações devem subsidiar o planejamento da atenção nutricional e das ações relacionadas à promoção da saúde e da PAAS e à qualidade e regulação dos alimentos, nas esferas de gestão do SUS, além de contribuir com o controle e a participação social e o diagnóstico da SAN no âmbito dos territórios.

A quarta diretriz inclui a **Gestão das Ações de Alimentação e Nutrição**, que é de responsabilidade tripartite, ou seja, os gestores do SUS nas esferas federal, estadual, distrital e municipal devem promover a implementação da PNAN por meio da viabilização de parcerias e da articulação interinstitucional, visando ao fortalecimento e à convergência desta com os Planos de Saúde e de SAN. Considerando que as ações de alimentação e nutrição possuem natureza transversal às demais políticas de saúde e caráter eminentemente intersetorial, a efetivação dessa diretriz e a concretização do propósito da PNAN dependem de um constante processo de pactuação intra e intersetorial.

O financiamento das ações de alimentação e nutrição deve compor o planejamento orçamentário em saúde nas três esferas de gestão do SUS, levando em conta as diretrizes da PNAN e as ações e programas priorizados para o determinado ciclo de planejamento da administração pública.

Os debates sobre a PNAN devem permear os espaços de **Participação e Controle Social** – que compõem a quinta diretriz, criando, dessa forma, condições para a reafirmação do seu projeto social e político. O protagonismo da população na luta pelos seus direitos à saúde e à alimentação deve ser reconhecido e apoiado, por meio da criação e fortalecimento de espaços de escuta da sociedade, de participação popular na solução de demandas e de promoção da inclusão social de populações específicas. Os Conselhos e as Conferências de Saúde constituem espaços privilegiados para discussão das ações de alimentação e nutrição no SUS. Por outro lado, como a PNAN busca a intersecção entre o SUS e o Sisan, as conferências e os conselhos de SAN possibilitam a articulação da agenda de saúde com a SAN.

A sexta diretriz é a **Qualificação da Força de Trabalho,** que busca a organização da formação de trabalhadores e saúde para produção do cuidado, de forma que se incorporem práticas voltadas à atenção das necessidades de alimentação e nutrição da população. Nesse sentido, a educação permanente em saúde revela-se a principal estratégia para qualificar tais práticas de cuidado e de gestão para a efetiva implementação das ações decorrentes da PNAN.

A sétima diretriz, o **Controle e Regulação de Alimentos**, trata das ações de proteção à saúde que fazem parte do conjunto de estratégias para PAAS e da Vigilância em Saúde. Essa diretriz articula-se com as ações da Vigilância Sanitária de Alimentos e busca orientar ações voltadas à garantia da segurança dos alimentos e a proteção da saúde da população na perspectiva do DHAA, por meio da normatização e do controle sanitário da produção, comercialização e distribuição de alimentos.

Como oitava diretriz, a **Pesquisa, Inovação e Conhecimento em Alimentação e Nutrição** dispõe sobre a geração de evidências e instrumentos necessários para a implementação da PNAN. Para tanto, faz-se necessário o fortalecimento das fontes de informação existentes para o exercício da VAN, manutenção atualizada de uma agenda de prioridades de pesquisa, apoio técnico e financeiro às linhas de investigação relacionadas à PNAN e estímulo às redes de pesquisa voltadas à produção de conhecimento e evidências relevantes para a promoção da saúde, da alimentação adequada e da segurança alimentar e nutricional.

Por fim, uma vez consolidadas as oito diretrizes propostas, a PNAN busca o diálogo intersetorial, com vistas ao enfrentamento da insegurança alimentar e nutricional e dos agravos em saúde, na ótica dos seus determinantes sociais, alcançando, dessa forma, a nona diretriz: **Cooperação e articulação para a Segurança Alimentar e Nutricional**. O reconhecimento dos determinantes sociais em saúde, em alimentação e do estado nutricional sinaliza a necessidade de articulação intersetorial, o que envolve, além da saúde, setores tais como educação, assistência social, produção e abastecimento de alimentos, trabalho e renda, entre outros, de modo a responder às necessidades de saúde e nutrição de indivíduos e coletividades, e a garantir o DHAA.

Nesse sentido, algumas prioridades de ações intersetoriais são apontadas no texto da PNAN, sendo elas: a) Melhoria da saúde e nutrição das famílias beneficiárias de programas de transferência de renda, ampliando o acesso aos serviços de saúde; b) Interlocução com os setores responsáveis pela produção agrícola, distribuição, abastecimento e comércio local de alimentos, visando ao aumento do acesso a alimentos saudáveis; c) PAAS em ambientes institucionais (escolas, presídios, albergues, hospitais, entre outros); d) Articulação com as redes de educação e socioassistencial para a promoção da EAN; e) Articulação com a vigilância sanitária para a regulação da qualidade dos alimentos processados e o apoio à produção de alimentos advindos da agricultura familiar, dos assentamentos da reforma agrária e de comunidades tradicionais, integradas à dinâmica da produção de alimentos do país.

A segunda edição da PNAN define, ainda, as responsabilidades institucionais, em observância aos princípios do SUS, em que os gestores de saúde nas três esferas – Ministério da Saúde, Secretarias Estaduais de Saúde e do Distrito Federal e Secretarias Municipais de Saúde e do Distrito Federal –, de forma articulada e dando cumprimento às suas atribuições comuns e específicas, deverão atuar no sentido de viabilizar o alcance do propósito da PNAN.

Considerações finais

A amplitude do conceito de alimentação adequada e saudável aponta a abrangência das políticas que convergem para o alcance da sua promoção. Entre elas, está a PNAN como elo potencial entre o SUS e o Sisan.

A publicação da PNAN, em 1999, foi um marco para a SAN no Brasil, por trazer temas como o Direito Humano à Alimentação e intersetorialidade. Por sua vez, a revisão da política, em 2011, ao passo que reafirmou o compromisso do setor da saúde na agenda intersetorial da SAN, reforçou a atenção nutricional como um componente central na produção do cuidado em saúde. A política se configura como uma referência regulatória, política e técnica no país.

São quase vinte anos desde a publicação da primeira edição da PNAN. Muitos foram os avanços na sua implementação, como descrito em outros capítulos deste livro. Por outro lado, reconhece-se que seja longo o caminho a ser percorrido em direção a sua definitiva consolidação no SUS. Percebe-se persistência de uma inserção insuficiente da área de alimentação e nutrição no âmbito do SUS, o que compromete a oferta de ações de alimentação e nutrição na Rede de Atenção em Saúde e a melhor articulação da saúde com a SAN.

O avanço no sentido da efetiva implementação da PNAN está intrinsecamente ligado ao reconhecimento, por parte do Estado e da sociedade, dos direitos que fundamentam a produção social da saúde. O diálogo, o planejamento conjunto e a integração entre os diferentes setores governamentais e da sociedade em torno do processo de formulação e implementação das políticas, programas e ações de alimentação e nutrição são caminhos indispensáveis para o êxito de tais iniciativas.

Referências

ALVES, K. P. S.; JAIME, P. C. Política Nacional de Alimentação e Nutrição e seu diálogo com a Política Nacional de Segurança Alimentar e Nutricional. *Ciência e Saúde Coletiva* 2014;19(1):4331-40.

BRASIL. Ministério da Saúde. Secretaria de Atenção à Saúde. Departamento de Atenção Básica. *Política Nacional de Alimentação e Nutrição*. Brasília: Ministério da Saúde, 2013. 84 p.

BRASIL. Portaria n. 2.715, de 17 de novembro de 2011. Atualiza a Política Nacional de Alimentação e Nutrição. *Diário Oficial da União*, 18 nov. 2011.

BRASIL. Portaria n. 710, de 10 de junho de 1999. Aprova a Política Nacional de Alimentação e Nutrição. *Diário Oficial da União*, 11 nov. 1999.

JAIME, J. C.; SILVA, A. C. F.; LIMA, A. M. C. et al. Ações de alimentação e nutrição na atenção básica: a experiência de organização no Governo Brasileiro. *Revista de Nutrição,* 24:809-824, 2012.

MAGALHÃES JÚNIOR, H. M. Redes de atenção à saúde: rumo à integralidade. *Divulgação Saúde Debate,* 52:15-37, 2014.

MENDES, E. V. *As redes de atenção à saúde*. Brasília, DF: Organização Pan-Americana da Saúde, 2011. 549p.

PIMENTEL, V. R. M.; SOUSA, M. F.; RICARDI, L. M. et al. Alimentação e nutrição no contexto da atenção básica e da promoção da saúde: a importância de um diálogo. *Demetra,* 8(3):487-498, 2013.

RIGON, S. A.; SCHIMIDT, S. T.; BÓGUS, C. M. Desafios da nutrição no Sistema Único de Saúde para construção da interface entre a saúde e a segurança alimentar e nutricional. *Caderno Saúde Pública*; 32(3):e00164514, 2016.

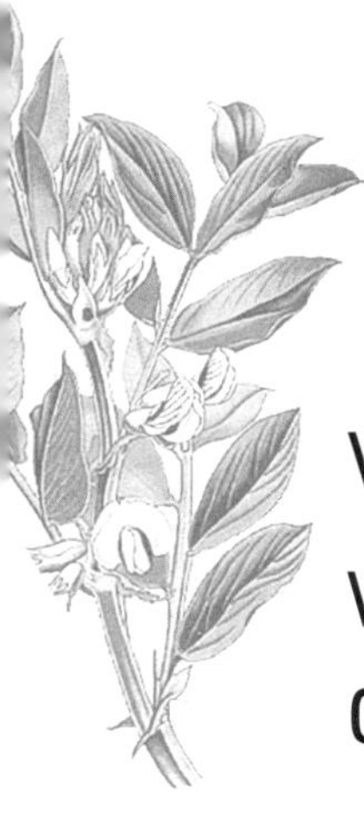

7

Vigilâncias em saúde: o lugar da vigilância alimentar e nutricional e da vigilância sanitária de alimentos

- Fabiana Alves do Nascimento
- Kamila Tiemann Gabe
- Patricia Constante Jaime

Breve histórico da vigilância na área da saúde

A prática da vigilância na área da saúde está intimamente vinculada ao desenvolvimento da saúde pública, aos diferentes entendimentos do processo saúde-doença de cada período e local, à maneira de lidar com os doentes, e aos procedimentos utilizados para tentar impedir a disseminação das enfermidades. Tem-se conhecimento de recomendações sanitárias desde a Idade Média, período em que as pessoas eram orientadas a não se deslocar para regiões acometidas por epidemias, e aquelas que ali estavam não deveriam sair. No entanto, a obtenção e o acompanhamento sistemático de dados vitais para o controle de doenças são datados dos séculos XVII e XVIII, assim como os conceitos de isolamento, quarentena e cordão sanitário.

No final do século XIX e início do século XX, as doenças infectocontagiosas (moléstias pestilenciais), como a cólera, a varíola, a febre amarela e a peste bubônica e as doenças infecciosas e parasitárias (doenças de massa), eram as mais disseminadas devido às péssimas condições de vida da maior parte da população. Os serviços de saúde pública de diferentes países, incluindo os do Brasil, passaram a priorizar a resolução destas doenças, devido à ameaça que representavam às relações comerciais e, consequentemente, ao próprio modelo econômico agrário-exportador. As notificações de doenças e mortes para a aplicação de medidas de controle, como a quarentena e a internação em hospitais de isolamento, eram limitadas à vigilância de indivíduos.

As ações de caráter coletivo, como a vacinação obrigatória, demolição de moradias coletivas consideradas insalubres, o controle de vetores, o saneamento do espaço urbano e fiscalização dos portos, surgiram com a intensificação do intercâmbio comercial entre os países. No Brasil, um exemplo marcante de ação neste modelo de saúde pública, conhecido como sanitarista-campanhista, foi a vacinação obrigatória contra a varíola no Rio de Janeiro, encabeçada por Oswaldo Cruz. A implementação autoritária desta medida culminou na maior manifestação urbana da cidade, conhecida como "A Revolta da Vacina", em 1904.

Em consequência das campanhas de erradicação de doenças infecciosas, em meados do século XX, sistemas mais complexos de coleta, análise e difusão de dados foram desenvolvidos. Dentre os marcos da vigilância deste período, podem-se citar: a criação do Comunicable

Disease Center, precursor do Centers of Disease Control (CDC), pelo serviço de saúde pública dos EUA em 1946; a criação de programas nacionais de vigilância de doenças específicas na Tchecoslováquia, por Karel Raska, e a erradicação mundial da varíola nos anos 1970 e 1980.

O primeiro conceito de Vigilância em Saúde, descrito por Alexandre Langmuir, em 1963, estabelecia a observação constante da distribuição e de tendências relacionadas às doenças. Esta observação deveria ocorrer por meio da coleta sistemática dos dados, além da consolidação, avaliação e divulgação das informações para todas as pessoas que precisassem conhecê-las.

A partir desta definição, outros conceitos, componentes e campos de atuação foram incorporados em uma perspectiva mais ampla de Vigilância em Saúde. Neste percurso, a noção de risco assumiu papel de destaque à medida que foi sendo constatado que a identificação da causa de determinado agravo à saúde ou doença, como micro-organismos específicos, não era suficiente para explicar sua ocorrência, distribuição e até mesmo gravidade, e que se fazia necessário entender quais fatores poderiam interferir na probabilidade desses desfechos. Surge, assim, a noção de "fatores de risco", aumentando a demanda por estudos voltados ao desenvolvimento de técnicas estatísticas para calculá-los, sobretudo com o aumento das doenças crônicas não transmissíveis (DCNT), cujas causas não são diretamente identificáveis.

No Brasil, com a intensificação de debates sobre a complexidade e dinamicidade do processo saúde-doença e a criação do Sistema Único de Saúde (SUS), buscou-se a articulação das ações de vigilância na direção da integralidade na atenção à saúde. Na década de 1990, concebeu-se a proposta de Vigilância em Saúde, com, ao menos, três elementos integrados: vigilância de efeitos sobre a saúde – epidemiológica; vigilância dos perigos – sanitária; e vigilância das exposições – ambiental.

A gestão nacional das ações de vigilância, até então descentralizadas, foram agregadas na estrutura da Secretaria de Vigilância em Saúde (SVS), do Ministério da Saúde (MS), em 2003. Apenas a Vigilância Sanitária ficou sob a responsabilidade da Agência Nacional de Vigilância Sanitária (Anvisa). Os estados e municípios são responsáveis pela execução das ações de vigilância nos territórios, e os dados coletados alimentam sistemas de informação que podem orientar as decisões sobre ações prioritárias de promoção da saúde e prevenção de doenças que deverão ser desenvolvidas, assim como a elaboração de políticas públicas.

Atualmente, a vigilância epidemiológica, a vigilância da situação de saúde, a vigilância em saúde ambiental, a vigilância em saúde do trabalhador, a vigilância sanitária e a promoção da saúde são descritas como componentes da Vigilância em Saúde. Cada componente procura prevenir um conjunto de fatores considerados riscos à saúde, relacionados aos seguintes temas:

- Vigilância Sanitária – alimentos, medicamentos, prestação de serviços de saúde, entre outros.
- Vigilância Epidemiológica – doenças transmissíveis e não transmissíveis.
- Vigilância Ambiental – poluição, contaminação de água e do solo, entre outros.
- Vigilância em Saúde do trabalhador – ambiente e condições de trabalho.
- Promoção da Saúde – determinantes sociais de saúde.
- Vigilância da Situação de Saúde – indicadores de saúde de determinado território.

É possível que você esteja se perguntando: onde a Vigilância Alimentar e Nutricional (VAN) se encontra em meio à Vigilância em Saúde? Apesar de também ser um componente da

Vigilância em Saúde, a VAN desenvolveu-se paralelamente, com uma história e características particulares, que serão abordadas nos próximos tópicos.

Como a vigilância em saúde dialoga com a alimentação e nutrição?

Um passo importante para a entrada da questão alimentar na agenda da vigilância foi a 21ª Assembleia Mundial de Saúde, realizada em 1968, em que foi discutido o papel da "vigilância" na saúde pública e preconizada a ampliação das ações de Vigilância Epidemiológica para além das doenças transmissíveis, de modo que fosse aplicável a outros agravos à saúde, incluindo os problemas nutricionais.

Este marco permitiu um maior desenvolvimento dos diferentes componentes da Vigilância em Saúde, como a Vigilância Sanitária, incluindo a de alimentos. A Vigilância Sanitária de Alimentos busca a garantia da qualidade biológica, sanitária, nutricional e tecnológica dos alimentos por meio da observação e controle dos processos envolvidos na produção, distribuição e consumo de alimentos. Está presente na diretriz de regulação e controle da Política Nacional de Alimentação e Nutrição (PNAN) e dialoga com as outras políticas do SUS.

Outra vertente que se desenvolveu a partir da ampliação do escopo de ações da Vigilância Epidemiológica é a VAN, cujo foco não é o controle sanitário dos alimentos, mas a relação entre o consumo dos alimentos e as consequências nutricionais deste consumo em uma determinada população. É uma das nove diretrizes da PNAN e fornece dados para as ações de Segurança Alimentar e Nutricional.

Vigilância alimentar e nutricional

A Vigilância Alimentar e Nutricional (VAN) é a terceira diretriz da PNAN e consiste "[...] na descrição contínua e na predição de tendências das condições de alimentação e nutrição da população e seus fatores determinantes. Deverá ser considerada a partir de um enfoque ampliado que incorpore a vigilância nos serviços de saúde e a integração de informações derivadas de sistemas de informação em saúde, dos inquéritos populacionais, das chamadas nutricionais e da produção científica" (MINISTÉRIO DA SAÚDE, 2012, p. 35).

A VAN configura-se como uma das práticas de vigilância em saúde (Figura 7.1) e permite conhecer o perfil alimentar e nutricional da população, como estes se modificam ao longo do tempo e como se relacionam com seus determinantes. Os resultados obtidos a partir dessa prática devem representar a base a partir da qual se iniciam o planejamento e articulação de ações em alimentação e nutrição a serem realizados nos bairros, escolas, serviços de saúde e demais localidades e com diversos grupos sociais. Além dessa perspectiva local, os dados obtidos também podem ser somados com dados de cenários mais amplos, como a região, o estado ou o país e, assim, contribuir para a obtenção de informações que possibilitem o planejamento e o desenvolvimento de políticas públicas voltadas para a melhoria do perfil alimentar e nutricional da população, visando à integralidade e à qualificação da atenção à saúde, com as ações de promoção, proteção e recuperação da saúde.

No âmbito federal, atualmente, a VAN é administrada pela Coordenação Geral de Alimentação e Nutrição (CGAN), situada no Departamento de Atenção Básica (DAB) da Secretaria de Atenção à Saúde (SAS) do MS. Nos estados e municípios, as secretarias adotam este ou outros arranjos organizacionais, em que a VAN encontra-se na vigilância e não na assistência, por exemplo.

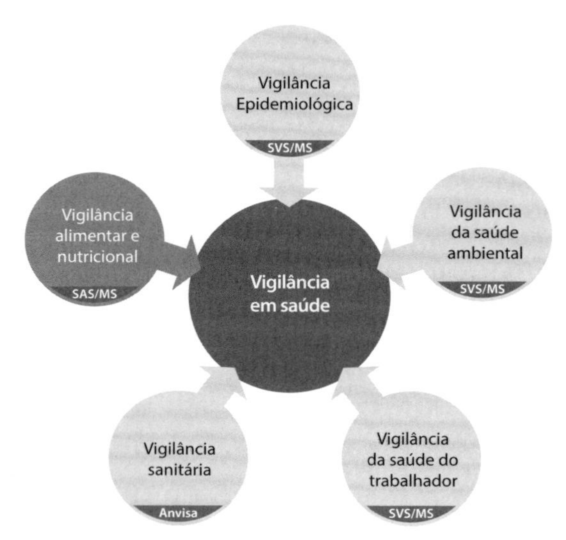

Legenda: SAS/MS – Secretaria de Atenção à Saúde/ Ministério da Saúde; SVS/MS – Secretaria de Vigilância à Saúde/ Ministério da Saúde; Anvisa – Agência Nacional de Vigilância Sanitária (autarquia vinculada ao Ministério da Saúde).

Figura 7.1 – *Principais elementos constituintes da vigilância em saúde no âmbito federal e respectivas instâncias administrativas.*

Fonte: Adaptada de Ministério da Saúde. Disponível em: <http://saude.gov.br/>.

Contexto histórico da VAN

A verificação de graves quadros de deficiências alimentares e agravos nutricionais por meio de inquéritos nutricionais realizados em países da África, Ásia e América Latina nas décadas de 1950 e 1960 provocou a construção de um compromisso global com o tratamento do problema e encaminhamento de ações nesse sentido. A ideia de VAN como prática permanente surge nesse contexto, em que se fazia necessário o planejamento de ações em caráter de urgência e cujo monitoramento fosse rápido e com baixo custo.

Geografia da fome

Em seu consagrado livro "Geografia da Fome" (1946), Josué de Castro realizou a primeira sistematização de informações sobre a situação alimentar e nutricional no Brasil, apontando a distribuição do problema da fome no território brasileiro naquele momento e seu caráter político e social intimamente relacionado à pobreza.

Diante desse cenário, em 1974, a Conferência Mundial de Alimentos organizada pela Food and Agriculture Organization (FAO) recomendou que fosse criado um sistema de vigilância nutricional de caráter global para monitorar condições de alimentação e nutrição de grupos populacionais desfavorecidos com métodos rápidos e permanentes de identificação dos fatores que influenciavam os padrões de consumo alimentar e o estado nutricional das populações, culminando na elaboração de um guia prático para o planejamento de sistemas de vigilância nutricional dois anos depois.

Embora a OMS tenha adotado apenas o termo "nutricional" (do inglês *nutritional surveillance*), curiosamente, entre os tipos de informação que o documento recomendava serem utilizados nos sistemas, destacavam-se aspectos da dimensão "alimentar", tais como alimentos produzidos, alimentos disponíveis no mercado e no domicílio, preços, renda da família, entre outros. Ainda que reconhecesse que os sistemas de vigilância nutricional poderiam ser importantes e necessários em qualquer país, neste documento, a OMS trouxe o enfoque para a necessidade de VAN em países não desenvolvidos.

Seguindo a orientação da OMS, vários países iniciaram a implantação de seus sistemas de vigilância nutricional ainda na década de 1970 e, mais intensamente, na década de 1980, voltados principalmente a populações consideradas de risco, em sua maioria crianças de até cinco anos e, em menor escala, gestantes, escolares e adultos.

No Brasil, em meio ao cenário de crise econômica e alimentar mundial no início dos anos 1970 e de "anos de chumbo" no país, foi criado o Instituto Nacional de Alimentação e Nutrição (INAN), que assumiu o compromisso em relação à proposição, fiscalização e avaliação do Programa Nacional de Alimentação e Nutrição (Pronan). Contraditoriamente ao que se esperava neste contexto político, o Pronan II[1] foi ousado ao ser o primeiro modelo de uma política nacional, que considerava a vigilância alimentar e nutricional, alimentação escolar, suplementação alimentar, amparo ao pequeno produtor rural, combate às carências específicas, alimentação do trabalhador, entre outros, representando uma proposta abrangente no sentido de envolver vários pontos do sistema alimentar e incluir a atuação nos determinantes sociais para o enfrentamento dos problemas nutricionais. Durante a vigência do programa, foi estimulada a criação de um sistema de vigilância nutricional, com as primeiras tentativas de implantação do Sistema de Vigilância Alimentar e Nutricional (SISVAN), por meio da elaboração de documentos conceituais e de normatização, mas sem sucesso.

No final da década de 1980, alguns projetos mais focalizados de VAN foram testados nos estados de Pernambuco, de São Paulo, do Ceará e do Rio de Janeiro. Essas experiências tiveram papel fundamental para a criação de um compromisso das instituições governamentais com a VAN e para o amadurecimento de uma proposta de implantação nacional, que começou a ganhar corpo com o surgimento de seus primeiros marcos legais a partir da década de 1990, no bojo do fortalecimento do movimento da Reforma Sanitária, da redemocratização e da criação do SUS. Os principais marcos foram a Portaria n. 1.156, de 31 de agosto de 1990, publicada pelo INAN, que instituiu o Sisvan no MS, e a Lei Orgânica da Saúde (Lei n. 8.080, de 19 de setembro de 1990), que estabeleceu a criação do SUS, incluindo a vigilância nutricional e a orientação alimentar em seu campo de atuação. Ainda em 1990, mais duas portarias estabeleceram as estratégias de apoio técnico e operacional para a prática de VAN e a implementação do Sisvan (Portarias n. 79 e 80, de 16 de outubro de 1990).

Foi no final desta década, em 1999, que outro acontecimento importante para a VAN no Brasil ocorreu: a sua inclusão como uma das diretrizes da primeira PNAN, que estabelecia a prática da VAN focada nos grupos populacionais e regiões de maior risco para carências nutricionais específicas e situação de insegurança alimentar, embora já incluísse o acompanhamento da situação das DCNT, relacionadas com a alimentação e estilos de vida. A atual PNAN (2011) manteve a VAN entre as suas diretrizes, mas dessa vez com uma abordagem mais ampliada tanto no

[1] O Pronan I não chegou a ser implementado.

que diz respeito à fonte dos dados quanto à população envolvida. Nela estão estabelecidos os princípios e direcionamentos que regem a prática de VAN atualmente no Brasil.

Fontes de informações para a VAN

De acordo com o exposto na terceira diretriz da PNAN, a VAN no Brasil é operada em uma perspectiva ampliada, que prevê a integração de informações derivadas de sistemas de informação em saúde, dos inquéritos populacionais, de chamadas nutricionais e da produção científica. As atividades de VAN são realizadas nos seguintes espaços:

- *Serviços de saúde e Sisvan* Web

É recomendado que a prática de VAN seja incorporada na rotina dos serviços de Atenção Básica de forma contínua e sistemática, de forma a incorporar todos os grupos populacionais. Os protocolos da VAN estabelecem critérios de monitoramento para definir e evidenciar os grupos populacionais mais vulneráveis a agravos de nutrição e saúde.

O Sisvan *Web* é o sistema de informação em saúde da VAN. Os dados deste sistema são coletados pelos profissionais dos serviços de saúde durante o acompanhamento nutricional. Os dados são inseridos no sistema por meio de uma plataforma *on-line*.

Outros sistemas de informação em saúde podem ser utilizados na prática de VAN nos serviços. Para tanto, é necessário que eles contenham campos de inserção de dados sobre o estado nutricional e o consumo alimentar da população assistida. Recomenda-se que esses sistemas tenham interoperabilidade com o Sisvan Web, permitindo, assim, a exportação de dados locais para a base nacional de informação.

- *Chamadas nutricionais*

As "Chamadas Nutricionais" consistem em pesquisas transversais realizadas em datas estratégicas – como o "dia nacional de imunização" –, permitindo a obtenção de dados de regiões e populações em situação de maior vulnerabilidade. Foram estratégias adotadas com maior frequência na primeira década dos anos 2000, tais como a Chamada Nutricional do Semiárido (2005), a Quilombola (2006), a da Região Norte (2007), a Neonatal na região Nordeste e na Amazônia Legal (2010), e a do Norte Urbano (2010).

- *Vinculação com programas institucionais*

Prática historicamente utilizada para dar capilaridade à implementação da VAN, a vinculação com programas governamentais ainda representa uma das principais estratégias de sua operacionalização. As ações de VAN estão incluídas no:

- **Programa de Saúde na Escola:** prevê a avaliação antropométrica de educandos, possibilitando a identificação precoce de indivíduos em risco nutricional, que possivelmente só buscariam o serviço de saúde se apresentassem complicações clínicas.
- **Programa Academia da Saúde:** dentre as atividades que devem ser realizadas pelos profissionais que nelas atuam, incluem-se as ações de VAN, por meio da avaliação antropométrica do estado nutricional e dos marcadores do consumo alimentar dos usuários.
- **Programa Bolsa Família:** inclui a avaliação antropométrica de crianças e gestantes como uma das suas condicionalidades. O acompanhamento nutricional das crianças e gestantes

é imprescindível para a VAN dos beneficiários, especialmente por ser um grupo que convive com dupla carga da má nutrição: desnutrição e excesso de peso. Atualmente, os dados dos beneficiários do Programa Bolsa Família compõem grande parte das informações do Sisvan.

- ***Inquéritos populacionais e pesquisas científicas***

Os inquéritos nutricionais são grandes pesquisas nacionais realizadas periodicamente, que contribuem para a identificação de tendências temporais no estado nutricional e consumo alimentar da população e dão suporte para as decisões em políticas públicas. São exemplos de inquéritos nacionais: Pesquisa de Orçamento Familiar (POF); Pesquisa Nacional de Saúde (PNS); Pesquisa Nacional de Saúde do Escolar (Pense); Pesquisa Nacional de Demografia e Saúde (PNDS); e Vigilância de Fatores de Risco e Proteção para Doenças Crônicas por Inquérito Telefônico (Vigitel).

As pesquisas científicas em VAN são, em maior parte, oriundas dos resultados dos inquéritos ou outros tipos de estudo.

A VAN no ciclo da gestão e produção do cuidado em saúde

Segundo orientado na PNAN, o exercício da VAN deve ser contínuo e sistemático. Conforme tal, cabe apresentar a sua operacionalização a partir das etapas de um ciclo que pode representar tanto a produção e gestão do cuidado no âmbito dos serviços de saúde quanto o processo de construção e gestão de uma política pública. Estas etapas podem ser empregadas tanto no nível individual quanto no coletivo.

Tabela 7.1
Ciclo de gestão e produção do cuidado em VAN

Coleta de dados e produção das informações	A coleta de dados acontece por meio de avaliações antropométricas e de consumo alimentar de indivíduos e deve ser realizada em todas as fases do curso da vida. Esses dados podem ser coletados por qualquer profissional de saúde, não sendo de uso exclusivo do nutricionista. As informações obtidas nessa fase podem ser registradas em diferentes meios: caderneta de acompanhamento (criança, gestante, adolescente, idoso); prontuário clínico (manual ou eletrônico); Sisvan Web, entre outros.
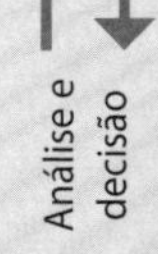 Análise e decisão	A partir das informações geradas pela VAN na AB, são realizados diagnósticos em alimentação e nutrição, a fim de observar as necessidades e prioridades. As informações produzidas podem embasar desde a escolha do melhor cuidado para um indivíduo ou família até o desenvolvimento de uma estratégia ou política municipal, estadual, distrital ou federal. É necessária a análise conjunta dos dados de VAN com outras informações de natalidade, morbidade, mortalidade, cobertura de programas e dos serviços de saúde, entre outras disponíveis nos demais sistemas de informação em saúde.
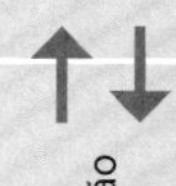 Ação	Refere-se à concretização do cuidado por meio de programas ou estratégias definidas na etapa anterior. As ações, sejam pontuais ou contínuas, podem assumir diferentes características, a depender das necessidades identificadas. Elas podem ser realizadas no âmbito individual, em momentos como uma consulta em UBS ou visita domiciliar, ou coletivo, como ações em grupo orientadas pelas especificidades do território. Podem também ser intersetoriais, envolvendo escolas ou creches, por exemplo.
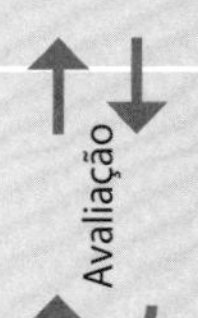 Avaliação	Processo contínuo que visa contribuir para implementação e aprimoramento de ações futuras. Nesse sentido, deve possibilitar a orientação, a reformulação ou a manutenção das ações adotadas. Visa melhoria dos indicadores, como a cobertura e ampliação do acesso aos serviços de saúde, especialmente da população em situação de vulnerabilidade social.

Fonte: Brasil (2015).

Balanço geral da VAN no Brasil hoje

O Brasil possui tradição na realização de inquéritos populacionais, um aspecto importante para fornecer subsídios para políticas públicas. Entretanto, ainda é necessário fomentar a qualificação e manutenção da periodicidade, para garantir as séries históricas. A VAN apresenta fragilidades, sobretudo na prática dos serviços de saúde, uma vez que a necessidade de equipar adequadamente os serviços, qualificar as equipes multiprofissionais, aprimorar sistemas de informação e aumentar a cobertura a todas as fases do curso da vida acaba acarretando prejuízos para gestão e produção do cuidado individual e coletivo.

Permanecem ainda como desafios para a VAN no Brasil: reverter a associação da VAN unicamente à implantação do sistema de informação (Sisvan), visto que o investimento em sistemas de informação não garante, isoladamente, a organização da atenção nutricional e o efetivo acompanhamento da saúde de toda a população; fortalecer o compromisso interfederativo no SUS e no Sisan para a agenda de VAN; utilizar efetivamente os dados individuais e coletivos na organização e na avaliação da oferta do cuidado na Rede de Atenção à Saúde (RAS); e reforçar que os profissionais atuantes na Atenção Básica e os gestores do SUS reconheçam e implementem a VAN como parte da organização na atenção integral à saúde.

PARA SABER MAIS:

O Ministério da Saúde produz materiais técnicos que orientam a organização da VAN no SUS. Alguns deles são:

- Marco de Referência da Vigilância Alimentar e Nutricional na Atenção Básica (2015);
- Orientações para a Avaliação de Marcadores do Consumo Alimentar na Atenção Básica (2011);
- Orientações para a Coleta e Análise de Dados Antropométricos em Serviços de Saúde (2011);
- Protocolos do Sistema de Vigilância Alimentar e Nutricional – Sisvan (2008).

Esses materiais podem ser acessados no *site* no Departamento de Atenção Básica (DAB), pelo *link*: <http://dab.saude.gov.br/portaldab/ape_vigilancia_alimentar.php>.

Vigilância sanitária

Histórico

A preocupação com a qualidade sanitária de bens e produtos é documentada desde a antiguidade. A habilidade do homem de preparar drogas e atribuir prazos de validade é demonstrada em registros arqueológicos datados do século XVI a.C. Como prática normativa, já em 300 a.C. uma lei instituída na Índia proibia a adulteração de alimentos, medicamentos e perfumes, o que sugere que a adulteração de produtos também é uma prática antiga. A preocupação com medidas de fiscalização de portos, como forma de impedir a entrada de doenças, coincide com a época das grandes navegações.

No Brasil, um acontecimento importante para a vigilância sanitária foi a chegada da corte real portuguesa, em 1808. Com isso, aumentaram as atividades comerciais, bem como o fluxo de embarcações de mercadorias e passageiros, o que demandou maior controle sanitário para que fossem evitadas epidemias e fosse garantida a qualidade dos produtos exportados pelo Brasil.

Em função desse foco prioritariamente comercial, a vigilância sanitária permaneceu administrativamente descolada do setor da saúde até meados da década de 1970. De 1943 até esse período, as ações eram desempenhadas pelo Serviço Nacional de Fiscalização da Medicina e Farmácia (SNFMF), ligado ao setor jurídico e que contava com apoio técnico do Laboratório Central de Controle de Drogas, Medicamentos e Alimentos (LCCDMA), criado em 1954. Ao LCCDMA cabia a função de análise de produtos e emissão de pareceres técnicos sobre pedidos de licenciamento de serviços e produtos e até mesmo propor a cassação de licenças, quando julgado pertinente pelo órgão. Com a criação desse laboratório, o SNFMF passou a atuar também no controle de alimentos.

Com o cenário de desenvolvimento econômico acompanhado pelo aumento da dívida externa e da desigualdade social observado no país a partir de 1968, período conhecido como "milagre econômico", o aumento da atividade econômica e das exportações exigiu que o país aprimorasse o monitoramento da qualidade de bens e serviços, inclusive para adequar seus produtos às demandas de compradores internacionais. Nesse contexto, vários instrumentos normativos foram publicados, entre eles o Decreto-lei n. 986, de 21 de outubro de 1969, que instituiu normas básicas sobre alimentos. Apesar das publicações, a vigilância sanitária ainda não acontecia de forma organizada e sistêmica.

A demanda por organização das ações foi contemplada no bojo da reformulação administrativa do MS (1976), impulsionada em partes pela reivindicação social por melhorias nas condições de saúde para a população. Essa reformulação representou um marco para a vigilância sanitária, pois instituiu a Secretaria Nacional de Vigilância Sanitária, trazendo-a finalmente para o setor da saúde. É importante observar que essa reformulação instituiu também a mudança de terminologia de "fiscalização" para "vigilância", atribuindo uma visão mais abrangente à prática sanitária. No entanto, na prática, a mudança de nomenclatura não representou mudanças na natureza das ações desenvolvidas na época, muito menos a reformulação do MS atendeu às demandas da população.

A Secretaria possuía um papel de coordenação e era responsável pela regulamentação e execução das ações de Vigilância Sanitária, no âmbito federal. Porém, devido à sua característica eminentemente cartorial, a regulação do setor industrial era ineficiente. Casos de falsificação de medicamentos eram recorrentes no país, e a repercussão de duas grandes fraudes ocorridas em 1988, a do anticoncepcional "Microvlar" e do remédio para câncer de próstata "Androcur", foram determinantes para a substituição desta secretaria por outra estrutura administrativa.

No artigo 6º da Lei Orgânica da Saúde n. 8.080/1990, a execução de ações de Vigilância Sanitária, Vigilância Epidemiológica, Saúde do Trabalhador, e assistência terapêutica integral, inclusive farmacêutica, passa a ser estabelecida como um dos campos de atuação do SUS, assim como a Vigilância Nutricional e a Orientação Alimentar.

Em 1994, é lançada a Portaria n. 1.565, que cria o Sistema Nacional de Vigilância Sanitária (SNVS), propondo a descentralização das ações de vigilância sanitária e reforçando sua atuação no âmbito das práticas de Vigilância em Saúde, de acordo com a Lei Orgânica, bem como a abrangência, as bases de atuação e as diretrizes do Sistema.

A Anvisa é criada alguns anos depois, por meio da Lei n. 9.782, como uma autarquia de regime especial vinculada ao MS. Nesta mesma lei, também são estabelecidas as competências específicas da União com relação ao SNVS.

Conceito e campos de atuação

Na Lei Orgânica, a Vigilância Sanitária é entendida como "um conjunto de ações capaz de eliminar, diminuir, ou prevenir riscos à saúde e de intervir nos problemas sanitários decorrentes do meio ambiente, da produção e circulação de bens e da prestação de serviços de interesse da saúde". O seu escopo de atuação situa-se no âmbito da prevenção, da proteção e da promoção da saúde, campos nos quais são desenvolvidas ações de:

- **Regulamentação,** como a criação de normas higiênico-sanitárias para a fabricação de determinado produto;
- **Emissão de registros e autorizações,** como a aprovação para entrada de novos produtos no mercado ou autorização de abertura de determinado estabelecimento;
- **Fiscalização e monitoramento,** por meio da observação do cumprimento dessas normas pelos ofertantes de bens ou serviços.

Visto que o campo de atuação da vigilância perpassa também pela promoção da saúde, é fundamental que as ações estejam associadas a práticas de comunicação e educação em saúde que estimulem a consciência sanitária dos consumidores e ofertantes, incluindo, assim, a participação e controle social como uma das frentes de atuação.

No entanto, as ações de fiscalização têm sido as mais percebidas no Brasil. Observa-se uma tendência à resolução de problemas calcada em medidas punitivas e proibitivas, em detrimento de práticas educativas. Essa redução tem gerado distorções em relação à atuação da vigilância sanitária, bem como em relação às suas potencialidades como um componente transformador das práticas de saúde. Esse viés de atuação é também amplamente observado na vigilância sanitária de alimentos.

SNVS – como se organiza

O SNVS é uma rede governamental que compõe o SUS. É descentralizado, ou seja, compreende atividades no âmbito municipal, estadual e federal, com responsabilidades compartilhadas, e tem como objetivo a proteção da saúde coletiva por meio do controle sanitário. Esta rede é integrada por conselhos, agências, institutos, fundações, laboratórios, centros e órgãos de vigilância sanitária. Sua atuação se dá por meio da ação de agentes públicos, instrumentalizados por normas técnicas e jurídicas, visando ao controle de riscos à saúde, provenientes de alimentos, medicamentos e insumos, produtos para a saúde, de higiene pessoal, perfumaria e cosméticos, saneantes, laboratórios, serviços de diagnóstico por imagens, hospitais, serviços de hemoterapia e propaganda.

No que diz respeito às responsabilidades específicas de cada esfera, à União cabe a coordenação do sistema, bem como a prestação de cooperação técnica e financeira aos estados e municípios. Os estados, por sua vez, desempenham a mesma função de coordenar e cooperar dentro de seus limites geográficos, mas também executam ações e implementam serviços de vigilância sanitária, função esta que cabe principalmente aos municípios.

No âmbito federal, as atribuições são desenvolvidas pela Anvisa, que é a agência coordenadora e articuladora do SNVS, vinculada ao MS, com independência administrativa e financeira. Sua missão é promover e proteger a saúde da população e intervir nos riscos decorrentes da produção, comercialização e uso de produtos e serviços sob o escopo de atuação da Vigilância Sanitária. É responsável pela regulação e fiscalização de produtos, define as regras para os serviços de saúde, fiscaliza a entrada e saída de produtos nas fronteiras, em portos e aeroportos e a saúde dos viajantes.

Vigilância Sanitária de Alimentos

A Vigilância Sanitária de Alimentos ou Vigilância de Alimentos é uma das principais áreas de atuação da Vigilância Sanitária. Busca diminuir o risco de transmissão de doenças por alimentos e produtos alimentícios de má qualidade higiênico-sanitária. Suas ações são voltadas, principalmente, para a garantia da segurança dos alimentos, por meio de medidas que busquem o controle de contaminações, sejam elas químicas, físicas ou biológicas que promovam risco à saúde dos consumidores.

Para atender a este objetivo, a Vigilância Sanitária de Alimentos regulamenta, fiscaliza e intervém em estabelecimentos e indústrias que produzem, distribuem e/ou comercializam alimentos *in natura*, refeições e produtos alimentícios, como supermercados, mercearias, açougues, peixarias, avícolas, feiras livres, lanchonetes, restaurantes, bares, padarias, cozinhas de creches e escolas, indústrias e agroindústrias de fabricação e beneficiamento, entre outros.

Nesta prática, a prioridade da regulação, fiscalização e intervenção encontra-se na adequação, conservação e higiene das instalações e equipamentos, na qualidade das matérias-primas, e boas práticas dos manipuladores de alimentos previstas em portarias, leis e decretos, como as conhecidas Resoluções da Diretoria Colegiada (RDC) da Anvisa. Dentre as legislações nacionais relacionadas à Vigilância Sanitária de Alimentos, é possível mencionar: RDC n. 216/2004 – Regulamento Técnico de Boas Práticas para Serviços de Alimentação; RDC n. 275/2002 – Regulamento Técnico de Procedimentos Operacionais Padronizados; e Portaria SVS/MS n. 1.428/1993 – Regulamento Técnico para Inspeção Sanitária de Alimentos; Portaria SVS/MS n. 326/1997 – Regulamento Técnico de Condições Higiênicos Sanitárias e de Boas Práticas de Fabricação para Estabelecimentos Produtores/Industrializadores de Alimentos.

A PNAN, em sua sétima diretriz "Controle e Regulação de Alimentos" aponta que, diante do cenário de transição nutricional e da produção de alimentos, os desafios que se apresentam para a garantia da qualidade dos alimentos não se limitam à sua inocuidade química, física ou microbiológica. Perpassam também por dimensões relacionadas, por exemplo, a produção agrícola, como a definição de parâmetros adequados para a Agricultura Familiar e uso de agrotóxicos e de organismos geneticamente modificados; ao ultraprocessamento de alimentos, o que demanda ações voltadas ao controle da qualidade nutricional desses produtos, da publicidade e políticas de rotulagem; e a fiscalização de alimentos fortificados e voltados a necessidades alimentares especiais.

Em consonância com essa diretriz da PNAN, uma resolução da Anvisa publicada em 2013 representou uma mudança de paradigma em relação às práticas de vigilância sanitária então vigentes. A RDC n. 49, de 2013, teve como propósito promover a inclusão social, produtiva e econômica de pequenos produtores, como microempreendedores individuais e agricultores familiares, regulamentando a produção de alimentos à luz do princípio da "razoabilidade". Essa diretriz da RDC diz respeito à adoção de medidas que melhor atendam à finalidade pública, nesse caso, a promoção da segurança sanitária aliada à inclusão social e ao desenvolvimento socioeconômico do país, auxiliando na erradicação da pobreza extrema.

Dada a amplitude da agenda de alimentos na vigilância sanitária, são muitos os desafios a serem enfrentados. A implementação da RDC supracitada é um deles, já que implica a necessidade de modificações na lógica do SNVS. Os mecanismos de atuação da vigilância sanitária de alimentos, bem como as prioridades adotadas pelas agências regulatórias, serão aprofundados no capítulo 17 "Regulação e controle de alimentos".

Referências

BRASIL. Ministério da Saúde. Secretaria de Atenção à Saúde. Departamento de Atenção Básica. *Marco de referência da vigilância alimentar e nutricional na atenção básica*. Brasília: Ministério da Saúde, 2015.

BRASIL. Ministério da Saúde. Secretaria de Atenção à Saúde. Departamento de Atenção Básica. *Política Nacional de Alimentação e Nutrição*. Brasília: Ministério da Saúde, 2013. 84 p.

CASTRO, I. R. R. *Vigilância alimentar e nutricional:* limitações e interfaces com a rede de saúde. Rio de Janeiro: Fiocruz, 1995.

COSTA, E. A. (Org.). *Vigilância sanitária*: temas para debate. Salvador: EDUFBA; 2009.

COSTA, E. A.; FERNANDES, T. M.; PIMENTA, T. S. A vigilância sanitária nas políticas de saúde no BRASIL e a construção da identidade de seus trabalhadores (1976-1999). *Ciência & Saúde Coletiva*, 13(3):995-1004, 2008.

COUTINHO, J. G.; CARDOSO, A. J.; TORAL, N et al. A organização da vigilância alimentar e nutricional no Sistema Único de Saúde: histórico e desafios atuais. *Revista Brasileira de Epidemiologia,* 12(4):688-699, 2009.

GERMANO, P. M. L.; GERMANO, M. I. S. *Higiene e vigilância sanitária de alimentos*. 5. ed. Barueri: Manole, 2015.

ROCHA, A. A.; CESAR, C. L. G.; RIBEIRO, H. (Org.). *Saúde pública*: bases conceituais. 2. ed. São Paulo: Atheneu, 2013.

ROZENFELD, S. (Org.). *Fundamentos da vigilância sanitária*. 6. ed. Rio de Janeiro: Fiocruz, 2009 [online].

VIANA, C. L. *Inclusão produtiva com segurança sanitária:* uma análise crítica da percepção dos atores sociais sobre os possíveis impactos da RDC n. 49 publicada em 2013 pela Anvisa. (Dissertação) – Mestrado. São Paulo: Universidade de São Paulo, Nutrição Humana Aplicada, 2017.

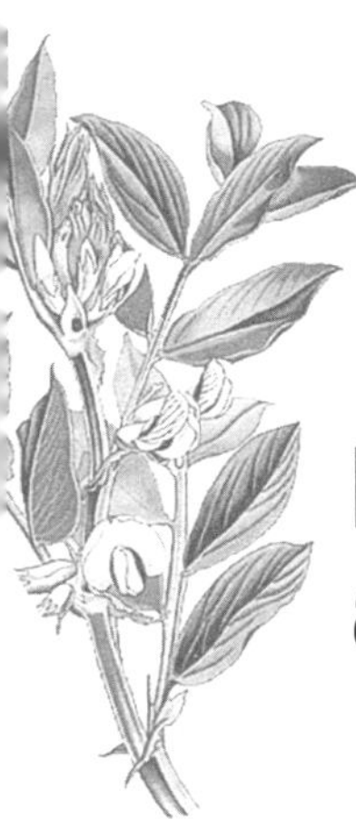

8

Promoção da alimentação adequada e saudável

- Fernanda Rauber
- Patricia Constante Jaime

Introdução

A alimentação e a nutrição adequadas constituem-se em requisitos básicos para a promoção e a proteção da saúde. Padrões alimentares saudáveis estão associados à prevenção de um dos maiores problemas de saúde pública do país, a obesidade e as doenças crônicas relacionadas. No Brasil, a alimentação saudável é assegurada no artigo 6º da Constituição Federal entre os direitos sociais individuais e coletivos, considerando seu papel essencial para promoção da saúde e do bem-estar.

Estudos sobre o padrão alimentar da população brasileira nas últimas décadas destacam uma progressiva e rápida substituição de alimentos básicos tradicionais da dieta do brasileiro, como arroz e feijão, por alimentos ultraprocessados, como refrigerantes, biscoitos e refeições prontas. Isso é particularmente importante, considerando que esse padrão alimentar está associado ao perfil nutricional desfavorável da dieta, impactando negativamente no estado nutricional da população brasileira. O sobrepeso e a obesidade são importantes problemas de saúde pública. Mais da metade da população adulta brasileira está acima do peso, e cerca de um em cada cinco brasileiros é obeso. No período de 2006 a 2016, o índice de obesidade aumentou 60%, sendo esse percentual ainda mais acentuado entre os mais jovens.

O atual cenário de transição epidemiológica e nutricional no país, associado ao aumento significativo de doenças crônicas não transmissíveis (DCNT), aponta para a necessidade de desenvolvimento de políticas públicas e a ampliação de ações intersetoriais que repercutam positivamente sobre os determinantes da saúde e nutrição. Nesse contexto, a alimentação adequada e saudável vem ganhando espaço na agenda das políticas públicas e, atualmente, sua promoção está prevista em diversas políticas e programas nacionais.

Promoção da alimentação adequada e saudável

A Política Nacional de Alimentação e Nutrição (PNAN) apresenta como propósito "melhorar as condições de alimentação, nutrição e saúde da população brasileira, mediante a promoção de práticas alimentares adequadas e saudáveis, a vigilância alimentar e nutricional, a prevenção e o cuidado integral dos agravos relacionados à alimentação e nutrição" (BRASIL, 2013, p. 21). Para isso, a PNAN apresenta um conjunto de diretrizes que norteiam a organização e oferta dos cuidados relativos à alimentação e nutrição. A Promoção da Alimentação Adequada e Saudável (PAAS) se insere como um dos eixos estratégicos da política, compondo sua segunda diretriz.

> A **alimentação adequada e saudável** compreende a prática alimentar apropriada aos aspectos biológicos e socioculturais dos indivíduos, bem como ao uso sustentável do meio ambiente. Dessa forma, deve estar em acordo com as necessidades de cada fase do curso da vida e com as necessidades alimentares especiais; referenciada pela cultura alimentar e pelas dimensões de gênero, raça e etnia; acessível do ponto de vista físico e financeiro; harmônica em quantidade e qualidade; baseada em práticas produtivas adequadas e sustentáveis; com quantidades mínimas de contaminantes físicos, químicos e biológicos (BRASIL, 2013, p. 31).

A PAAS engloba um conjunto de estratégias que visam proporcionar aos indivíduos e coletividades a realização de práticas alimentares apropriadas que possam responder às necessidades de saúde dos indivíduos e da população, contribuindo para a redução da prevalência de excesso de peso e das doenças crônicas associadas e outras relacionadas à alimentação e nutrição. Essas estratégias são promovidas por meio de políticas públicas saudáveis, reforço da ação comunitária, educação alimentar e nutricional, regulação e controle de alimentos, reorientação dos serviços de saúde e oferta de alimentos saudáveis em ambientes institucionais. Nesse contexto, considera que a alimentação é mais do que a ingestão de nutrientes, incluindo as dimensões culturais e sociais associadas às práticas alimentares. Dessa forma, as políticas públicas precisam integrar a promoção da saúde, a sustentabilidade ambiental, o compromisso com a realização de direitos e a justiça social.

Considerando essa proposta ampliada do conceito de alimentação saudável, o *Guia Alimentar para a População Brasileira* (BRASIL, 2014) dá grande importância às formas pelas quais os alimentos são produzidos e distribuídos, privilegiando aqueles cuja produção e distribuição seja social e ambientalmente sustentável. Além das orientações sobre qual tipo de alimento comer, o guia apresenta informações sobre como comer e preparar as refeições e sugestões para enfrentar os obstáculos do cotidiano para manter um padrão alimentar saudável.

As diferentes ações de PAAS ocorrem em diversos níveis e modalidades e são pensadas no sentido de estimular a autonomia dos indivíduos para a realização de escolhas que favorecem a adoção de práticas alimentares e de vida saudáveis. As **ações de incentivo** têm como objetivo estimular práticas alimentares saudáveis por meio da informação e estratégias de motivação; as **ações de apoio** visam facilitar a oferta de opções alimentares saudáveis entre pessoas que já estejam motivadas ou, uma vez apoiadas, passem a considerar mudanças de comportamento; e as **ações de proteção** têm como foco evitar a exposição da população a fatores que dificultam as escolhas alimentares ou adoção de comportamentos saudáveis. Algumas dessas ações são implementadas em nível federal, pelo Ministério da Saúde ou em parceria com outros setores, mas a maioria é implementada localmente por meio do trabalho das equipes de saúde nos estados e principalmente pelos municípios.

A responsabilidade das equipes de saúde com relação à PAAS deve ir além das unidades de saúde, inserindo-se nos demais equipamentos sociais como escolas e creches, associações comunitárias, redes de assistência social e ambientes de trabalho, espaços comunitários de atividade física e práticas corporais, entre outros. Nesse sentido, a PAAS traz possibilidades de exercício da prática colaborativa interprofissional, na qual a atuação da equipe de saúde, de forma sinérgica com o usuário e a comunidade, volta-se ao incentivo, apoio e promoção da saúde e da segurança alimentar e nutricional da população.

Assim, a organização das ações de PAAS deve considerar essa concepção ampla de saúde e de seus determinantes, por meio da articulação de saberes técnicos e populares e da mobilização de recursos institucionais e comunitários, públicos e privados (Figura 8.1). Implica desenvolver mecanismos que apoiem os sujeitos a adotar modos de vida saudáveis, identificar e analisar de forma crítica, além de enfrentar hábitos e práticas não promotoras de saúde, aos quais muitas vezes estão submetidos. A Tabela 8.1 apresenta exemplos de ações de PAAS que devem combinar iniciativas focadas em diversos níveis e modalidades.

Determinantes sociais da saúde
Intersetorialidade
Responder às necessidades de cada território
Estratégias de articulação transversal entre os diversos equipamentos públicos, sociais e a comunidade
Priorizar o desenvolvimento de habilidades e competências que gerem empoderamento e autonomia dos indivíduos, famílias e comunidades
Em consonância com o Marco de Educação Alimentar e Nutricional
Organização das ações de PAAS na Atenção Básica

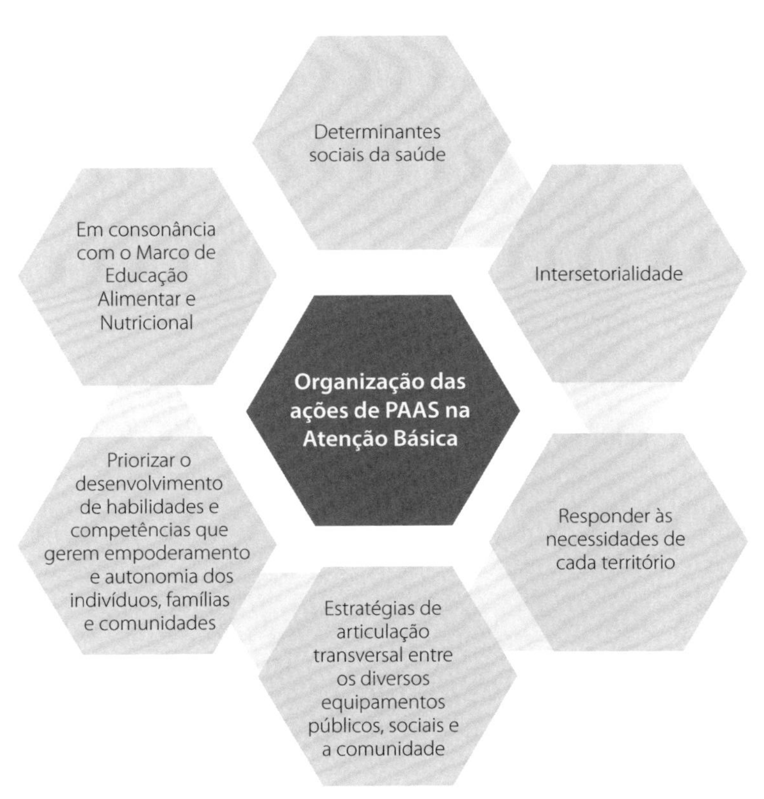

Figura 8.1 – *Organização das ações de PAAS no setor da saúde.*

Fonte: Brasil, 2013.

A Educação Alimentar e Nutricional (EAN) é uma importante estratégia para PAAS, já que objetiva promover a prática autônoma e voluntária de hábitos alimentares saudáveis. As ações de EAN abrangem aspectos da alimentação adequada e saudável que vão desde a produção até a distribuição e o consumo de alimentos, envolvendo a dinâmica socioeconômica e as condições de saúde e de educação. A EAN também contribui para a valorização das diferentes expressões da cultura alimentar, o fortalecimento de hábitos regionais, a redução do desperdício de alimentos e a promoção do consumo sustentável e da alimentação saudável (BRASIL, 2012b). Incentivar as famílias a ter uma horta em casa e articular a horta comunitária são exemplos de estratégias para estimular o consumo de alimentos saudáveis, cultivados de forma sustentável e a um custo acessível.

A abordagem de EAN envolve aspectos problematizadores e leva em conta as características econômicas, sociais e culturais da alimentação. Dessa forma, o diálogo entre profissionais de saúde e educação e a população é essencial para promover o exercício da autonomia e do autocuidado.

Tabela 8.1 As ações de PAAS devem combinar iniciativas focadas em diversos níveis e modalidades
• Políticas públicas.
• Criação de ambientes favoráveis à saúde nos quais o indivíduo e comunidade possam exercer o comportamento saudável – incluindo a oferta de alimentos saudáveis nas escolas e nos ambientes de trabalho.
• Reforço da ação comunitária.
• Desenvolvimento de habilidades pessoais por meio de processos participativos e permanentes.
• Reorientação dos serviços na perspectiva da promoção da saúde.
• Regulação e controle de alimentos – envolvendo rotulagem e informação, publicidade e melhoria do perfil nutricional dos alimentos.
• Educação Alimentar e Nutricional – campo de conhecimento criado para promover a prática autônoma e voluntária de hábitos alimentares e saudáveis.

Fonte: Brasil, 2013.

Inserção da PAAS nas políticas públicas

A intersetorialidade das ações é a articulação dos distintos setores governamentais e não governamentais, de forma que todos se responsabilizem pela garantia da alimentação adequada e saudável. Dessa forma, a PAAS perpassa a agenda de diversos setores, como segurança alimentar e nutricional (SAN), saúde, educação, agricultura, meio ambiente, esporte e lazer (Figura 8.2).

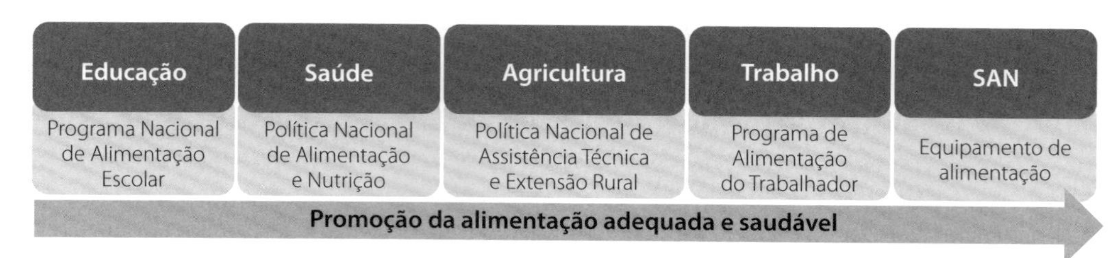

Figura 8.2 – *A intersetorialidade das ações de PAAS.*

Fonte: Elaborada pelas autoras.

Além de se inserir como um dos eixos estratégicos da PNAN, a alimentação adequada e saudável aparece como tema prioritário da **Política Nacional de Promoção da Saúde** (PNPS) por ser considerada um dos determinantes e condicionantes da saúde e um direito inerente a todas as pessoas.

> O objetivo geral da PNPS é "promover a equidade e a melhoria das condições e dos modos de viver, ampliando a potencialidade da saúde individual e coletiva e reduzindo vulnerabilidades e riscos à saúde decorrentes dos determinantes sociais, econômicos, políticos, culturais e ambientais" (BRASIL. Portaria n. 2.446, de 11 de novembro de 2014).

O **Marco de Referência para Educação Alimentar e Nutricional para as Políticas Públicas** (BRASIL, 2012b) é um documento oficial que reconhece a importância da EAN como estratégia para a PAAS dentro do contexto da realização do direito humano à alimentação adequada e da garantia da SAN. Tem como objetivo consolidar práticas e conceitos da EAN e permitir a atuação multidisciplinar sobre as políticas que promovem o direito a uma alimentação adequada. A Tabela 8.2 apresenta os princípios para as ações de EAN.

O primeiro desdobramento do Marco de Referência foi a consolidação do *Ideias na Mesa*, que é uma rede virtual que visa promover a troca de experiências de EAN e estabelecer referenciais técnicos, conceituais e metodológicos, fortalecendo e valorizando o tema. O Marco de Referência também orientou a revisão do **Guia Alimentar para a População Brasileira**, publicado em 2014 (BRASIL, 2014).

Tabela 8.2 **Princípios para as ações de Educação Alimentar e Nutricional (EAN)**
1. Sustentabilidade social, ambiental e econômica.
2. Abordagem do sistema alimentar, na sua integralidade.
3. Valorização da cultura alimentar local e respeito à diversidade de opinião e perspectivas considerando a legitimidade dos saberes de diferentes naturezas.
4. A comida e o alimento como referências – valorização da culinária enquanto prática emancipatória.
5. A promoção do autocuidado e da autonomia.
6. A educação enquanto um processo permanente e gerador de autonomia e participação ativa e informada dos sujeitos.
7. A diversidade dos cenários de prática.
8. Intersetorialidade.
9. Planejamento, avaliação e monitoramento das ações.

Fonte: Brasil. MDS. *Marco de referência de educação alimentar e nutricional para as políticas públicas*, 2012.

Outros marcos políticos que potencializam as ações de PAAS no SUS são:

- **Política Nacional de Atenção Básica** (PNAB): define conceitos e diretrizes para a organização da atenção básica.
- **Plano de ações estratégicas para o enfrentamento das DCNT** (2011-2022): plano que visa promover o desenvolvimento e a implementação de políticas públicas efetivas,

integradas, sustentáveis e com base em evidências para a prevenção e o controle das DCNT e seus fatores de risco e fortalecer os serviços de saúde voltados às doenças crônicas.

- **Plano Nacional de Segurança Alimentar e Nutricional** (Plansan): conjunto de ações do governo federal que busca garantir a SAN e o direito humano à alimentação adequada à população brasileira.
- **Plano Nacional de Agroecologia e Produção Orgânica**: política pública do governo federal, criada em 2013, para ampliar e efetivar ações para orientar o desenvolvimento rural sustentável.
- **Estratégia Intersetorial de Prevenção e Controle da Obesidade**: documento proposto em 2014 que reúne diversas ações do governo federal que contribuem para a redução da obesidade no país.
- **Pacto Federativo pela Alimentação Adequada e Saudável**: Envolve uma agenda de compromissos assumidos, em 2015, pela Câmara Intersetorial de Segurança Alimentar e Nutricional (Caisan Nacional) e pelas Caisan dos Estados aderidos ao Sisan. Tais compromissos são compartilhados entre diferentes setores, visando ao aumento da disponibilidade de alimentos saudáveis e à promoção do consumo de alimentação adequada e saudável.

Exemplos de ações de PAAS

Na agenda das políticas públicas brasileiras, há muitos esforços e articulações intersetoriais voltados à promoção da saúde e da SAN. A Tabela 8.3 apresenta alguns exemplos dessas iniciativas, como as publicações do Ministério da Saúde que servem como instrumento de apoio às ações de EAN no SUS e em outros setores, e ações de caráter regulatório que impedem a exposição de coletividades e indivíduos a fatores e situações estimuladores de práticas não saudáveis.

Perspectivas e desafios

O avanço da PAAS no Brasil implica o engajamento e a articulação de setores e atores de diferentes áreas, como saúde, SAN, educação, agricultura e meio ambiente, de modo que as ações a serem realizadas sejam pensadas e construídas coletivamente.

Apesar das diversas ações propostas no país para organizar as ações de alimentação e nutrição no setor de saúde, muitos desafios ainda são colocados para PAAS e ampliação da autonomia nas escolhas alimentares. Dentre esses desafios, podem-se citar a promoção de ambientes e modos de vida saudáveis que requerem mudanças estruturais em espaços institucionais e urbanos e modificações e adequação dos ambientes de trabalho, escolas, hospitais, redes de atenção à saúde; a regulação da publicidade de alimentos não saudáveis e das práticas de *marketing*; a regulamentação da oferta de alimentos não saudáveis em cantinas escolares; a disponibilidade e acesso a alimentos adequados e saudáveis, por meio do desenvolvimento de medidas fiscais para redução do custo de alimentos saudáveis e taxação de alimentos não saudáveis, ações que privilegiem o estabelecimento de cadeias curtas de produção (incentivos fiscais, assistência técnica aos produtores, organização territorial, feiras, produção orgânica); qualificação da formação profissional e o desenvolvimento de materiais de divulgação para diferentes públicos, fomento a uma agenda de EAN dialogada e contextualizada nos diversos setores (saúde, educação, desenvolvimento social, trabalho), entre outros.

Tabela 8.3
Exemplos de ações de incentivo, apoio e proteção à PAAS

Ações de incentivo	Ações de apoio	Ações de proteção
Marco de Referência para Educação Alimentar e Nutricional Documento que visa consolidar práticas e conceitos da educação alimentar e nutricional (EAN) e permitir uma atuação multidisciplinar sobre as políticas que promovem direito humano à alimentação adequada e da garantia da segurança alimentar e nutricional. **Guia Alimentar para a População Brasileira** Documento de referência no campo de alimentação e nutrição que serve como instrumento de diálogo com diferentes setores do governo e da sociedade brasileira. Outros materiais de apoio, "Na cozinha com as frutas, legumes e verduras", "Desmistificando dúvidas sobre alimentação e nutrição: material de apoio para profissionais de saúde" e "Instrutivo: metodologia de trabalho em grupos para ações de alimentação e nutrição na atenção básica" também foram publicados com o objetivo de orientar profissionais na mudança de prática no que se refere à abordagem da promoção da saúde, apresentando propostas de metodologias com suporte teórico e prático para o desenvolvimento das ações. **Alimentos Regionais Brasileiros** Publicação que visa promover a alimentação adequada e saudável por meio do resgate, valorização e fortalecimento da cultura alimentar brasileira.	**Rede Brasileira de Bancos de Leite Humano** É uma rede organizada para coleta, processamento e distribuição de leite humano para recém-nascidos internados. Tem como objetivos promover, proteger e apoiar o aleitamento materno, coletar e distribuir leite humano com qualidade certificada e contribuir para a diminuição da mortalidade infantil. **Programa de Aquisição de Alimentos** Programa que visa promover o acesso à alimentação e incentivar a agricultura familiar. Uma das modalidades do PAA inclui as compras institucionais da agricultura familiar, com dispensa de licitação, para abastecer unidades hospitalares. **Estratégia Amamenta e Alimenta Brasil**[1] Qualificação do processo de trabalho dos profissionais da atenção básica para o fortalecimento das ações de promoção do aleitamento materno e da alimentação complementar para crianças menores de dois anos. Para a efetivação da estratégia, os estados e municípios se organizam para formar os profissionais da atenção básica por meio de duas ações: formação de tutores e oficinas de trabalho na Unidade Básica de Saúde (UBS).	**Norma Brasileira de Comercialização de Alimentos para Lactentes e Crianças de Primeira Infância, Bicos, Chupetas e Mamadeiras (NBCAL)** Conjunto de normas que regula a promoção comercial e a rotulagem de alimentos e produtos destinados a recém-nascidos e crianças de até três anos de idade, como leites, papinhas, chupetas e mamadeiras. Seu objetivo é assegurar o uso apropriado desses produtos de forma que não haja interferência na prática do aleitamento materno, configurando-se como importante instrumento para o controle da publicidade indiscriminada dos alimentos e produtos de puericultura que concorrem com a amamentação.

Fonte: Ministério da Saúde. Disponível em: <http://dab.saude.gov.br>.[1]

Referências

BRASIL. Constituição de 1988. *Constituição da República Federativa do Brasil.* Brasília: Senado Federal, 1988.

BRASIL. Instituto Brasileiro de Geografia e Estatística. *Pesquisa Nacional de Saúde 2013:* percepção do estado de saúde, estilos de vida e doenças crônicas. Rio de Janeiro: Instituto Brasileiro de Geografia e Estatística, 2014.

[1] Portaria n. 1.920, de 5 de setembro de 2013. Institui a Estratégia Nacional para Promoção do Aleitamento Materno e Alimentação Complementar Saudável no Sistema Único de Saúde (SUS) Estratégia Amamenta e Alimenta Brasil.

BRASIL. Ministério da Saúde. Departamento de Informática do SUS. *Vigilância de fatores de risco e proteção para doenças crônicas por inquérito telefônico:* Vigitel Brasil 2016. Brasília, DF: Ministério da Saúde, 2017.

BRASIL. Ministério da Saúde. Secretaria de Atenção à Saúde. Departamento de Atenção Básica. *Política Nacional de Alimentação e Nutrição*. Brasília: Ministério da Saúde, 2013. 84 p.

BRASIL. Ministério da Saúde. Secretaria de Atenção à Saúde. Departamento de Atenção Básica. *Guia alimentar para a população brasileira*. 2. ed. Brasília, DF: Ministério da Saúde, 2014.

BRASIL. Ministério do Desenvolvimento Social e Combate à Fome. Secretaria Nacional de Segurança Alimentar e Nutricional. *Marco de referência de educação alimentar e nutricional para as políticas públicas*. Brasília, DF: Ministério do Desenvolvimento Social e Combate à Fome, 2012b.

BRASIL. Portaria n. 2.446, de 11 de novembro de 2014. Redefine a Política Nacional de Promoção da Saúde (PNPS). *Diário Oficial da União*, 13 nov. 2014. Seção 1, n. 220.

COSTA LOUZADA, M. L.; MARTINS, A. P.; CANELLA, D. S. et al. Alimentos ultraprocessados e perfil nutricional da dieta no Brasil. *Revista Saúde Pública*, 49:38, 2015.

LOUZADA, M. L. C.; BARALDI, L. G.; MARTINEZ STEELE, E., et al. Consumption of ultra-processed foods and obesity in Brazilian adolescents and adults. *Prev Med* 81:9-15 2015.

MARTINS, A. P.; LEVY, R. B.; CLARO, R. M. et al Participação crescente de produtos ultraprocessados na dieta brasileira (1987-2009). *Revista Saúde Pública*, 47(4):656-65, 2013.

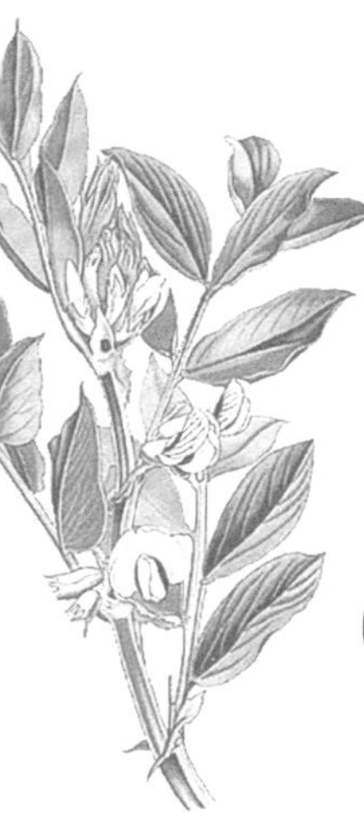

9

Educação Alimentar e Nutricional

- Lígia Cardoso dos Reis
- Patricia Constante Jaime

"[...] somos seres condicionados, mas não determinados."

Paulo Freire

Educação Alimentar e Nutricional: conceitos, histórico e avanços

A Educação Alimentar e Nutricional (EAN), e não "Educação Nutricional" ou "Educação Alimentar", contempla ações que abrangem tanto os aspectos relacionados à alimentação e aos processos de produção, abastecimento e transformação dos alimentos quanto os aspectos nutricionais. O Ministério do Desenvolvimento Social e Combate à Fome (2012) define EAN como "um campo de conhecimento e de prática contínua e permanente, transdisciplinar, intersetorial e multiprofissional que visa promover a prática autônoma e voluntária de hábitos alimentares saudáveis".

Essas ações têm o potencial de proporcionar a prevenção e o controle das doenças crônicas não transmissíveis e das deficiências nutricionais, a valorização das diversas expressões das culturas alimentares, o fortalecimento dos hábitos alimentares regionais, a redução do desperdício de alimentos e a promoção de escolhas alimentares saudáveis e sustentáveis (MINISTÉRIO DO DESENVOLVIMENTO SOCIAL, 2012).

A EAN percorreu um longo caminho até conquistar a posição em que hoje se encontra, inserida no âmbito das políticas públicas e reconhecida como campo de ação da promoção da saúde e da segurança alimentar e nutricional (SAN). Na década de 1940, foram implementadas as primeiras iniciativas governamentais no campo da alimentação e nutrição, com programas de distribuição de alimentos que previam ações educativas. Entre os anos 1940 e 1970, a EAN limitava a alimentação à sua dimensão biológica, enquanto nas décadas de 1970 e 1980 deflagraram-se ações de valorização da dimensão nutricional dos alimentos, impulsionadas por interesses econômicos, que desconsideravam os aspectos sensoriais e culturais da alimentação. Consequentemente, até a década de 1990, a EAN ainda não havia sido reconhecida como disciplina e estratégia de implementação de política pública (MINISTÉRIO DO DESENVOLVIMENTO SOCIAL, 2012).

No início dos anos 1990, os hábitos alimentares foram reconhecidos como importantes determinantes das doenças crônicas não transmissíveis, incitando a valorização da EAN como estratégia de prevenção e controle dos agravos alimentares e nutricionais (MINISTÉRIO DO DESENVOLVIMENTO SOCIAL, 2012). Paralelamente, a obesidade emergiu como problema de saúde pública no Brasil em todos os estratos sociais, exigindo que os documentos oficiais atestassem a necessidade de a EAN contemplar não apenas o processo de ensino e aprendizagem, como também as técnicas de planejamento e avaliação (CERVATO-MANCUSO; VINCHA; SANTIAGO, 2016).

Nesse mesmo período, intensificou-se no país um processo de ressignificação da promoção da saúde e de valorização da educação em saúde como uma ação emancipatória defendida por Paulo Freire. Do ponto de vista teórico-metodológico, a EAN foi assumindo historicamente a perspectiva freireana de educação popular, calcada na dialogicidade e na autonomia do sujeito, sob influência da pedagogia construtivista (SANTOS, 2012). Esse processo também foi impulsionado pelas modificações no sistema alimentar, como consequência dos processos de globalização, urbanização e industrialização, impactando no poder de escolha dos indivíduos, e exigindo da EAN a ampliação da visão de mundo, do senso crítico, da atenção e da consciência para escolhas alimentares saudáveis.

A EAN foi então reconhecida como um processo de aprendizagem, e não de adestramento para preconizar a obediência passiva a dietas restritivas, ao trabalhar aspectos subjetivos da alimentação e estimular a reflexão do indivíduo sobre si e sobre o sistema alimentar em que ele se insere (MELO; SILVA, M.; EVANGELISTA; SILVA, F., 2016). Nesse sentido, as diretrizes de planejamento das ações educativas em alimentação e nutrição passaram a enfatizar a problematização, contrapondo-se aos métodos tradicionais com base nas técnicas expositivas (SANTOS, 2012).

A educação crítico-reflexiva, contextualizada, pautada em relações horizontais e direcionada à valorização dos saberes e práticas populares, opôs-se à promoção das práticas alimentares saudáveis de forma prescritiva e centrada exclusivamente em aspectos biológicos, sem reconhecer as outras dimensões do comportamento alimentar (MINISTÉRIO DO DESENVOLVIMENTO SOCIAL, 2012).

Quadro 9.1
Definição de educação e o processo de ensinar, segundo Paulo Freire

Paulo Freire, em Pedagogia da Autonomia, apresenta a educação como um processo permanente, que requer prática pedagógica **não autoritária, amorosa, coerente** e **aberta**, para instigar no educando o seu reconhecimento como **sujeito do ato de conhecer**.

Tal prática exige compreender que **ensinar não é transferir conhecimento**, mas criar condições para a sua própria construção, despertando o **senso crítico** e fortalecendo a **autonomia** do educando.

Fonte: Freire (2003).

Ao final dos anos 1990, a expressão "promoção de práticas alimentares saudáveis" marcou presença nos documentos oficiais brasileiros como estratégia fundamental para o enfrentamento do cenário epidemiológico nutricional. Nesse panorama, marcado pela transição alimentar e nutricional, consolidou-se a tendência de substituição dos alimentos básicos e tradicionais da cultura alimentar local por alimentos ultraprocessados.

No início dos anos 2000, notou-se aumento da inserção das ações de EAN nas iniciativas públicas, tais como nos restaurantes populares, nos trabalhos das equipes de saúde, nos bancos de alimentos e em programas como o de Alimentação do Trabalhador (PAT) e de Alimentação Escolar (PNAE). Finalmente, em 2010, a Constituição Federal Brasileira, por meio de uma emenda, reconheceu o direito humano à alimentação adequada como um direito social, inerente a todo cidadão. Iniciou-se, então, um processo de expansão das ações dialógicas de educação em saúde, direcionadas ao fortalecimento da autonomia dos sujeitos e dos programas calcados na promoção da saúde. Como exemplo, a Estratégia Saúde da Família tem se destacado como modelo assistencial centrado no trabalho em equipe interdisciplinar e multiprofissional e no fortalecimento do vínculo das equipes de saúde com as famílias, oportunizando práticas educativas integradas. Nesse sentido, a EAN foi reconhecida como campo de prática do nutricionista e de outros profissionais envolvidos na promoção da alimentação adequada e saudável em diversos cenários onde essa temática possa ser abordada (veja o Quadro 9.2).

Quadro 9.2
Alimentação adequada e saudável

Alimentação adequada e saudável é "a prática alimentar apropriada aos aspectos biológicos e socioculturais dos indivíduos, bem como ao uso sustentável do meio ambiente".

Para isso, ela deve atender:

- às necessidades de cada fase do curso da vida;
- às necessidades alimentares especiais;
- à cultura alimentar;
- às dimensões de gênero, raça e etnia.

E também precisa ser:

- acessível do ponto de vista físico e financeiro;
- harmônica em quantidade e qualidade;
- baseada em práticas produtivas adequadas e sustentáveis.

Fonte: Ministério da Saúde. Política Nacional de Alimentação e Nutrição (PNAN). Brasília (DF), 2013.

Educação Alimentar e Nutricional no âmbito das políticas públicas

Nas últimas décadas, a EAN, como estratégia de promoção da alimentação adequada e saudável no contexto do Direito Humano à Alimentação Adequada, tem sido inserida em diversas políticas públicas no Brasil (SANTOS, 2012).

A EAN permeia transversalmente todas as diretrizes da Política Nacional de Alimentação e Nutrição (PNAN), sendo também destacada na Estratégia Global para Alimentação, Atividade Física e Saúde, na Política Nacional de Promoção da Saúde, no Plano de Ações Estratégicas para o Enfrentamento das Doenças Crônicas Não Transmissíveis no Brasil, na Política Nacional de Segurança Alimentar e Nutricional (PNSAN) e no Plano Nacional de Segurança Alimentar e Nutricional (Plansan).

No âmbito da SAN, a EAN assume o desafio de ultrapassar os limites das estratégias direcionadas às escolhas alimentares individuais e ampliá-las para a produção, distribuição e abastecimento de alimentos (MINISTÉRIO DO DESENVOLVIMENTO SOCIAL, 2012). Assim, a EAN, enquanto política pública, requer articulação intra e intersetorial, devendo atender aos princípios do seu campo de atuação.

O Marco de Referência de Educação Alimentar e Nutricional para as Políticas Públicas consolidou-se como importante referencial teórico de qualificação da agenda de alimentação e nutrição. Essa publicação apresentou os princípios da EAN para todos os setores e cenários em que esse tema possa ser abordado e orientou a sua concepção a partir de um referencial metodológico que contempla processos de planejamento participativo, monitoramento e avaliação (MINISTÉRIO DO DESENVOLVIMENTO SOCIAL, 2012).

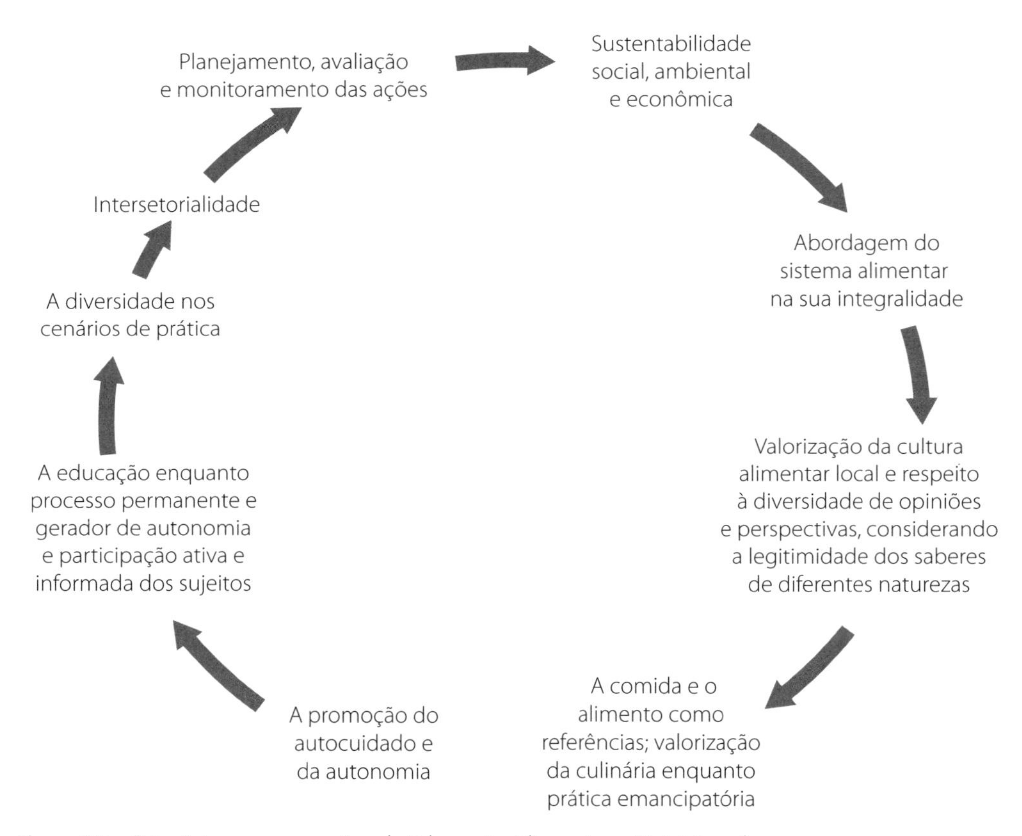

Figura 9.1 – *Princípios para as ações de Educação Alimentar e Nutricional.*

Fonte: Ministério do Desenvolvimento Social e Combate à Fome (MDS). *Marco de referência de educação alimentar e nutricional para as políticas públicas.* Brasília (DF), 2012.

Destaca-se, ainda, como referencial teórico para as ações de EAN a Política Nacional de Educação Popular em Saúde (PNEPS-SUS) (BRASIL, 2013), instituída pelo Ministério da Saúde, em 2013, no âmbito do Sistema Único de Saúde, propondo uma prática político-pedagógica que perpassa as ações voltadas para a promoção, proteção e recuperação da saúde, a partir da valorização dos saberes populares.

Quadro 9.3
Princípios da Política Nacional de Educação Popular em Saúde (PNEPS-SUS)

Diálogo: encontro de conhecimentos construídos histórica e culturalmente por sujeitos, ocorrendo quando cada um, de forma respeitosa, coloca o que sabe à disposição para ampliar o conhecimento crítico de ambos acerca da realidade.

Amorosidade: ampliação do diálogo nas relações de cuidado e na ação educativa, por meio de trocas emocionais e da sensibilidade, conduzindo-o para além de conhecimentos e argumentações.

Problematização: prática pedagógica e de educação em saúde calcada no diálogo e na análise crítica da realidade.

Construção compartilhada de conhecimento: processos comunicacionais e pedagógicos entre indivíduos e grupos de saberes, culturas e inserções sociais diferentes para compreender e transformar atitudes.

Emancipação: processo coletivo e compartilhado no qual pessoas e grupos superam e se libertam de todas as formas de opressão, exploração, discriminação e violência.

Compromisso com a construção do projeto democrático e popular: reafirmação do compromisso com a construção de uma sociedade justa, solidária, democrática, igualitária, soberana e culturalmente diversa.

Fonte: Ministério da Saúde. *Portaria n. 2.761, de 19 de novembro de 2013.* Institui a Política Nacional de Educação Popular em Saúde no âmbito do Sistema Único de Saúde (PNEPS-SUS).

Considerando a abrangência do conceito de EAN e o seu caráter intersetorial, muitos são os locais para a sua execução e os setores envolvidos com esta agenda (veja o Quadro 9.4). Para que a alimentação adequada e saudável seja reconhecida como uma expressão da cidadania, a EAN deve ser vivida na prática cotidiana, em especial em ambientes de ensino e aprendizagem, estimulando desde as habilidades culinárias até as boas práticas alimentares (MELO et al., 2016). Essas ações devem, ainda, almejar com que indivíduos e coletividades compreendam o contexto envolvido nas políticas públicas de SAN e a sua importância.

Embora a indústria de alimentos seja citada como uma possível fonte de EAN, a presença de conflitos de interesse carrega consigo algumas reflexões importantes. As parcerias estabelecidas entre essas empresas e organizações de saúde/SAN, órgãos governamentais e entidades de classe de Nutrição podem ser vistas como ações estratégicas de *marketing* ao conferir credibilidade às indústrias de alimentos pela associação com a defesa pela saúde pública. Essa visão distorcida ofusca os prejuízos relacionados ao consumo dos alimentos ultraprocessados, confundindo e fidelizando não apenas os consumidores como também os profissionais de saúde (PEREIRA; NASCIMENTO; BANDONI, 2016).

Quadro 9.4 Pontos-chave da Educação Alimentar e Nutricional (EAN)
Objetivos e componentes das ações de EAN: • Informar por meio de estratégias comunicativas (exemplo: aconselhamento alimentar em serviços de saúde) • Desenvolver as habilidades necessárias para a conquista de mudanças (exemplos: aprimorar as habilidades culinárias; saber analisar o rótulo nutricional de alimentos industrializados) • Garantir ambiente alimentar saudável (exemplos: ampliação do acesso e da oferta a alimentos variados e saudáveis nos territórios, nas escolas e outras instituições; regulação da indústria de alimentos)
Locais de execução das ações de EAN: • Onde os alimentos são produzidos (exemplo: áreas agrícolas) • Onde os alimentos são vendidos (exemplos: feiras livres e mercados) • Onde os alimentos são consumidos (exemplos: escolas, ambientes de trabalho, domicílios e restaurantes populares) • Onde são fornecidas informação, orientação e educação (exemplos: serviços de saúde, escolas e domicílio)
Público-alvo das ações de EAN: • Crianças, adolescentes, adultos e idosos • Mulheres, gestantes e nutrizes • Famílias • Agricultores familiares • Comunidades indígenas, quilombolas e de imigrantes • Usuários de serviços de saúde e equipamentos de segurança alimentar e nutricional • Portadores de necessidades alimentares especiais
Fontes das ações de EAN: • Setor público (exemplos: governos, organizações internacionais e escolas) • Setor privado (exemplo: setor privado de saúde) • Sociedade civil (exemplo: organizações não governamentais)
Exemplos de conteúdo das ações de EAN: • Sobre alimentação: cadeia produtiva de alimentos e sustentabilidade; consumo sustentável e desperdício de alimentos; grupos de alimentos e valorização da cultura alimentar local; práticas alimentares e sua relação com a promoção da saúde; influência da mídia nas escolhas alimentares; políticas locais de segurança alimentar e nutricional. • Sobre nutrição: os nutrientes e sua relação com a promoção da saúde e a prevenção de doenças; recomendações nutricionais x agravos específicos à saúde.

Fonte: Adaptado de: Hawkes C. *Promoting healthy diets through nutrition education and changes in the food environment: an international review of actions and their effectiveness.* Rome: FAO, 2013.

Guias alimentares como instrumentos de educação alimentar e nutricional

O comportamento alimentar é fortemente influenciado pelo modo de vida contemporâneo, que ampliou a oferta e a variedade de alimentos disponíveis, e pelos mediadores da autonomia de escolha do indivíduo, tais como o apelo da mídia, do *marketing* e da tecnologia de alimentos (MINISTÉRIO DO DESENVOLVIMENTO SOCIAL, 2012).

Dessa forma, a alteração das práticas alimentares depende tanto de ações direcionadas à capacidade de autonomia e escolha do indivíduo (práticas, comportamentos e atitudes envolvidas nas escolhas, nas preferências e no consumo dos alimentos) quanto aos determinantes ambientais (disponibilidade e acesso aos alimentos) (MINISTÉRIO DO DESENVOLVIMENTO SOCIAL, 2012).

Para a Organização das Nações Unidas para Agricultura e Alimentação (FAO, 2014), o desenvolvimento e a aplicação de guias alimentares viabilizam o alcance de metas em âmbito individual, bem como governamental e do sistema alimentar. Sendo assim, esses instrumentos direcionam mudanças tanto para as escolhas alimentares individuais quanto para o ambiente alimentar.

Recomenda-se que toda estratégia de EAN, realizada intra ou intersetorialmente, seja referenciada pelos princípios do Marco de Referência de Educação Alimentar e Nutricional para as Políticas Públicas (MINISTÉRIO DO DESENVOLVIMENTO SOCIAL, 2012) e pelo Guia Alimentar para a População Brasileira (MINISTÉRIO DA SAÚDE, 2014). Segundo a FAO (2014), guias alimentares expressam os princípios da EAN em linguagem acessível e traduzem recomendações nutricionais não apenas para a população em geral, mas também para os profissionais de saúde e os gestores de políticas públicas.

Essas ferramentas de comunicação e educação em saúde devem ser aplicadas nos diversos cenários de prática da EAN e na mídia para auxiliar a população a pensar mais em alimentos do que em nutrientes. No site da FAO, é disponibilizada quase uma centena de guias alimentares do mundo todo (www.fao.org/nutrition/education/food-dietary-guidelines).

O Brasil incluiu o desenvolvimento e a implementação de guias alimentares em sua agenda de promoção da alimentação adequada e saudável em 2002, com a publicação do Guia Alimentar para Crianças Menores de Dois Anos. Esse documento apresentou as recomendações oficiais do Ministério da Saúde para a promoção do aleitamento materno exclusivo até 6 meses de idade e complementado até 2 anos ou mais, e para a introdução apropriada da alimentação complementar.

Em 2006, foi lançada a primeira edição do Guia Alimentar para a População Brasileira para divulgar as diretrizes oficiais de promoção da alimentação saudável da população acima de 2 anos de idade e apoiar políticas públicas intersetoriais.

Finalmente, em 2014, a segunda edição do *Guia Alimentar para a População Brasileira* foi publicada diante da necessidade de atualização das suas diretrizes em função das transformações sociais, econômicas e epidemiológicas enfrentadas pelo país nesse intervalo de tempo. Essa edição anunciou um novo paradigma para a alimentação saudável ao considerá-la como além de nutrientes, incentivando o consumo de alimentos regionais *in natura* e minimamente processados na forma de refeições saborosas e preferencialmente compartilhadas.

O último Guia Alimentar para a População Brasileira apresentou uma nova classificação dos alimentos de acordo com a extensão de processamento, abordou aspectos da comensalidade considerados promotores da saúde e identificou os potenciais obstáculos para a alimentação saudável da população brasileira de todas as regiões do país e estratos sociais (MONTEIRO et al., 2015). As recomendações desse documento foram centradas no empoderamento dos sujeitos para escolhas alimentares mais saudáveis, autônomas e conscientes.

Além de apresentar destaque na mídia nacional e internacional com a sua publicação, o Guia Alimentar para a População Brasileira foi considerado o primeiro instrumento a incorporar as dimensões sociais, culturais, econômicas e ambientais da sustentabilidade (MONTEIRO et al., 2015).

Diversos materiais têm sido publicados para oferecer suporte técnico e prático para os profissionais de saúde conduzirem ações educativas construtivistas para a aplicação do Guia Alimentar para a População Brasileira. Dentre eles, destacam-se os instrutivos elaborados pela Universidade Federal de Minas Gerais, em parceria com o Ministério da Saúde. Esses materiais ambicionam orientar a mudança da prática profissional com metodologias de educação em saúde tratadas sob a perspectiva problematizadora de Paulo Freire, direcionada ao empoderamento dos sujeitos e ao fortalecimento da autonomia para escolhas alimentares mais saudáveis.

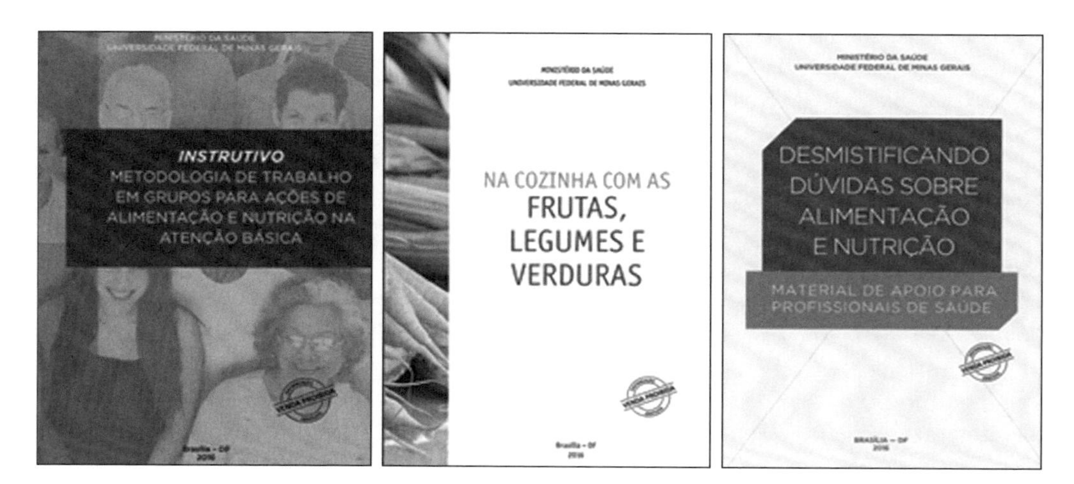

Figura 9.2 – *Instrutivos para a aplicação do Guia Alimentar para a População Brasileira.*
Fonte: Brasil (2016a, 2016b, 2016c).

Estratégias de educação alimentar e nutricional

O ato de comer é capaz não somente de satisfazer as necessidades biológicas, mas também atuar como fonte de prazer, socialização e expressão cultural (veja a Figura 9.3).

O modo de vida contemporâneo, fortemente influenciado pelos processos de globalização e industrialização, trouxe mudanças significativas no comportamento alimentar da população. O indivíduo foi gradativamente perdendo o contato social e se distanciando dos rituais que envolvem a preparação e o consumo dos alimentos pertencentes à sua cultura, quando se deparou com a praticidade e o prazer imediato proporcionados pelos alimentos ultraprocessados. O apelo da mídia para o consumo desses produtos, a influência do *marketing*, inclusive sobre o público infantil, e o desenvolvimento tecnológico minimizaram as diversas culturas alimentares e preconizaram a rapidez, a praticidade, a individualização e a padronização do sabor da alimentação (SILVA, A.; SILVA, M.; OLIVEIRA, 2015).

Essas transformações têm sinalizado que educar, no âmbito da alimentação e nutrição, passou a exigir propostas intervencionistas que promovam a conscientização cidadã sobre a seleção, o consumo e o desperdício dos alimentos, bem como o resgate das tradições culturais (SILVA, A.; SILVA, M.; OLIVEIRA, 2015). Tais propostas devem possibilitar a modificação da estrutura do pensamento para que os indivíduos tenham conhecimento sobre alimentação e nutrição,

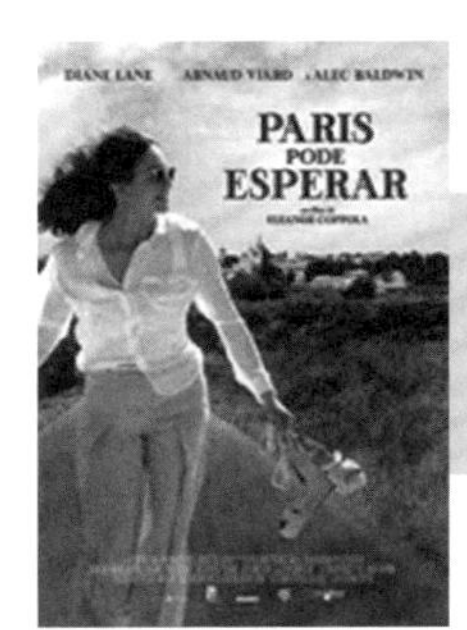

Califórnia Filmes, Paris Pode Esperar, 2016.

Neste filme de Eleanor Coppola, Anne (Diane Lane) descobre os prazeres sem culpa da culinária francesa ao lado de Jacques (Arnaud Viard) em trajeto de Cannes a Paris.

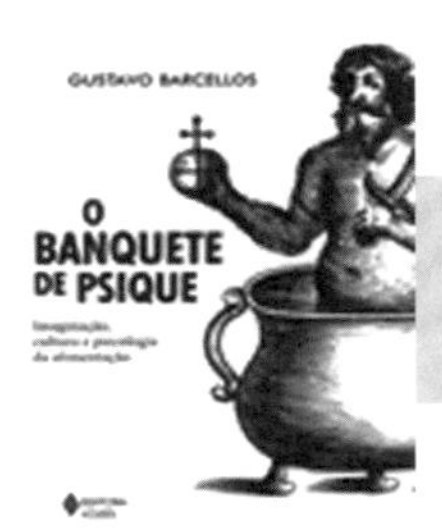

Gustavo Barcellos em "O Banquete de Psique", Editora Vozes, 2017.

"Entender e praticar a alimentação apenas com fins nutritivos seria o mesmo que limitar a atividade sexual apenas a fins reprodutivos".

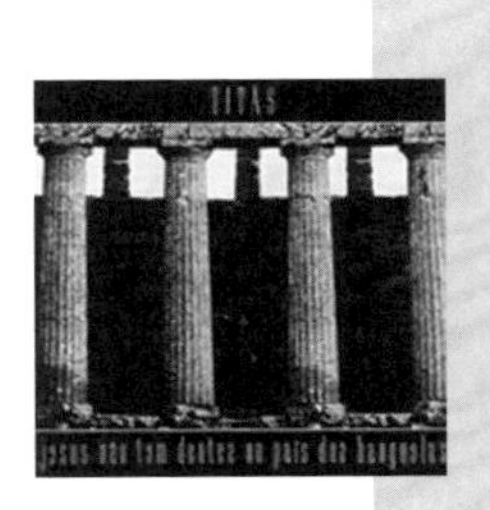

Titãs em "Comida", WEA, 1987.

Bebida é água
Comida é pasto
Você tem sede de quê?
Você tem fome de quê?
A gente não quer só comida
A gente quer comida, diversão e arte
A gente não quer só comida
A gente quer saída para qualquer parte
[...]

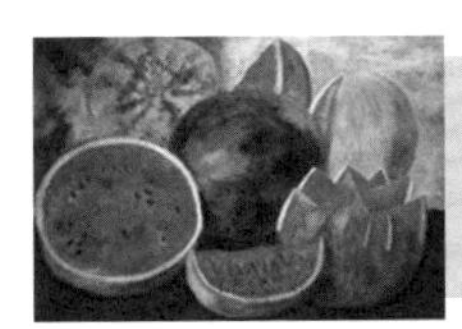

Frida Kahlo, quadro "Viva la Vida", 1954.

Na última obra pintada pela artista, a mensagem "Viva la Vida" aparece grafada em uma melancia, fruta bastante consumida pelos mexicanos.

Figura 9.3 – *A alimentação para além de nutrientes nas artes.*

Fonte: Elaborada pelas autoras.

enxerguem a alimentação como uma prioridade em suas vidas e sejam capazes de refletir criticamente sobre os hábitos e práticas não promotores da saúde aos quais estão expostos.

Ademais, com a maior repercussão do tema "alimentação e saúde" na mídia, tornou-se necessário auxiliar os sujeitos a lidar com a cultura de massa, que vem facilitando a propagação de "superalimentos", dietas milagrosas, modismos e padrões alimentares de risco. Adiciona-se à maior velocidade de disseminação das informações a consolidação de um novo perfil do público-alvo das ações comunicacionais: inquietos e que se comunicam por uma nova linguagem. Novas tecnologias de comunicação, como rádio, *e-mail* e *sites* na internet, têm sido cada vez mais empregadas para democratizar o acesso à informação sem dispensar a necessidade do diálogo, elemento central da educação.

A prática da EAN crítica passou a requerer, portanto, o uso de abordagens e recursos educacionais problematizadores, dinâmicos e ativos, que considerem os significados da alimentação e as dimensões do comportamento alimentar (MINISTÉRIO DO DESENVOLVIMENTO SOCIAL, 2012). A problematização estimula a reflexão do indivíduo para que mudanças paulatinas sejam conquistadas no seu ritmo, e não simplesmente impostas com a mera transmissão de recomendações. Magalhães et al. (2012) salientam que o educador deve assumir o desafio de envolver os educandos em todas as etapas da intervenção, desde o diagnóstico até a avaliação final, possibilitando identificar se as metas pretendidas são viáveis e quais são os aspectos comportamentais a serem trabalhados.

Para Cervato-Mancuso et al. (2016), embora o foco das intervenções em EAN tenha mudado ao longo das últimas décadas, elas ainda precisam superar suas raízes biomédicas, partindo de uma responsabilidade individual para a responsabilidade coletiva, e de um conhecimento científico para a construção participativa de um novo conhecimento.

O "*modelo médico*" corresponde à abordagem tradicional de educação, fundamentada na transmissão oral de conhecimento entre o profissional que o detém e o indivíduo que o recebe (RODRIGUES; SOARES; BOOG, 2005). A orientação nutricional fundamentada no "*modelo médico*" diferencia-se, portanto, daquela calcada na aliança terapêutica, responsável por incentivar o indivíduo a realizar suas próprias escolhas de forma autônoma. O emprego dessa abordagem exige sensibilidade profissional para o exercício da escuta ativa, do diálogo e da formação de vínculo (RODRIGUES; SOARES; BOOG, 2005).

A comunicação, no contexto da EAN, deve assumir o desafio de ultrapassar os limites da mera transmissão de informação na forma verbal. Recomenda-se, portanto, que os princípios da comunicação sejam seguidos nas estratégias de EAN (veja o Quadro 9.5) e que o educador reúna algumas características importantes (veja o Quadro 9.6).

Diversos referenciais teóricos podem ser empregados nos programas de EAN de acordo com os objetivos definidos. Como exemplos, o Health Belief Model (Modelo de Crenças em Saúde) é indicado para motivar a mudança de atitude; o Modelo Transteórico direciona a intervenção de acordo com os estágios de mudança de comportamento identificados; a Teoria Social Cognitiva pode ser empregada para modificar atitudes, crenças e percepções; a Entrevista Motivacional auxilia os indivíduos ambivalentes quanto à mudança comportamental.

Enquanto o aconselhamento tende a ser a estratégia mais associada à consulta, a intervenção coletiva possibilita o emprego de diversas temáticas e abordagens educativas (dramatização, dinâmicas, estudos de caso, uso de recursos lúdicos como degustação, hortas pedagógicas, histórias, vivência sensorial etc.), com periodicidade de encontros definida de acordo com os

Quadro 9.5 Princípios da comunicação para as ações de educação alimentar e nutricional
1) Escuta ativa e próxima; 2) Reconhecimento das diferentes formas de saberes e práticas; 3) Construção partilhada de saberes, de práticas e de soluções; 4) Valorização do conhecimento, da cultura e do patrimônio alimentar; 5) Comunicação realizada para atender às necessidades dos indivíduos e grupos; 6) Formação de vínculo entre os diferentes sujeitos que integram o processo; 7) Busca de soluções contextualizadas; 8) Relações horizontais; 9) Monitoramento permanente dos resultados; 10) Formação de rede para profissionais e para setores envolvidos, visando trocas de experiências e discussões.

Fonte: Ministério do Desenvolvimento Social e Combate à Fome (MDS). *Marco de referência de educação alimentar e nutricional para as políticas públicas.* Brasília (DF), 2012.

Quadro 9.6 Características do educador em alimentação e nutrição
• Possui habilidades de escuta e comunicação (verbal e não verbal); • Comunica-se de forma a alterar a estrutura do pensamento do(s) educando(s); • Cria atmosfera propícia para diálogos consistentes; • Emprega linguagem adequada, evitando termos técnicos; • Dissemina mensagens claras, positivas e alcançáveis, direcionadas tanto aos alimentos quanto ao ambiente e às atitudes; • Analisa atentamente a comunicação verbal e não verbal (gestos, expressões, postura etc.) do(s) educando(s); • Faz conexões interdisciplinares; • Constrói relação de confiança e vínculo com o(s) educando(s); • Demonstra interesse e empatia; • Evita julgamentos; • Estimula a reflexão crítica sobre as situações vividas e as informações recebidas; • Auxilia o(s) educando(s) na identificação dos obstáculos para o alcance das suas metas; • Auxilia o(s) educando(s) a encontrar as formas de superação desses obstáculos; • Fornece *feedback* continuamente, elogia e motiva; • Atua como facilitador do processo de mudança do(s) educando(s), guiando-o(s) em direção ao autocuidado e ao fortalecimento da sua autonomia; • Baseia sua prática no diagnóstico da realidade local, identificando o contexto biopsicossociocultural; • Define e redefine metas e objetivos de forma compartilhada antes e durante o processo, respectivamente; • Sabe empregar diversos métodos e técnicas educativas; • Utiliza e sabe elaborar materiais educacionais de apoio; • Investe no registro sistemático e na avaliação das atividades realizadas.

Fonte: Elaborado pelas autoras.

seus objetivos. Essa modalidade tem se tornado uma realidade cada vez maior nos atuais modelos de assistência à saúde, destacando-se também em âmbito escolar e territorial.

A vantagem dos grupos de promoção da saúde é que eles acabam funcionando como espaços de escuta das necessidades individuais para a busca compartilhada de soluções, com o auxílio dos profissionais de saúde (MAGALHÃES; MARTINS; CASTRO, 2012).

Desafios da formação profissional em saúde para a Educação Alimentar e Nutricional

Conforme discutido previamente, a veloz modificação dos padrões alimentares da população trouxe novos desafios para aqueles que trabalham com educação em saúde. A presença crescente de alimentos ultraprocessados na dieta em substituição aos padrões alimentares tradicionais, com base em alimentos regionais *in natura* e minimamente processados, passou a demandar o estímulo à reflexão do indivíduo sobre a subjetividade da alimentação, fortalecendo o senso crítico para ampliar seu poder de escolha e decisão (MELO et al., 2016).

A EAN crítica da contemporaneidade deve fazer com que os indivíduos sejam conhecedores da sua cultura alimentar e da relação dessas tradições com a saúde e o bem-estar (SILVA, A.; SILVA, M.; OLIVEIRA, 2015). Ademais, o novo cenário epidemiológico nutricional trouxe a necessidade de auxiliar os sujeitos, como cidadãos, no desenvolvimento das habilidades pessoais para a identificação e remoção dos obstáculos impeditivos de práticas alimentares saudáveis (MELO; SILVA, M.; EVANGELISTA; SILVA, F., 2016).

Apesar dos avanços alcançados, torna-se necessária a ampliação da discussão sobre o modo como a EAN é realizada diante da inadequada comunicação das experiências bem-sucedidas e presença ainda insuficiente nos programas públicos (MINISTÉRIO DO DESENVOLVIMENTO SOCIAL, 2012). Maiores investimentos em pesquisas e protocolos de trabalho para a reprodução dessas experiências tornaram-se fundamentais. Além disso, os profissionais de saúde ainda demonstram despreparo nessa área quando fornecem, de forma verticalizada, autoritária e castradora, orientações simplistas, restritivas, não dialogadas, pouco práticas ou inalcançáveis diante da realidade do indivíduo e da coletividade atendida.

Dessa forma, esforços são necessários na formação de profissionais educadores em alimentação e nutrição, das diversas áreas de conhecimento (MINISTÉRIO DO DESENVOLVIMENTO SOCIAL, 2012). O caráter multidimensional da alimentação exige a necessidade do envolvimento de outros profissionais afetos à educação em saúde, além do nutricionista, para o planejamento e execução das ações de EAN.

Enquanto nos serviços de saúde essas ações tendem a ser executadas pelo nutricionista com abordagem principalmente nutricional, em âmbito escolar e territorial, esse profissional costuma atuar de maneira compartilhada com outros profissionais, ampliando a temática das intervenções (CERVATO-MANCUSO et al., 2016). Com a projeção de aumento das taxas de obesidade e de outras doenças relacionadas à alimentação e nutrição, tornou-se crucial a efetivação da EAN de forma interprofissional, sinalizando a urgência de as instituições de ensino superior prepararem os graduandos da área da saúde para atuar como educadores e em equipes. Nesse contexto, é fundamental o treinamento dos profissionais de saúde, com vistas ao desenvolvimento das habilidades e competências necessárias para a avaliação efetiva do consumo alimentar dos indivíduos, para o aconselhamento e a atuação interprofissional colaborativa (DIMARIA-GHALILI et al., 2014).

A EAN agrega conhecimentos multidisciplinares, advindos da pedagogia, do aconselhamento dietético, da psicologia grupal, da filosofia, da antropologia da alimentação e da segurança alimentar e nutricional, exigindo do educador a atuação como agente e propiciador de mudanças para despertar a consciência crítica, a autonomia e o autocuidado. Sendo assim, fazer EAN requer o desenvolvimento de habilidades e competências profissionais para lidar com pessoas e suas histórias de vida (MAGALHÃES; MARTINS; CASTRO, 2012).

A EAN crítica tem sido direcionada para uma perspectiva de atuação do educador na condução de trabalhos com grupos apoiados por teorias pedagógicas da educação em saúde. Especialmente para o nutricionista, o maior desafio tem sido a busca por aperfeiçoamento constante para a promoção da alimentação adequada e saudável com práticas construtivistas mais analíticas, dinâmicas, criativas e conscientes, que fortaleçam o senso crítico dos educandos (MAGALHÃES; MARTINS; CASTRO, 2012).

Urge, portanto, a necessidade da readequação curricular para incorporar a transversalidade da EAN no projeto político pedagógico, o maior equilíbrio entre as disciplinas das áreas biológica e de humanas, a inclusão de estágios práticos supervisionados por profissionais, a atuação do docente como educador, e as atividades que permitam o desenvolvimento de habilidades comunicativas verbais e não verbais, bem como a atuação em equipe. Espera-se que, assim, os atores sociais envolvidos na EAN sejam capazes de romper com práticas e paradigmas ultrapassados de educação em saúde.

Referências

BRASIL. Ministério da Saúde. *Guia alimentar para a população brasileira*. Brasília (DF): 2014.

BRASIL. Ministério da Saúde. Secretaria de Atenção à Saúde. Departamento de Atenção Básica. *Política Nacional de Alimentação e Nutrição*. Brasília: Ministério da Saúde, 2013. 84 p.

BRASIL. Ministério da Saúde. *Desmistificando dúvidas sobre alimentação e nutrição*. Material de apoio para profissionais de saúde. Brasília: Universidade Federal de Minas Gerais, 2016a.

BRASIL. Ministério da Saúde. *Instrutivo*: metodologia de trabalho em grupos para ações de alimentação e nutrição na atenção básica. Brasília: Universidade Federal de Minas Gerais, 2016b.

BRASIL. Ministério da Saúde. *Na cozinha com as frutas, legumes e verduras*. Brasília: Universidade Federal de Minas Gerais, 2016c.

BRASIL. Ministério do Desenvolvimento Social e Combate à Fome. *Marco de referência de educação alimentar e nutricional para as políticas públicas*. MDS: Brasília, 2012.

BRASIL. *Portaria n. 2.761, de 19 de Novembro de 2013*. Institui a Política Nacional de Educação Popular em Saúde no âmbito do Sistema Único de Saúde (PNEPS-SUS), 2013.

CERVATO-MANCUSO, A. M.; VINCHA, K. R. R.; SANTIAGO, D. A. Educação alimentar e nutricional como prática de intervenção: reflexão e possibilidades de fortalecimento. *Physis*, 26(1):225-49, 2016.

DIMARIA-GHALILI, R. A.; MIRTALLO, J. M.; TOBIN, B. W.; HARK, L.; VAN HORN, L.; PALMER, C. A. Challenges and opportunities for nutrition education and training in the health care professions: intraprofessional and interprofessional call to action. *Am J Clin Nutr*. 99(suppl):1184S-93S, 2014.

FREIRE, Paulo. *Pedagogia da autonomia*: saberes necessários à prática educativa. 28. ed. São Paulo: Paz e Terra, 2003. 148 p.

HAWKES, C. *Promoting healthy diets through nutrition education and changes in the food environment:* an international review of actions and their effectiveness. Rome: FAO, 2013.

MAGALHÃES, A. P. A.; MARTINS, K. C.; CASTRO, T. G. Educação alimentar e nutricional crítica: reflexões para intervenções em alimentação e nutrição na atenção primária à saúde. *Rev. Min. Enferm.*, 16(3):463-70, 2012.

MELO, M. M.; SILVA, M. C. M.; EVANGELISTA, K. C. M S; SILVA, F. R. M. Pensadores da alimentação: trabalhadores debatem suas dificuldades para incorporar práticas alimentares saudáveis. *Demetra*, 11(11):135-58, 2016.

MONTEIRO, C. A.; CANNON, G.; MOUBARAC, J.; MARTINS, A. P. B.; MARTINS, C. A.; GARZILLO J. et al. Dietary guidelines to nourish humanity and the planet in the twenty-first century. A blueprint from Brazil. *Public Health Nutr.*, 18(13):2311-22, 2015.

ORGANIZACIÓN DE LAS NACIONES UNIDAS PARA LA ALIMENTACIÓN Y LA AGRICULTURA (FAO). *El estado de las guías alimentarias baseadas en alimentos en América Latina y el Caribe:* 21 años después de la Conferencia Internacional sobre Nutrición. Roma, 2014.

PEREIRA, T. N.; NASCIMENTO, F. A.; BANDONI, D. H. Conflito de interesses na formação e prática do nutricionista: regulamentar é preciso. *Ciência & Saúde Coletiva*, 21(12):3833-44, 2016.

RODRIGUES, E. M.; SOARES, F P. T. P.; BOOG, M. C. F. Resgate do conceito de aconselhamento no contexto do atendimento nutricional. *Rev. Nutr.*, 18(1):119-28, 2005.

SANTOS, L. A. S. O fazer educação alimentar e nutricional: algumas contribuições para reflexão. *Ciência & Saúde Coletiva*, 17(2):453-62, 2012.

SILVA, A. C. B.; SILVA, M. C. C. B.; OLIVEIRA, V. E. R. Educação alimentar e nutricional, cultura e subjetividades: a escola contribuindo para a formação de sujeitos críticos e criativos em torno da cultura alimentar. *Demetra*, 10(2):247-57, 2015.

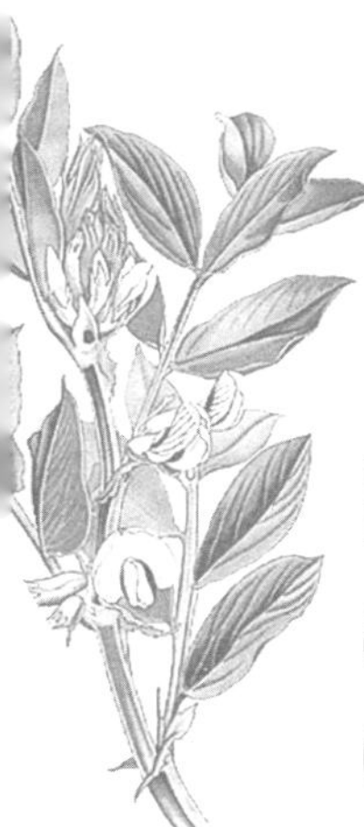

10

Programas de incentivo ao aleitamento materno e alimentação complementar saudável

■ Sonia Isoyama Venâncio

Introdução

Uma alimentação adequada e saudável nos primeiros anos de vida garante o crescimento, o desenvolvimento e a saúde infantil e tem repercussões ao longo de toda a vida, contribuindo para a concretização do direito humano à alimentação e à saúde (BRASIL, 2012).

Elaborar programas que possam contribuir com a garantia deste direito, por meio da oferta do leite materno de forma exclusiva até o sexto mês de vida e continuado até os dois anos ou mais, com a introdução da alimentação complementar saudável, é um desafio mundial no que se refere às políticas públicas de saúde.

A amamentação impacta na redução da mortalidade infantil no mundo, e é a intervenção isolada com maior capacidade de evitar mortes em crianças menores de 5 anos (pode prevenir 13% do total de mortes). Por sua vez, a alimentação complementar é a terceira ação mais efetiva, com potencial de prevenir 6% dos óbitos nessa faixa etária (JONES et al., 2003).

A revisão sistemática sobre os efeitos da amamentação reafirma diversos benefícios, como prevenção de morbidade infantil por diarreia, infecções respiratórias e otite média; proteção contra mortalidade por doenças infecciosas em países de baixa/média renda e por enterocolite necrotizante e síndrome da morte súbita na infância nos países de alta renda; melhora do capital humano por meio do aumento da inteligência; prevenção do câncer de mama e, adicionalmente, possíveis efeitos sobre a ocorrência de excesso de peso e diabetes entre crianças, e câncer de ovário e diabetes nas mães (VICTORA et al., 2016).

Em face das evidências, o Brasil adota as recomendações internacionais, preconizando o aleitamento materno exclusivo até o sexto mês e continuado até o segundo ano de vida ou mais (BRASIL, 2013).

A transição do aleitamento materno exclusivo para a introdução dos alimentos consumidos pela família é o período denominado alimentação complementar, que deve ser iniciado aos seis meses de idade e concluído aos 24 meses, sendo um período de grande vulnerabilidade para a nutrição e saúde das crianças. A introdução de alimentos deve ser feita em tempo oportuno, em quantidade e qualidade adequadas a cada fase do desenvolvimento infantil. Esse é o momento em que os primeiros hábitos são adquiridos e formados, e a correta introdução dos alimentos tem o papel de promoção à saúde e hábitos saudáveis, além de proteger a criança de deficiências nutricionais e doenças crônicas na idade adulta (BRASIL, 2013).

Apesar do exposto, as práticas de alimentação infantil em todo o mundo estão aquém das recomendações. Análises globais mostram que mais de 80% dos recém-nascidos recebem leite materno em quase todos os países; entretanto, a prevalência da amamentação exclusiva em menores de seis meses teve um aumento discreto, de 24,9% em 1993 para 35,7% em 2013 (VICTORA et al., 2016). Da mesma forma, poucas crianças recebem alimentos complementares nutricionalmente adequados e seguros. Em muitos países, menos de um quarto dos lactentes de 6 a 23 meses cumprem os critérios de diversidade dietética e frequência de alimentação apropriada para sua idade (WHO, 2017).

O cenário brasileiro também é preocupante. No Brasil, apesar da melhora significativa na situação do aleitamento materno no período entre 1975 e 2008, os dados da II Pesquisa de Prevalência de Aleitamento Materno nas capitais brasileiras e Distrito Federal mostraram prevalência da amamentação exclusiva em menores de seis meses de 41% e duração mediana do AME e AM de 1,8 e 11,2 meses, respectivamente. Constatou-se, ainda, a introdução precoce de água, chás e outros leites (13,8,15,3 e 17,8%, respectivamente) já no primeiro mês de vida, e de comida salgada (20,7%) e frutas (24,4%) em um quarto dos lactentes de 3 a 6 meses (VENANCIO, 2013; BRASIL, 2009). Com relação à alimentação complementar, a Pesquisa Nacional de Demografia e Saúde (PNDS) apontou a introdução precoce de alimentos não saudáveis, com elevado consumo de refrigerantes (40,5%), alimentos fritos (39,4%), salgadinhos (39,4%) e doces (37,8%), entre uma e três vezes por semana, o que foi confirmado na Pesquisa Nacional de Saúde (2013), na qual o consumo de refrigerantes foi referido para 32,3% e de biscoitos, bolacha ou bolo para 60,8% das crianças, apontando uma inoportuna introdução de alimentos não saudáveis na alimentação infantil (JAIME, 2016).

Esses dados sinalizam a necessidade de instituir políticas e programas para proteger, promover e apoiar as práticas de amamentação e alimentação complementar saudável em todo o mundo. No Brasil, esses programas e ações se inserem no contexto de diversas políticas instituídas no âmbito do Sistema Único de Saúde (SUS), com destaque para a Política Nacional de Alimentação e Nutrição – PNAN (aprovada em 1999 e revisada em 2011), a Política Nacional de Promoção da Saúde (de 2006, revisada em 2014) e a Política Nacional de Atenção Integral à Saúde da Criança – PNAISC, aprovada em 2015 (BRASIL, 2012; BRASIL, 2017).

Entender o histórico e o contexto de implementação de tais programas pode ajudar a reconhecer os avanços e identificar lacunas para o enfrentamento dos inúmeros desafios dessa agenda.

Histórico de implementação de programas e ações de aleitamento materno e a alimentação complementar saudável em nível global

O declínio na prática do AM que ocorreu no final do século XIX é atribuído a diversos fatores, como crenças sobre amamentação, a inserção da mulher no mercado de trabalho, a influência das práticas hospitalares contrárias à amamentação por livre demanda, a industrialização de produtos e criação de demandas por influência do *marketing* utilizado pelas indústrias e distribuidores de alimentos artificiais, levando ao aumento das taxas de mortalidade infantil (BRASIL,

2017). Diante desse cenário, várias iniciativas foram adotadas por organismos internacionais visando ao retorno à prática da amamentação.

A Organização Internacional do Trabalho (OIT), no início do século XX, realizou a terceira convenção, em Washington, relativa ao emprego das mulheres antes e depois do parto. Nela, foi recomendado aos países garantir o retorno ao trabalho seis semanas pós-parto e o direito a duas pausas de meia hora para amamentar durante a jornada de trabalho. Em 1981, a Organização Mundial da Saúde (OMS) e o Fundo das Nações Unidas para a Infância (Unicef) recomendaram a criação de normas éticas para a comercialização de substitutos do leite materno, o que resultou na aprovação do Código Internacional de Comercialização de Substitutos do Leite Materno. O Código reconheceu que os trabalhadores da saúde, mulheres e famílias são suscetíveis a estratégias de *marketing* direto e indireto e delineou as responsabilidades dos governos, dos sistemas e trabalhadores da saúde e das empresas que comercializam ou fabricam os substitutos do leite materno (ROLLINS et al., 2016).

O passo seguinte, em 1989, foi o lançamento, também pela OMS e pelo Unicef, da Declaração Conjunta sobre o Papel dos Serviços de Saúde e Maternidades, e nela foram definidos os "Dez Passos para o Sucesso do Aleitamento Materno" (BRASIL, 2017).

Em agosto de 1990, legisladores e agências internacionais adotaram a Declaração de *Innocenti*, a qual recomendava a todas as crianças o aleitamento materno exclusivo do nascimento até 4-6 meses de idade e a continuidade da amamentação por dois anos ou mais. No mesmo ano, a Convenção das Nações Unidas sobre Direitos da Criança consagrou a saúde e os cuidados de saúde, incluindo as vantagens da amamentação como um direito legal da criança e a promoção da amamentação como uma obrigação legal dos países que a ratificaram (ROLLINS et al., 2016).

Em 1991, foi lançada a Iniciativa Hospital Amigo da Criança (IHAC), com o objetivo de resgatar o direito da mulher de amamentar, mediante mudanças nas rotinas das maternidades, por meio do cumprimento dos "Dez Passos para o Sucesso da Amamentação" e da não aceitação de doação de substitutos do leite materno. No mesmo ano, a World Alliance for Breastfeeding Action (WABA) lançou a Semana Mundial de Amamentação, que se caracteriza como ação de mobilização social de grande relevância.

Em 2001, a Assembleia Mundial da Saúde passa a recomendar a amamentação exclusiva até o sexto mês de vida, mantendo a orientação para introdução dos alimentos complementares e manutenção da amamentação até os dois anos de vida ou mais.

A OMS e Unicef publicaram, em 2002, a Estratégia Global para a Alimentação Infantil, para revitalizar o compromisso global com a nutrição apropriada para crianças e bebês, reiterando as iniciativas anteriores e propondo ações para proteger, promover e apoiar a alimentação infantil (BRASIL, 2013).

Vale destacar que, nos anos subsequentes, várias estratégias foram pensadas para fortalecer a implementação das iniciativas descritas acima, tais como elaboração de cursos para profissionais de saúde e gestores e o lançamento do Curso Integrado de Aconselhamento em Alimentação Infantil, entre outros. Com relação aos direitos trabalhistas, em 2009, a recomendação internacional foi revista para 14 semanas de licença-maternidade.

Em 2012, foi lançado um Plano de Implementação Integral em Nutrição Materna, do Recém-Nascido e da Criança, que definiu seis metas para a melhoria mundial da nutrição até 2025, sendo uma delas o aumento de 50% ou mais da taxa de amamentação exclusiva nos primeiros seis meses de vida e um conjunto de ações e metas relacionadas à redução da anemia materna, do baixo peso ao nascer e da desnutrição e obesidade infantis, estas últimas estreitamente relacionadas às práticas alimentares na infância (WHO, 2014).

Histórico de implementação de programas e ações de aleitamento materno e a alimentação complementar saudável no Brasil

Décadas de 1970 e 1980

O movimento mundial para a retomada da amamentação teve seus reflexos no Brasil. Na década de 1970, a agenda da Alimentação e Nutrição é assumida pelo Instituto Nacional de Alimentação e Nutrição (Inan) e, em 1976, institui-se o II Programa Nacional de Alimentação e Nutrição (II Pronan), a partir do qual ocorreu o processo de institucionalização de ações de nutrição no interior da rede pública de serviços de saúde. Porém, foi em 1981 que a amamentação ganhou maior destaque, com a criação do Programa Nacional de Incentivo ao Aleitamento Materno (PNIAM), reconhecido como um programa bem-sucedido internacionalmente por sua abrangência: ações de promoção da amamentação (campanhas publicitárias veiculadas pelos meios de comunicação de massa), proteção legal (criação de leis trabalhistas de proteção à amamentação e controle de *marketing* e comercialização de leites artificiais) e apoio (elaboração de material educativo, criação de grupos de apoio à amamentação na comunidade e treinamento de profissionais de saúde para aconselhamento individual). Nos anos subsequentes, foi publicada a portaria do Alojamento Conjunto, tornando obrigatória a permanência do bebê junto à mãe em tempo integral nas unidades hospitalares públicas (1983).

O ano de 1988 constitui-se em um marco histórico para o País, com a promulgação da Constituição Federal e a instituição do SUS, após o qual a atenção à saúde da criança no Brasil evoluiu dos programas verticalizados materno-infantis das décadas de 1970 e 1980 para a perspectiva de cuidado integral, voltada à garantia de direitos, superação de vulnerabilidades, redução da morbimortalidade e promoção da saúde e qualidade de vida (JAIME, 2016). A Constituição Federal garantiu, ainda, às mulheres trabalhadoras com vínculo empregatício formal diversos benefícios, como a licença-maternidade de 120 dias, o direito a duas pausas de meia hora cada uma durante a jornada de trabalho, para amamentar o filho de até os seis meses de idade, e o direito à creche no local de trabalho (BRASIL, 2017).

No tocante à proteção legal da amamentação, outro marco importante ocorreu em 1988, com a criação da Norma Brasileira de Comercialização de Alimentos para Lactentes. Objetivou-se proteger o aleitamento materno por meio da proibição da publicidade de produtos alimentícios para crianças, de doação de amostras grátis para as mães, da promoção desses produtos nos serviços de saúde, de oferta de presentes e amostras ao pessoal da área da saúde e textos ou ilustrações insinuando como ideal a alimentação artificial, entre outros. Ainda nesse ano, o Ministério da Saúde (MS) regulamentou o funcionamento dos Bancos de Leite Humano (BLH), definindo que, além de serem locais de coleta, processamento e estocagem de leite humano, deveriam funcionar como centros de apoio à lactação (BRASIL, 2017).

Década de 1990

Os anos 1990 foram decisivos para os avanços no tocante à amamentação. O Brasil foi um dos 12 primeiros países a adotar a IHAC e, em 1992, foi credenciado o primeiro Hospital Amigo da Criança no País. Para alavancar a IHAC, o MS intensificou a multiplicação de quatro cursos propostos pela OMS: Curso de 18 horas para equipes das maternidades; Curso de 80 horas para formar monitores; Curso de Aconselhamento em Amamentação de 40 horas e Curso rápido voltado à sensibilização dos gestores (VENANCIO, 2014).

Ao mesmo tempo, em 1992, a Norma Brasileira de Comercialização de Alimentos para Lactentes passava por sua primeira revisão, incluindo bicos e mamadeiras, melhorando aspectos de rotulagem e assumindo a denominação Norma Brasileira para Comercialização de Alimentos para Lactentes (NBCAL) (BRASIL, 2017). Duas portarias ministeriais foram publicadas no final da década de 1990, sobre a criação da Comissão Nacional de BLH e da Rede Brasileira de Bancos de Leite Humano (RBLH-BR), no âmbito do Centro de Referência Nacional da Fundação Oswaldo Cruz (BRASIL, 2017). Também na década de 1990 o Brasil passa a comemorar a Semana Mundial da Amamentação, na primeira semana de agosto, a qual vem se consolidando como uma importante estratégia de promoção do aleitamento materno (VENANCIO, 2014).

Anos 2000

Os anos 2000 são marcados por importantes avanços em relação à proteção, promoção e apoio ao aleitamento materno.

No tocante à proteção legal, o MS coordenou a revisão da NBCAL, que resultou na Portaria Ministerial n. 2.051/2001 e na RDC n. 221 e 222/2002, da Anvisa; em 2006, foi publicada a Lei n. 11.265/2006, que dispõe sobre comercialização de alimentos para lactentes e crianças de primeira infância e também de produtos de puericultura e correlatos, ampliando seu escopo para alimentos de crianças até o 3º ano de vida; e, em 2015, foi publicado o Decreto n. 8.552, que regulamenta a Lei n. 11.265/2006. Fortaleceu-se também o apoio à mulher trabalhadora que amamenta. Em 2008, a Lei n. 1.770 estabeleceu a licença-maternidade de seis meses, sem prejuízo do emprego e do salário, para as funcionárias públicas federais, ficando a critério dos estados, municípios e empresas privadas a adoção desta Lei – Programa Empresa Cidadã. Além disso, o MS adotou uma nova ação que tem por objetivo orientar a instalação de salas de apoio à amamentação em empresas públicas ou privadas e a fiscalização desses ambientes pelas vigilâncias sanitárias locais (BRASIL, 2017).

Com relação à promoção, além da Semana Mundial da Amamentação, outras ações de mobilização social foram adotadas, tais como o Dia Nacional de Doação de Leite Humano, comemorado nacionalmente no dia 19 de maio e, em 2012, alguns estados brasileiros instituíram a Semana de Doação do Leite Humano, tendo como referência o dia 19 de maio. Seguindo a tendência da mobilização social por um período maior, foi publicada a Lei n. 13.435, que instituiu o mês de agosto como o Mês do Aleitamento Materno – Agosto Dourado (BRASIL, 2017).

Várias ações voltadas ao apoio à amamentação também foram implementadas. Em âmbito hospitalar, o MS regulamentou, em 2000, a Norma de Atenção Humanizada ao Recém-Nascido de Baixo Peso (Método Canguru), que, dentre inúmeros benefícios, tem se mostrado efetivo para aumentar as taxas de amamentação desses bebês (VENANCIO, 2014). A IHAC passou por constantes revisões, com modificação nos critérios brasileiros para certificação dos hospitais, e, em 2014, ampliou seu foco para a atenção ao parto, incluindo o Cuidado Amigo da Mulher. Além do cumprimento dos Dez Passos para o Sucesso do Aleitamento Materno, da NBCAL, e do Cuidado Amigo da Mulher, os critérios brasileiros visam garantir também a permanência da mãe ou do pai junto ao recém-nascido 24 horas por dia e livre acesso a ambos ou, na falta destes, ao responsável legal. Cabe ressaltar que, nesse período, o modelo brasileiro de BLH foi reconhecido mundialmente pelo desenvolvimento tecnológico inédito, que alia baixo custo à alta qualidade, tendo a Rede-BLH estabelecido cooperação com vários países, sendo instituída a Rede Global de Bancos de Leite Humano.

Conforme descrito até o momento, as ações voltadas a incentivar a amamentação em serviços de saúde tiveram como foco prioritário inicial as maternidades. No âmbito da Atenção Básica, algumas iniciativas de apoio ao aleitamento materno foram adotadas, tais como a Iniciativa Unidade Básica Amiga da Criança, em Londrina, e a Iniciativa Unidade Básica Amiga da Amamentação, no Rio de Janeiro. Mas foi somente em 2008 que essa lacuna foi preenchida, quando o MS adotou uma estratégia voltada à promoção da amamentação na Atenção Básica, com a criação da Rede Amamenta Brasil. A proposta, formulada com base nos princípios da educação crítico-reflexiva e na Política de Educação Permanente em Saúde, tinha como objetivo a revisão e o matriciamento dos processos de trabalho interdisciplinar nas unidades básicas de saúde, de forma a contribuir para o aumento da prevalência do AM (BRASIL, 2017).

Por fim, cumpre destacar uma importante iniciativa do MS no sentido de fortalecer a governança das ações de aleitamento materno, com a instituição, em 2006, do Comitê Nacional de Aleitamento Materno, cujo objetivo é assessorar e apoiar a implementação das ações de promoção, proteção e apoio ao AM no País. Em 2012, foi publicada a Portaria n. 111, de 19 de janeiro, que redefiniu sua composição, que passou a ter representação de grupo de mães, sociedade civil, Opas, Unicef, SBP, CRN, Abenfo, Febrasgo, Departamento de Atenção Básica e representantes de instituições de ensino (BRASIL, 2017).

Foi também nos anos 2000 que o MS intensificou a promoção da alimentação complementar saudável, por meio da elaboração e divulgação de vários materiais educativos voltados aos profissionais de saúde. Nesse sentido, podemos citar o "Guia Alimentar para as crianças menores de 2 anos", publicado em 2002, que fundamentou a primeira publicação do manual "Dez passos para uma alimentação saudável: guia alimentar para crianças menores de dois anos: um guia para o profissional da saúde na atenção básica" no mesmo ano, com revisão em 2010. Outra importante publicação do MS foi o "Caderno de Atenção Básica n. 23: Saúde da criança, Nutrição Infantil, Aleitamento Materno e Alimentação Complementar", em 2009, revisado em 2015.

Em 2010, foi dado um passo importante para o fortalecimento das ações de apoio e promoção à alimentação complementar saudável no SUS, com o lançamento da Estratégia Nacional Para Alimentação Complementar Saudável (ENPACS), também com base nos princípios da Educação Permanente em Saúde e da educação problematizadora. O objetivo da ENPACS era incentivar a orientação da alimentação complementar como atividade de rotina nos serviços de saúde, contemplando a formação de hábitos alimentares saudáveis desde a infância, com a introdução da alimentação complementar em tempo oportuno e de qualidade, respeitando a identidade cultural e alimentar das diversas regiões brasileiras (BRASIL, 2010).

Tendo em vista as dificuldades operacionais na implantação da Rede Amamenta Brasil e ENPACS, e buscando potencializar a promoção da amamentação e alimentação complementar saudável na Atenção Básica, as duas iniciativas foram integradas à Estratégia Amamenta e Alimenta Brasil (EAAB) em 2013. O objetivo foi facilitar a participação dos profissionais nas oficinas e potencializar o trabalho das equipes da atenção básica na promoção do aleitamento materno e alimentação complementar, mantendo os referenciais teóricos da educação crítico-reflexiva e as estratégias de implementação, como apoio contínuo às UBSs e certificação no contexto da qualificação da atenção básica (VENANCIO, 2013).

Por fim, destaca-se a elaboração do II Plano Nacional de Segurança Alimentar e Nutricional 2016-2019, por diversos ministérios e a sociedade civil, que tem como objetivo garantir a segurança alimentar e nutricional e o direito humano à alimentação adequada à população brasileira. Este plano tem como um dos indicadores o aleitamento materno, para controlar e prevenir os agravos decorrentes da má alimentação e a expansão da EAAB para mais 2.000 Unidades Básicas de Saúde.

Encerra-se aqui um breve histórico sobre a implementação de programas e ações voltados à promoção do AM e alimentação complementar saudável no Brasil. É importante reconhecer a valorização das ações de incentivo à amamentação no âmbito das estratégias do governo brasileiro para redução da mortalidade infantil, como o Projeto de Redução da Mortalidade Infantil da década de 1990, o Pacto Nacional pela Redução da Mortalidade Materna e Neonatal (2004), o Pacto pela Vida (2006) e o PAC Saúde – Mais Saúde, de 2008 (BRASIL, 2017).

Para conhecer o detalhamento desses programas e ações, sugere-se a leitura dos documentos do MS citados ao longo do texto. A seguir, passamos à reflexão sobre avanços e desafios dessa agenda.

Avanços e desafios da agenda de promoção da amamentação e alimentação complementar saudável

É inegável o papel dos programas e ações na expansão da prática da amamentação. O êxito da trajetória brasileira foi amplamente divulgado por ocasião da publicação de um volume especial sobre amamentação no periódico *The Lancet*, em 2016, sendo o País citado por seu investimento bem-sucedido no treinamento dos trabalhadores da saúde, implantação da IHAC, fortalecimento da proteção à maternidade e a implementação da NBCAL (ROLLINS et al., 2016). Alguns dados podem ajudar a compreender o quanto se avançou na implementação dos programas e ações no Brasil, conforme ilustra a Figura 10.1.

• 324 HAC no Brasil
• 49 hospitais cumprindo os 10 passos, NBCAL, o CAM e RN*
• 30% dos nascimentos em HAC no Brasil
Iniciativa Hospital Amigo da Criança
Rede de Bancos de Leite Humanos
• 220 BLH
• 191 postos de coleta de leite humano
• cooperação internacional com 23 países**
• 312 BLH no mundo com o modelo brasileiro
• 4.660 tutores formados
• 2.347 oficinas de formação
• 32.841 profissionais da Atenção Básica qualificados
• 87 UBS/ equipes da ESF certificadas
• 405 municípios com tutores formados
Estratégia Amamenta e Alimenta Brasil
Salas de Apoio nas Empresas
• 201 salas de apoio à amamentação certificadas pelo MS
• 695 tutores formados

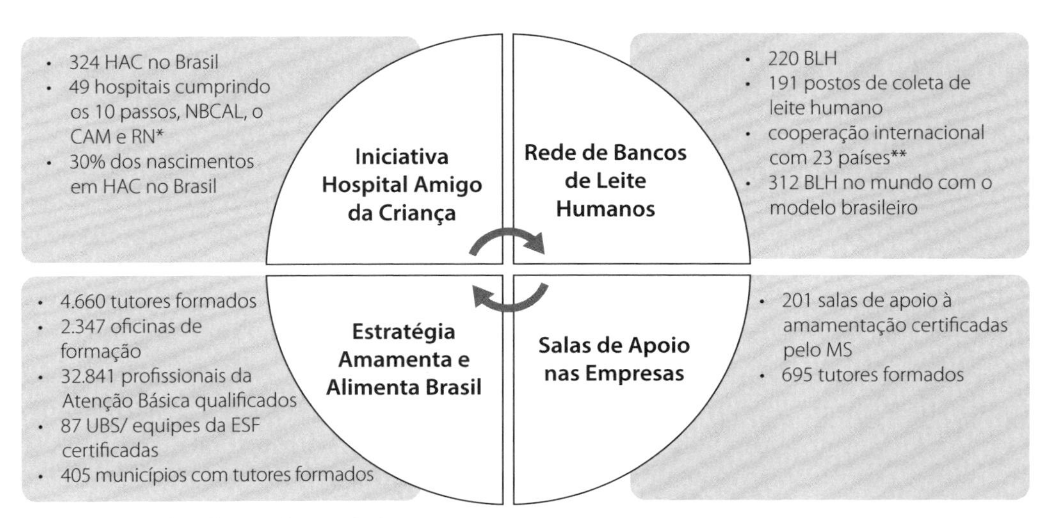

* Cuidado amigo da mulher e recém-nascido de risco.

** Angola, Argentina, Belize, Bolívia, Cabo Verde, Colômbia, Costa Rica, Cuba, Equador, El Salvador, Espanha, Guatemala, Haiti, Honduras, México, Moçambique, Nicarágua, Panamá, Paraguai, Peru, República Dominicana, Uruguai, Venezuela.

Figura 10.1 – *Implementação das ações de proteção, promoção e apoio ao aleitamento materno no Brasil, 2017.*

Fonte: Ministério da Saúde, em 20 de dezembro de 2017.

Porém, em que pesem os avanços, apesar de diversas iniciativas terem sido estabelecidas desde a década de 1980, as taxas globais de amamentação, assim como as nacionais, que apontam para uma estabilização dos indicadores de amamentação (BOCCOLINI et al., 2017), permanecem abaixo das metas estabelecidas no Plano de Implementação Integral em Nutrição Materna, do Recém-Nascido e da Criança (WHO, 2014).

Diante dos desafios que se colocam e em face de certo esgotamento das estratégias e investimentos, um modelo para ampliação dos programas de promoção da amamentação em países de baixa/média renda vem sendo proposto, conhecido como *Breastfeeding Gear Model* ou Modelo de Engrenagens. Com base em uma revisão sistemática sobre a implementação de programas de aleitamento materno de 28 países da África, América Latina e Caribe e Ásia, o modelo proposto indica a necessidade de várias "engrenagens-chave" trabalharem em sincronia e coordenação. São engrenagens-chave: o *advocacy* (a exemplo da atuação de Rede IBFAN, no Brasil desde 1983), necessário para gerar a vontade política, por sua vez, necessária para promulgar legislação e políticas para proteger, promover e apoiar a amamentação em hospitais e na comunidade. Um eixo central de coordenação ou governança, por sua vez, impulsiona os recursos necessários para apoiar o desenvolvimento dos programas, que necessitam de monitoramento e avaliação. Os autores utilizam os exemplos do Brasil e do México para testar empiricamente o modelo, concluindo que o Brasil possui maior número de engrenagens atuando e, consequentemente, alcançou melhores indicadores de amamentação ao longo do tempo (PÉREZ-ESCAMILLA et al., 2012).

Nessa direção, teve início, em 2010, a elaboração de um documento base visando contribuir para a formulação e pactuação da Política Nacional de Promoção, Proteção e Apoio ao Aleitamento Materno no Brasil, em função da necessidade de fortalecer as diversas ações de incentivo ao aleitamento materno desenvolvidas no País. Para além da maior articulação e integração entre essas ações, propõe-se potencializar o seu impacto buscando um alinhamento aos princípios e diretrizes do SUS, no contexto de consolidação das Redes de Atenção à Saúde, adotando a lógica da construção de uma linha de cuidado. Além disso, aponta-se a necessidade de pactuação entre as esferas de governo e o financiamento tripartite para garantir a sustentabilidade das ações, além do fortalecimento do trabalho intersetorial, trazendo, assim, uma perspectiva de pactuação de uma Política que vem sendo trabalhada com os estados e municípios desde 2010, em substituição à lógica de várias ações que vêm sendo implementadas de forma isolada nos territórios (BRASIL, 2017).

É importante lembrar que a PNAISC, aprovada em 2015, destaca a promoção da amamentação e alimentação complementar saudável como um dos eixos prioritários da atenção integral às crianças, reforçando as diretrizes da PNAN. Como perspectiva para o fortalecimento desse eixo, temos a expansão da EAAB, com grande potencial de capilaridade nas Unidades Básicas de Saúde no Brasil.

Por fim, cabe anunciar que está em curso a revisão do *Guia Alimentar das Crianças Menores de Dois Anos*, por meio de um processo amplo e participativo, que certamente contribuirá para o enfrentamento do desafio de garantir o direito das crianças, suas mães e famílias à amamentação exclusiva nos primeiros seis meses de vida e à alimentação complementar saudável no início da vida.

Referências

BOCCOLINI, C. S. et al. Tendência de indicadores do aleitamento materno no Brasil em três décadas. *Rev. Saúde Pública*, São Paulo, v. 51, n. 108, 2017. Disponível em: <http://www.scielo.br/scielo.php?script=sci_arttext&pid=S0034-89102017000100287&lng=pt&nrm=iso>. Acesso em: 19 dez. 2017.

BRASIL. *II Pesquisa de prevalência de aleitamento materno nas capitais brasileiras e Distrito Federal.* [s.l.] Ministério da Saúde, 2009.

BRASIL. Ministério da Saúde. *ENPACS:* Estratégia Nacional Para Alimentação Complementar Saudável: Caderno do Tutor / Ministério da Saúde, Rede Internacional em Defesa do Direito de Amamentar – IBFAN Brasil. – Brasília: Ministério da Saúde, 2010. 108 p.

BRASIL. Ministério da Saúde. Secretaria de Atenção à Saúde. Departamento de Atenção Básica. *Política Nacional de Alimentação e Nutrição*. Brasília: Ministério da Saúde, 2013. 84 p.

BRASIL. Ministério da Saúde. Secretaria de Atenção à Saúde. *Departamento de ações programáticas estratégicas.* Bases para a discussão da Política Nacional de Promoção, Proteção e Apoio ao Aleitamento Materno / Ministério da Saúde, Secretaria de Atenção à Saúde, Departamento de Ações Programáticas Estratégicas. Brasília: Ministério da Saúde, 2017. 68 p.: il.

JAIME, P. C et al. Assistência em saúde e alimentação não saudável em crianças menores de dois anos: dados da Pesquisa Nacional de Saúde, Brasil, 2013. Rev. *Bras. Saúde Matern. Infant.*, Recife, 16(2):159-167 abr./jun. 2016.

JONES, G. et al. How many child deaths can we prevent this year? *Lancet*, v. 362, n. 9377, p. 65-71, 5 jul. 2003.

PÉREZ-ESCAMILLA, R.; MINHAS, L. C. D.; TAYLOR, L et al. Scaling up of breastfeeding promotion programs in low-and middle-income countries: the "Breastfeeding Gear". *Model. Adv. Nutr.* 3:790-800, 2012.

ROLLINS, N. C.; BHANDARI, N.; HAJEEBHOY, N.; HORTON, S.; LUTTER, C. K.; MARTINES, J. C.; PIWOZ, E. G.; RICHTER, L M.; VICTORA, C. G. Why invest, and what it will take to improve breastfeeding practices? *Lancet,* 387(10017):491-504, 2016.

VENANCIO, S. L. et al. Análise de implantação da rede amamenta Brasil: desafios e perspectivas da promoção do aleitamento materno na atenção básica. *Cadernos de Saúde Pública*, v. 29, n. 11, p. 2261-2274, 2013.

VENANCIO, S. L. Formação de redes e ações para apoio, promoção e proteção do aleitamento materno. In: CARDOSO, Marly A. *Nutrição em saúde Coletiva.* São Paulo: Atheneu, 2014.

VENANCIO, S. L.; SALDIVA, S. R. D. M.; MONTEIRO, C. A. Tendência secular da amamentação no Brasil. *Revista de Saúde Pública*, v. 47, n. 6, p. 1205-1208, dez. 2013.

VICTORA, C. G.; BAHL, R.; BARROS, A. J.; FRANÇA, G. V.; HORTON, S.; KRASEVEC, J.; MURCH, S.; WALKER, N.; ROLLINS, N. C. Breastfeeding in the 21st century: epidemiology, mechanisms, and lifelong effect. *Lancet,* 387(10017):475-490, 2016.

WHO. *Comprehensive implementation plan on maternal, infant and young child nutrition.* WHO/nmh/nhd/14.1. Geneva, 2014.

WHO. Media centre. *Infant and young child feeding.* Fact sheet Updated July 2017. Disponível em: <http://www.who.int/mediacentre/factsheets/fs342/en/>. Acesso em: 19 dez. 2017.

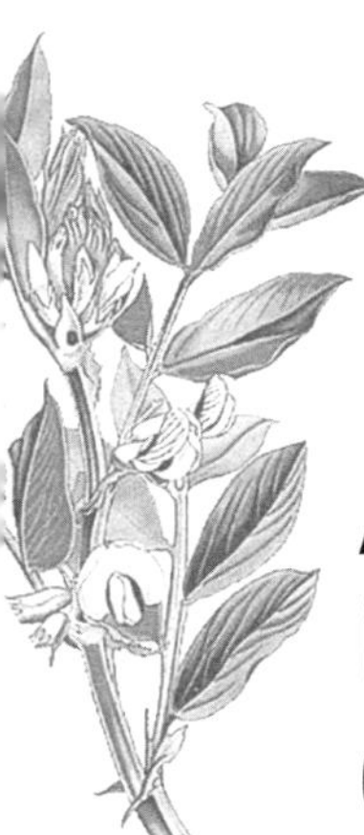

11

Atenção nutricional e a integralidade do cuidado em saúde

- Kelly Poliany de Souza Alves
- Ruben Araujo de Mattos

Retomando os sentidos da integralidade em saúde

A ideia de integralidade do cuidado em saúde indica um valor que merece ser defendido. Trata-se de um princípio que vem sendo construído entre nós desde o início do chamado Movimento da Reforma Sanitária e que se pretende concretizar no Sistema Único de Saúde (SUS). Debruçando-se sobre o processo de tal construção, Mattos (2001) reconheceu três conjuntos de sentidos do termo integralidade: um ligado às políticas de saúde, outro aos modos de organização dos serviços de saúde, e um terceiro ligado às práticas dos profissionais de saúde.

Aplicada para caracterizar políticas e programas de saúde, desenhada para dar respostas a um determinado problema de saúde ou aos problemas de saúde que afligem certo grupo populacional, a integralidade significa a recusa de reduzir as respostas governamentais a uma ou a outra dimensão da população tomada como alvo. Integralidade nas políticas e programas significa uma visão abrangente das necessidades das pessoas que podem se beneficiar das políticas de saúde. Isto se materializa, por exemplo, na resistência a programas de "cuidado materno-infantil", que, reduzindo a mulher ao papel biológico de mãe, descuida-se de um amplo conjunto de necessidades de saúde das mulheres. Assim nasceu a ideia de um programa de assistência integral à saúde da mulher (MATTOS, 2001).

Aplicado aos modos de organização de serviços de saúde, defender a integralidade é defender uma visão ampliada das necessidades de saúde, muito além dos limites dos parâmetros epidemiológicos. Trata-se de reconhecer, por um lado, o imperativo ético de dar resposta ao sofrimento produzido pelos adoecimentos, e, por outro, as possibilidades de um diálogo que permita ofertar informações e propostas de ação capazes de, com um pouco de sorte, reduzir as possibilidades futuras de experiências de sofrimento das pessoas. Não basta prestar assistência a quem sofre, deixando de ver as necessidades no âmbito da chamada promoção da saúde, tampouco ofertar ações de promoção descuidando-se de dar respostas ao sofrimento produzido pelas doenças. Há que se organizar serviços de modo que promoção da saúde e práticas assistenciais se façam de modo articulado (MATTOS, 2001).

Aplicada às práticas dos profissionais de saúde, a integralidade consiste na recusa da redução do outro a um objeto. Significa, na dimensão do cuidado, recusar-se a reduzir o sujeito a uma doença ou a uma lesão. Ao contrário, exige do profissional de saúde o esforço de reconhecer o outro como um sujeito em seu próprio modo de conduzir a vida, respeitando tanto suas singularidades como as características da vida do grupo social ao qual pertence (que, muitas vezes, é bem diverso do grupo social em que vivem os profissionais de saúde). É no quadro de um encontro entre sujeitos que nasce o cuidado integral (MATTOS, 2001).

Em síntese, todos os sentidos de integralidade nos remetem a uma visão bem mais ampliada das necessidades de saúde, mas nos remetem também a uma dimensão dialógica entre profissionais de saúde e pessoas que necessitam, em algum momento, do concurso desses profissionais nos cuidados de saúde.

Em outros termos, o cuidado integral em saúde exige uma apreensão ampliada das necessidades de saúde das pessoas, mas, sobretudo, exige que essa apreensão da necessidade se faça no diálogo com essas pessoas. De fato, os profissionais de saúde detêm (pelo menos supostamente deveriam deter) um conhecimento técnico sobre doenças, sobre as formas de enfrentar o sofrimento delas recorrentes, assim como sobre possíveis fatores de risco, capazes de aumentar a probabilidade de, num futuro remoto, produzir sofrimentos nas pessoas. Contudo, profissionais de saúde não detêm um conhecimento tão apurado sobre a vida do outro, de quem cuida, sobre os seus modos de conduzir a vida. Mas é o outro, no seu modo de levar a vida que experimenta e dá sentido ao seu sofrimento, bem como ao que propomos para ele ou ela, com o fim de aliviar suas dores. Ou ainda, numa situação mais delicada, inerente a ações de prevenção de doenças ou de promoção de saúde, é o outro que experimentará nossas ofertas de uma vida melhor, mais saudável, correndo menos risco de adoecer. Ou seja, profissionais talvez conheçam mais sobre doenças, tratamentos, recomendações dietéticas etc., enquanto as pessoas conhecem mais sobre suas próprias vidas. O cuidado integral exige diálogo entre os diferentes conhecimentos, a fim de pactuar as práticas de cuidados de saúde.

Uma das formas de violar o cuidado integral é não reconhecer a necessidade dos profissionais de saúde de aprender com a vida daqueles de quem cuidam. Quando um profissional de saúde, por exemplo, fala em erro alimentar, ou quer ensinar ao outro como ele deve comer, ou mesmo compartilhar as informações que produzirão (na sua convicção) uma vida saudável, descuidando da vida do outro, do seu modo de conduzir a vida, das opções singulares e dos determinantes sociais desses modos de vida, o que se produz não é o cuidado integral – seria um descuido, e não um cuidado. Mais grave do que isso, situações como essa desqualificam o outro, retiram sua potência de conduzir ele mesmo, ou de ampliar sua capacidade de conduzir ele mesmo o cuidado de sua saúde. Trata-se tão somente de uma relação de poder.

Uma das formas de buscarmos o cuidado integral em saúde é, para nós, profissionais de saúde, adotar o ideal da prudência (MATTOS, 2004). Ser prudente implica, no contexto das práticas de cuidado, colocar sistematicamente em dúvida se nosso conhecimento aplicado àquela situação concreta na qual estamos produzirá os efeitos que esperamos, ou se, de outra forma, produzirá efeitos indesejáveis. Isso significa colocar para nós mesmos cotidianamente a pergunta: esse cuidado, essa prescrição, essa orientação são mesmo necessários? Quais as perspectivas concretas aqui e agora, neste caso, neste encontro, de que minha oferta para o outro alivie seu sofrimento, ou reduza as chances de um sofrimento futuro? Quais as perspectivas de que minhas orientações produzam sofrimentos adicionais? Que balanço fazemos disso? E que balanço aqueles de quem cuidamos fazem disso? Nossas intervenções contribuem para que os sujeitos possam cada vez mais governar seu cuidado de saúde, ou delas resultam cada vez mais tutela, dependência? Contribuem para uma vida mais feliz?

Para este exercício, o primeiro ponto de partida consistiria talvez em buscar mais a escuta, a construção do vínculo com o outro, o exercício da alteridade (imaginar-se na posição do outro) como modo de fomentar o diálogo de nosso conhecimento técnico com o conhecimento sobre a vida.

Os sentidos da integralidade em saúde e a atenção nutricional

A trajetória de programas e ações de alimentação e nutrição nos serviços públicos de saúde é marcada por diferentes conjunturas socioeconômicas e políticas que delimitaram a ação do Estado perante a problemática alimentar e nutricional e de saúde da população brasileira, e por paradigmas técnico-científicos da nutrição utilizados para identificar e justificar quais eram os problemas alimentares e nutricionais de relevância pública, definir as soluções para eles e normatizar as práticas profissionais nesse sentido.

Embora existisse conhecimento acerca das causas estruturais dos agravos nutricionais da população brasileira e propostas técnicas para enfrentá-las de forma intersetorial, os programas desenvolvidos no âmbito do setor da saúde ficaram restritos a um problema (ingestão inadequada de energia, proteínas e/ou micronutrientes) solucionável por medidas racionalizadoras legitimadas pela ciência da nutrição (ofertar suplementação alimentar para garantir aporte energético-proteico, suplementação de micronutrientes e combate aos erros alimentares por meio da educação alimentar junto aos públicos vulneráveis) (BOSI, 1988; PESSANHA, 2004; L'ABBATE, 1989; PEREIRA; CASTRO, 1993).

Diferentes programas de suplementação alimentar para combate à desnutrição energético-proteica do público materno-infantil (o público vulnerável eleito) foram implantados a partir da década de 1970, na então rede de serviços públicos de saúde, até 2001, onde já estavam nos serviços responsáveis pela oferta da atenção básica à saúde no SUS. Persistiram por todo esse período mesmo apresentando diversos problemas em sua implementação (como baixa cobertura e não garantia de recebimento dos alimentos aos cadastrados nos programas), não sendo possível afirmar que tivessem causado real impacto no perfil nutricional brasileiro (PESSANHA, 2004; L'ABBATE, 1989; PEREIRA; CASTRO, 1993). O fato é que o declínio da desnutrição infantil no país foi relacionado ao aumento da escolaridade materna, ao crescimento do poder aquisitivo das famílias, à expansão da assistência à saúde e à melhoria nas condições de saneamento (MONTEIRO, 2009).

Já os programas de combate às carências nutricionais específicas (de ferro e vitamina A), cujas primeiras experiências começaram na década de 1980, ainda estão vigentes no Brasil, apesar das falhas de cobertura e escassez de monitoramento e avaliação de sua implementação e impacto sobre a prevalência de anemia ferropriva e hipovitaminose A. A manutenção ou aumento das prevalências dessas carências nutricionais específicas sugerem que esses programas sejam ineficazes ou insuficientes para o enfrentamento desses problemas (SANTOS, 2002a; SANTOS, 2002b; BRASIL, 2009a).

Passados mais de vinte anos da criação do SUS, na nova Política Nacional de Alimentação e Nutrição (PNAN) (BRASIL, 2013), em 2011, foi definida uma diretriz para organização da atenção nutricional no Sistema, tendo-a como parte da atenção integral à saúde, conforme aponta o conceito estabelecido:

> A atenção nutricional compreende os cuidados relativos à alimentação e nutrição voltados a promoção e proteção da saúde, prevenção, tratamento e reabilitação de agravos, devendo estar associados às demais ações de atenção à saúde do Sistema Único de Saúde (SUS), para indivíduos, famílias e comunidades, contribuindo para a conformação de uma rede integrada, resolutiva e humanizada de cuidados (BRASIL, 2013).

A partir deste conceito, a diretriz da PNAN (BRASIL, 2013) traz alguns caminhos para a apreensão ampliada das necessidades de saúde da população:

a. Iniciar o processo de organização e gestão dos cuidados relativos à alimentação e nutrição na Rede de Atenção à Saúde pelo diagnóstico da situação alimentar e nutricional da população adstrita aos serviços e equipes de Atenção Básica (AB), devido a sua capilaridade e capacidade de identificação das necessidades de saúde da população sob sua responsabilidade.
b. Incluir no processo de territorialização realizado pelas equipes de AB a identificação dos espaços de produção, comercialização e distribuição de alimentos, além dos costumes e tradições alimentares locais, entre outras características do território onde vive a população adstrita, que possam relacionar-se aos seus hábitos alimentares e estado nutricional. Ou seja, ir além da análise dos indicadores epidemiológicos clássicos da vigilância alimentar e nutricional para captar as diversas dimensões da alimentação e nutrição nos territórios.
c. Reconhecer os indivíduos enquanto membros de famílias e comunidades, "sujeitos coletivos" que possuem suas formas próprias de organização e necessidades distintas, assim como apresentam diferentes respostas a fatores que lhes possam afetar.
d. Considerar as especificidades de diferentes grupos populacionais, povos e comunidades tradicionais, assim como as diferenças de gênero e de cada fase do curso da vida.
e. Considerar no acolhimento, enquanto escuta qualificada oferecida pelos trabalhadores às necessidades do usuário, a alimentação e nutrição como determinantes de saúde e levar em conta a subjetividade do comportamento alimentar.

Quanto à organização da atenção nutricional nos serviços de saúde, a diretriz da PNAN orienta que, no âmbito da AB, esta deverá dar respostas às demandas e necessidades de saúde do seu território, considerando as de maior frequência e relevância e observando critérios de risco e vulnerabilidade. E que, em se tratando do quadro epidemiológico do país, devem ser prioritárias as ações de prevenção e tratamento da obesidade, desnutrição, carências nutricionais específicas e doenças crônicas não transmissíveis (BRASIL, 2013).

É preciso atentar para que a definição de prioridades em torno dos piores indicadores não restrinja a percepção das necessidades de saúde da população ao invés de ampliá-las. Na perspectiva das políticas e dos programas, talvez precisemos rever de modo mais radical aqueles que reduzem sujeitos a objetos de intervenção voltados para a normalização de um parâmetro biomédico, descuidando dos diferentes modos de conduzir a vida desses sujeitos, tanto em suas singularidades quanto nas determinações sociais desses modos de levar a vida.

Nesse sentido, por exemplo, pensar estratégias para lidar com o crescimento da obesidade na população brasileira tendo a integralidade do cuidado como premissa demanda apreender o conjunto das necessidades de saúde das pessoas que sofrem com o excesso de peso e não somente ocupar-se de ações para controle do seu índice de massa corporal (IMC). Da mesma forma, não se pode restringir a ação do serviço de saúde diante do problema das carências nutricionais específicas à administração de suplementos profiláticos, pois isso tende a produzir práticas pontuais descontextualizadas dos modos de vida das pessoas e desarticuladas das demais ofertas de cuidado à saúde.

Na organização da atenção nutricional nos serviços de saúde, compreendemos ser uma barreira a divisão equivocada que estabeleceu que a assistência clínica (a chamada nutrição clínica) se faz somente no hospital, nas clínicas, ambulatórios e consultórios especializados, enquanto às unidades básicas de saúde caberiam as práticas de promoção da saúde e prevenção de doenças, incluindo a implementação dos programas específicos de prevenção e controle dos agravos nutricionais mencionados acima (a chamada nutrição social/nutrição em saúde pública).

Essa divisão nos remete àquela que prevalecia entre os serviços de saúde antes da criação do SUS: de um lado, os serviços de assistência médica previdenciária, vinculados à Previdência Social e que só atendiam aos trabalhadores contribuintes, com foco principalmente na assistência hospitalar; de outro lado, os serviços de saúde pública, vinculados ao Ministério da Saúde e Secretarias Estaduais de Saúde, que prestavam um leque restrito de ações e serviços de saúde, para públicos também restritos, relacionados à prevenção e controle de doenças de interesse público, como as infecciosas e parasitárias, em Centros/Unidades/Postos de Saúde Pública. Foi nesses últimos que ocorreu a institucionalização dos programas de alimentação e nutrição, quando problemas nutricionais do público materno-infantil se tornaram de interesse público (DEMÉTRIO et al., 2011).

Em virtude disso, há ainda dificuldades para se desenvolver no âmbito da Atenção Básica (AB) uma atenção nutricional capaz de responder à complexidade das necessidades de saúde da população que passou a ser atendida nesses serviços que supere as práticas restritas aos procedimentos estabelecidos nos programas específicos para o público materno-infantil, como a mensuração de peso e altura/comprimento e a distribuição de suplementação profilática de micronutrientes. Nesse contexto, por exemplo, encontram-se os desafios de lidar com as novas questões relacionadas à alimentação e nutrição diante das complicações das doenças crônicas não transmissíveis (como as complicações renais do diabetes), o envelhecimento (perda da autonomia para a alimentação), a obesidade infantil, as sequelas de acidentes de trânsito e de violências (como a terapia nutricional enteral em domicílio), entre outras.

Ao mesmo tempo, a prática clínica em nutrição, que foi desenvolvida dentro dos hospitais e ambulatórios, em consonância com o modelo biomédico hegemônico que possui seu foco na doença e no risco, concentra-se apenas em critérios fisiopatológicos para a determinação de intervenções e restrições alimentares, sendo incapaz de reconhecer os elementos psicobiossocioculturais da alimentação e da comensalidade, elementos esses que são fundamentais na prática clínica em nutrição contemporânea, seja no âmbito da Atenção Básica ou no âmbito da Atenção Especializada, na perspectiva da construção de uma *nutrição clínica ampliada* (DEMÉTRIO, 2014; DIEZ-GARCIA; PADILHA; SANCHES, 2012). Esta característica se estendeu ao processo de produção e distribuição de refeições para os indivíduos hospitalizados (a chamada alimentação coletiva), que, ao enfocar prioritariamente os aspectos nutricionais e sanitários dos alimentos, reduz a compreensão sobre o papel que a alimentação exerce em suas vidas e no próprio processo de recuperação de sua saúde, desvalorizando ou desconsiderando totalmente a comida em seus aspectos simbólicos e sensoriais (BRASIL, 2009b).

Desta forma, para a organização da atenção nutricional no SUS, precisamos deixar de fragmentar as práticas em nutrição clínica, nutrição em saúde pública e alimentação coletiva para enfrentarmos os desafios maiores de incluir os cuidados em alimentação e nutrição enquanto parte dos esforços para promoção e proteção da saúde, prevenção, diagnóstico, tratamento e reabilitação de doenças e agravos no conjunto dos serviços de saúde. Somado a isso, é necessário disseminar entre os profissionais de saúde a concepção de alimentação adequada e saudável como a prática alimentar apropriada aos aspectos biológicos e socioculturais dos indivíduos, bem como ao uso sustentável do meio ambiente (BRASIL, 2013), ou seja, superar a ideologia de supervalorização dos nutrientes.

Ao pensar as práticas dos profissionais de saúde na perspectiva de uma atenção nutricional que contribua para a integralidade do cuidado, considerando essa concepção mais ampla sobre alimentação adequada e saudável, é necessário reconhecer duas questões importantes:

I. Que a alimentação adequada e saudável não depende unicamente da escolha individual, uma vez que diversos fatores podem incidir positiva ou negativamente sobre o consumo alimentar, como a disponibilidade e o acesso aos alimentos no território onde as pessoas vivem e trabalham (seu ambiente alimentar), sua renda, acesso a informações, exposição à publicidade abusiva, entre outras. Assim, os profissionais de saúde precisam ter um olhar ampliado sobre todos esses aspectos na realização da atenção nutricional a indivíduos, famílias e comunidades, evitando culpabilizá-los pelos problemas alimentares que possuem. A partir disso, pode ser possível construir estratégias de cuidado contextualizadas, que façam sentido e possam repercutir em resultados positivos para as pessoas, seja no âmbito da promoção da saúde ou da prevenção, tratamento e reabilitação de doenças ou agravos.

II. Que as melhores estratégias de cuidado se fazem em conjunto, com participação ativa dos sujeitos que demandam os cuidados nos serviços de saúde, em colaboração com os outros profissionais de saúde também responsáveis pelo cuidado, e, por vezes, com os cuidadores, familiares e rede de apoio social dos sujeitos. Desta forma, saímos da ideia de que, *a priori*, o melhor cuidado quando se trata de alimentação e nutrição seria a prescrição dietética, que partiria somente do conhecimento de um profissional específico sobre o que é melhor para a alimentação e nutrição do outro, para a construção conjunta de planos e estratégias alimentares que considerem os diferentes saberes acerca da alimentação e nutrição, sobretudo o conhecimento dos próprios sujeitos.

Essas questões remetem à perspectiva da clínica ampliada, que se refere a uma abordagem clínica do adoecimento e do sofrimento, que considere a singularidade do sujeito e a complexidade do processo saúde-doença; uma clínica ampliada que não apenas responda aos estreitamentos da vida produzidos pelas doenças, mas também enfrente a questão das possibilidades de prevenção de estreitamentos futuros. Trata-se do enfrentamento da fragmentação do conhecimento e das ações de saúde e seus respectivos danos e ineficácia. Para isso, é fundamental a qualificação do diálogo entre os profissionais de saúde envolvidos no cuidado, bem como do diálogo destes com o usuário, de modo a possibilitar decisões compartilhadas e compromissadas com a autonomia e a saúde dos usuários do SUS (DEMÉTRIO, 2014). Isso porque o objetivo final não pode ser nem o controle de parâmetros biomédicos isolados, nem a adesão a um padrão de vida saudável definido *a priori* pelos profissionais de saúde, e sim, um modo de viver mais feliz, mais leve, mais autônomo pelas pessoas.

Diante das reflexões apresentadas, que tal adicionar mais integralidade na atenção nutricional no SUS? Para este exercício, reconhecemos que não há receita única. A única maneira talvez é experimentar muitas receitas e escrever as que gostamos de fazer para compartilhá-las com outros. Afinal de contas, como na nossa cultura alimentar, receitas não são para ser sempre seguidas à risca, pois suas adaptações em diferentes contextos, por vezes, resultam em melhores sabores.

Referências

BOSI, M. L. M. *A face oculta da nutrição:* ciência e ideologia. Rio de Janeiro: Espaço e Tempo; Ed. UFRJ, 1988.

BRASIL. Ministério da Saúde, Centro Brasileiro de Análise e Planejamento. *Pesquisa Nacional de Demografia e Saúde da Criança e da Mulher – PNDS 2006*: dimensões do processo reprodutivo e da saúde da criança. Brasília: Ministério da Saúde, 2009a.

BRASIL. Ministério da Saúde. Secretaria de Atenção à Saúde. Departamento de Atenção Básica. *Política Nacional de Alimentação e Nutrição*. Brasília: Ministério da Saúde, 2013. 84 p.

BRASIL. Ministério da Saúde. Secretaria de Atenção à Saúde. Política Nacional de Humanização da Atenção e Gestão do SUS. *Clínica ampliada e compartilhada*. Brasília: Ministério da Saúde, 2009b.

DEMÉTRIO, F. A crise das práticas nutricionais em saúde-doença-cuidado e a possibilidade de construção de uma nutrição clínica ampliada e compartilhada. In: SOUZA, M. K. B.; TAVARES, J. S. C. (Org.). *Temas em saúde coletiva:* gestão e atenção no SUS em debate. Cruz das Almas/BA: UFRB, 2014. p. 167-203.

DEMÉTRIO, F. et al. A nutrição clínica ampliada e a humanização da relação nutricionista-paciente: contribuições para reflexão. *Rev. Nutr.*, Campinas, 24(5):743-763, set./out. 2011.

DIEZ-GARCIA, R. W.; PADILHA, M.; SANCHES, M. Alimentação hospitalar: proposições para a qualificação do serviço de alimentação e nutrição, avaliadas pela comunidade científica. *Ciência Saúde Coletiva*, Rio de Janeiro, v. 17, n. 2, p. 473-480, fev. 2012.

L'ABBATE, S. As políticas de alimentação e nutrição a partir dos anos setenta. *Rev. Nut.*, Campinas, 2(1):7-54, jan../jul. 1989.

MATTOS, R. A. Cuidado prudente para uma vida decente. In: PINHEIRO, R.; MATTOS, R. A. (Org.). *Cuidado:* as fronteiras da integralidade. São Paulo: Hucitec, 2004. p. 119-132.

MATTOS, R. A. Os sentidos da integralidade: algumas reflexões acerca de valores que merecem ser defendidos. In: PINHEIRO, R.; MATTOS, R. (Org.). *Os sentidos da integralidade na atenção e no cuidado à saúde*. Rio de Janeiro: UERJ, IMS: Abrasco, 2001. p. 39-64.

MONTEIRO, C. A. et al. Causas do declínio da desnutrição infantil no Brasil, 1996-2007. *Rev Saúde Pública*, 43(1):35-43, 2009.

PEREIRA, G. S.; CASTRO, I. R. R. Considerações sobre o plano de combate à fome e à miséria. *Cad. Saúde Pública*, 9 (supl. 1):106-113, 1993.

PESSANHA, L. D. R. A experiência brasileira em políticas públicas para a garantia do direito ao alimento – breve histórico. *Cadernos de Debate*, XV, p. 1-37, dez. 2004.

SANTOS, L. M. P. (Org.). *Bibliografia sobre deficiência de micronutrientes no Brasil 1990-2000:* Brasília: Organização Pan-Americana da Saúde, 2002a. v. 1: vitamina A.

SANTOS, L. M. P. (Org.). *Bibliografia sobre deficiência de micronutrientes no Brasil: 1990-2000*. Brasília: OPAS; 2002b. v. 2: b-anemia.

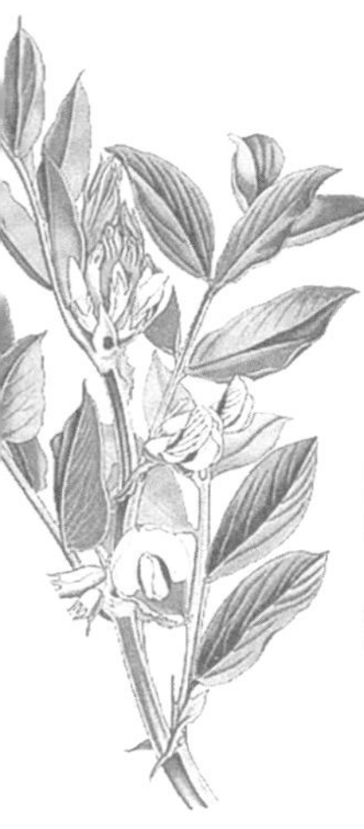

12 Políticas Públicas de Alimentação e Nutrição voltadas à desnutrição

- Patricia Constante Jaime
- Kamila Tiemann Gabe

Neste capítulo, o termo "desnutrição" será utilizado no contexto da desnutrição proteico-energética, que corresponde ao déficit nutricional resultante da ingestão insuficiente de energia e proteínas. A desnutrição infantil é mundialmente reconhecida como uma importante causa de mortalidade em crianças menores de cinco anos. Mortes por doenças como pneumonia, diarreia, sarampo, malária ou HIV/Aids frequentemente têm a desnutrição como causa básica.

Suas principais causas vão além de fatores biológicos, tais como consumo inadequado de alimentos, ausência de aleitamento materno ou presença de doenças infecciosas e de morbidade (síndromes de má absorção e deficiências enzimáticas, por exemplo). A estes se associam fatores socioeconômicos, culturais e ambientais, formando quadro consistente com um ciclo que envolve pobreza, insegurança alimentar e doença, em que cada componente contribui para a persistência do outro. Dessa forma, as ações de prevenção e controle demandam não só intervenções específicas na área de nutrição e saúde, mas também mudanças sociais, políticas e econômicas.

Em função de sua importância como questão de saúde pública e sua persistência em diversos cenários, o enfrentamento da desnutrição infantil permanece sendo uma preocupação global. A redução de dois terços na taxa de mortalidade infantil e a erradicação da fome e da miséria foram metas estabelecidas na agenda internacional "Objetivos do Milênio (2000-2015)". Ambas foram alcançadas pelo Brasil, mas persistiram sendo observadas em diversos países, sobretudo nos subdesenvolvidos e em desenvolvimento. O problema também foi pautado na agenda sucessora, de-

Diferenciando fome crônica e desnutrição

A fome crônica refere-se à ausência de **ingestão alimentar** capaz de satisfazer a necessidade de energia do indivíduo para a manutenção de suas atividades cotidianas. A desnutrição proteico-energética, por sua vez, diz respeito a uma **condição física** derivada da deficiência de energia ou nutrientes, seja por consumo alimentar insuficiente, que pode ser uma consequência da fome crônica, ou inadequado aproveitamento biológico, frequentemente causado pela presença de doenças, sobretudo as infecciosas. A estreita relação de ambas com a pobreza também se expressa de diferentes formas: enquanto a primeira é quase sempre um subproduto da pobreza (salvo em algumas situações excepcionais), a segunda, embora mais frequente na presença da pobreza, não raro ocorre também na ausência dela.

nominada "Objetivos para o Desenvolvimento Sustentável (2016-2030)", cujos compromissos relacionados à desnutrição infantil foram expressos a partir de uma perspectiva mais ampliada, voltada para os seus determinantes. São eles: "1) Acabar com a pobreza em todas as suas formas, em todos os lugares" e "2) Acabar com a fome, alcançar a segurança alimentar e melhoria da nutrição e promover a agricultura sustentável".

No Brasil, o processo de transição nutricional traz consigo o desafio atual da organização do cuidado em alimentação e nutrição nas Redes de Atenção em Saúde (RAS). De acordo com a Política Nacional de Alimentação e Nutrição (PNAN), a atenção nutricional deve ser organizada localmente, sob a ótica do território, levando-se em conta as necessidades de saúde de maior frequência e relevância, e observando critérios de risco e vulnerabilidade. Adicionalmente, a PNAN também indica algumas demandas prioritárias da atenção nutricional que devem ser levadas em conta em todos os territórios, dentre as quais a desnutrição é incluída. Para além do setor da saúde, na perspectiva de enfrentamento de seus determinantes sociais, compõe a agenda intersetorial das políticas públicas voltadas à promoção da segurança alimentar e nutricional.

Diagnóstico de desnutrição infantil

O diagnóstico de desnutrição infantil pode ser feito por meio de indicadores que podem ser bioquímicos, clínicos e antropométricos. Dada a forte relação com outras variáveis que não só as biológicas, a avaliação da magnitude do problema pode ser realizada a partir da associação desses indicadores com outros de natureza socioeconômica e demográfica, tais como as condições de saneamento básico de determinada região ou acesso a alimentos.

Entre os indicadores antropométricos, os mais utilizados em estudos populacionais são recomendados pela Organização Mundial da Saúde (OMS) e adotados pelo Ministério da Saúde (MS): a estatura para a idade, o peso para estatura e o peso para idade. A classificação é dada em percentil ou escore Z, de acordo com o estabelecido nas curvas de crescimento da OMS, conforme faixa de idade e sexo. A Tabela 12.1 apresenta as características de cada um dos indicadores, bem como os pontos de corte indicados pela OMS.

Tabela 12.1
Indicadores antropométricos para a avaliação da desnutrição infantil adotados pelo Ministério da Saúde, segundo suas características e ponto de corte

Indicador	Característica	Ponto de corte em escore Z para desnutrição
Estatura para Idade	É o índice que melhor indica o efeito cumulativo de situações adversas sobre o crescimento da criança. É considerado o indicador mais sensível para aferir a qualidade de vida de uma população.	< 2
Peso para Estatura	Este índice dispensa a informação da idade; expressa a harmonia entre as dimensões de massa corporal e estatura. Déficits indicam ganho inadequado de massa corporal em relação à estrutura física da criança e, quando isolados, podem estar ligados a processos agudos e recentes.	
Peso para Idade	É adequada para o acompanhamento do ganho de peso e reflete a situação global da criança; porém não diferencia o comprometimento nutricional atual ou agudo dos pregressos ou crônicos.	

Fonte: Ministério da Saúde. Norma Técnica do Sistema de Vigilância Alimentar e Nutricional (Sisvan), 2011.

Epidemiologia da desnutrição infantil

A desnutrição nos primeiros anos de vida, refletida por indicadores antropométricos do estado nutricional, é um dos maiores problemas de saúde enfrentados por países em desenvolvimento. No Brasil, estudos de abrangência nacional que fornecem informações sobre o estado nutricional de crianças menores de cinco anos têm sido realizados desde 1975, o que tem permitido análise da evolução temporal da desnutrição.

A comparação entre dados de inquéritos nacionais realizados em 1975, 1989, 1996 e 2006 revela forte tendência de declínio da prevalência de desnutrição infantil nesse período por meio de dados de peso/idade e estatura/idade. Nos dois primeiros intervalos (1975-1989 e 1989-1996), a desnutrição caiu nas taxas de 5,0 e 5,7% ao ano, respectivamente, sendo essa queda mais intensa nas áreas urbanas do país. No intervalo seguinte (1996-2006), essa taxa foi de 6,3%, observada, inclusive, entre as crianças de menor quinto de renda e da região Nordeste, demarcando redução substancial das inequidades regionais.

Os principais fatores estatisticamente atribuídos a essa redução estão no nível dos determinantes sociais: aumento da escolaridade materna; aumento do poder aquisitivo das famílias; melhora no acesso a serviços públicos essenciais e melhora nas condições de saneamento. No último período observado (1996-2006), o declínio da desnutrição é mais fortemente atribuído ao aumento do poder aquisitivo das famílias, sobretudo a partir de 2003, com o aumento da cobertura dos programas de transferência de renda associado à forte expansão do acesso aos serviços públicos de educação básica e saúde. A análise da evolução do estado nutricional infantil nas últimas décadas evidencia, portanto, o surgimento de uma clara tendência de redução das desigualdades sociais quanto à prevalência da desnutrição na infância.

Embora esses dados possam sugerir que a relevância da desnutrição infantil como problema de saúde pública tenha reduzido significativamente, é importante destacar que essa queda não ocorreu de maneira uniforme em todos os grupos populacionais. Em populações indígenas, o déficit de estatura para a idade entre crianças menores de cinco anos era de 26% em 2009, e em populações remanescentes de quilombolas, de 18,7% em 2013. Entre crianças de famílias beneficiárias do Programa Bolsa Família (PBF), um estudo realizado em parceria entre os Ministérios do Desenvolvimento Social e da Saúde avaliou os dados de mais dois milhões de crianças registrados no Sistema de Vigilância Alimentar e Nutricional (Sisvan) entre 2008 e 2012. Esse estudo demonstrou que, em 2008, a prevalência de desnutrição por déficit de estatura ainda era de 17,5% entre crianças de famílias beneficiárias do PBF. Na análise de evolução temporal, constatou-se que esta prevalência reduziu-se em 51,4% até 2012, passando a ser de 8,5%. As características do Programa que contribuíram para esse desfecho positivo são apresentadas na próxima seção.

Preocupação relacionada a flutuações nos cenários socioeconômico e político do país também se faz importante nesse contexto. As estratégias de proteção social que levaram o Brasil a tirar cerca de 28 milhões de pessoas da pobreza entre 2004 e 2014, a sair do Mapa da Fome[1] em 2014 e a atingir a meta dos Objetivos do Milênio relacionada à redução da desnutrição infantil são reconhecidas e valorizadas mundialmente. Contudo, no ano de 2016, demarcado por crise

---

[1] Elaborado anualmente pela Organização das Nações Unidas para Alimentação e Agricultura (FAO).

econômica, foi observado que cerca de 3 milhões de pessoas voltaram a viver abaixo da linha da pobreza[2], colocando o país sob o risco de retorno ao Mapa da Fome.

Rasella et al. (2018) projetaram os possíveis impactos de diferentes decisões políticas diante de um cenário de crise econômica em municípios brasileiros. Os autores concluíram que reduções na cobertura de programas de transferência de renda (Programa Bolsa Família) e de atenção primária à saúde (Estratégia de Saúde da Família), como medidas de austeridade fiscal, poderiam responder por importante desaceleração na queda das taxas de mortalidade infantil até 2030. Isso significa que, em um cenário de cortes no orçamento desses programas, em 2030 seriam esperadas 20 mil mortes infantis evitáveis a mais do que em um cenário de proteção social em que esses programas seriam mantidos mesmo durante a crise[3].

Adicionalmente, o mesmo estudo evidenciou que o número de mortes infantis causadas por desnutrição e por doenças diarreicas chegaria a aumentar durante os primeiros anos de redução da cobertura desses programas diante do cenário de crise. Esses resultados reiteram a sensibilidade da desnutrição infantil ao contexto social e ambiental e reforçam a importância da adoção de medidas ampliadas que enfrentem esses determinantes.

Ações e programas de atenção e controle da desnutrição infantil

Como já visto, a desnutrição infantil é um problema multifacetado, e a efetividade das ações voltadas para o seu controle depende de uma abordagem ampliada. Ao longo das décadas, o caráter das ações realizadas no Brasil mudou de uma perspectiva mais restrita ao agravo em si, com foco nos determinantes biológicos, para outra mais abrangente, que inclui também ações de promoção da saúde. Os tópicos a seguir descrevem as características das ações que foram desenvolvidas ao longo do tempo:

Programas de suplementação alimentar

Os programas de suplementação alimentar podem ser definidos como estratégias de oferecimento de alimentos com o objetivo de complementar (com calorias e/ou nutrientes específicos) a dieta de um determinado grupo populacional, buscando a recuperação do estado nutricional e a prevenção de carências nutricionais. No Brasil, a partir dos anos 1950, os programas de suplementação alimentar que têm a distribuição de leite como elemento-chave da complementação alimentar são adotados como um dos pilares de enfrentamento da fome e desnutrição materna e infantil (primeira infância e idades pré-escolar e escolar).

Esses programas surgiram em um contexto de necessidade de escoamento de excedentes alimentares de outros países, na janela de oportunidade aberta pela intensificação do debate sobre a fome, desnutrição e os direitos humanos no período pós-Segunda Guerra Mundial. Foram fortemente apoiados por órgãos e programas internacionais de ajuda alimentar, a exemplo do Fundo das Nações Unidas para a Infância (Unicef), que apoiou no Brasil um amplo programa social de distribuição de leite em pó desengordurado.

Os programas de suplementação alimentar foram, ao longo das décadas, incorporando novas abordagens e sendo substituídos por ações mais abrangentes, à medida que estudos

---

[2] Dados do Banco Mundial.

[3] Foi utilizado o real cenário brasileiro ante a aprovação, em 2016, da Emenda Constitucional n. 95, que prevê o congelamento dos gastos com proteção social, educação e saúde durante 20 anos.

foram demonstrando que a suplementação, por si só, não era efetiva, pois dependia de outras ações básicas do cuidado em saúde. No final da década de 1970, paralelamente aos programas de suplementação, estratégias mais abrangentes foram pensadas no âmbito do Programa Nacional de Alimentação e Nutrição/Pronan II (1976), mas, apesar do mérito da sua reflexão, muitas dessas ações não chegaram a ser colocadas em prática. No final da década de 1990, foi criado o Programa Nacional de Combate às Carências Nutricionais (PNCC), como substituto do então Programa "Leite é Saúde", prevendo, além da distribuição de leite e óleo de soja para crianças em risco nutricional, a promoção do aleitamento materno, o acompanhamento do estado nutricional e a prevenção e tratamento de carências de ferro e vitamina A, formalizando o compromisso com ações que extrapolavam a mera distribuição de alimentos.

No âmbito federal, a partir de 2001, esses programas foram sendo substituídos por programas de transferência de renda. Apesar disso, alguns programas estaduais e municipais de suplementação alimentar seguem existindo como estratégia de prevenção e controle da desnutrição, envolvendo principalmente distribuição de leite de vaca. A principal crítica aos programas de suplementação alimentar é a limitação de não atacarem os determinantes sociais da desnutrição e, assim, terem baixo impacto populacional. Além disso, estudos têm demonstrado que o impacto desse tipo de ação se dá principalmente na recuperação de crianças com grave comprometimento agudo de peso, o que teve sua importância histórica no combate à desnutrição, mas não mais condiz com o cenário epidemiológico atual, em que predominam os casos de desnutrição por déficit de estatura.

Um panorama atual acerca dos programas de suplementação alimentar com leite no Brasil
André Teixeira Vessoni

Os programas estaduais e municipais de suplementação alimentar com leite apresentam características bastante particulares no que tange aos seus objetivos e aspectos operacionais e gerenciais. Estas características permitem identificar diferentes graus de pertinência e adequação dos programas perante as agendas nacionais de Segurança Alimentar e Nutricional (SAN) e Promoção da Alimentação Adequada e Saudável (PAAS).
Resumidamente, os programas atuais podem ser divididos em dois principais grupos. O primeiro refere-se a um conjunto de programas (em sua maioria estaduais) que incorporam um entendimento mais ampliado em relação aos determinantes da insegurança alimentar e nutricional e da desnutrição (incluindo a dimensão da renda, gênero, e pertencimento a grupos específicos), bem como das dimensões que compõem os sistemas alimentares (incluindo as dimensões da produção, transporte e abastecimento). Dentro deste grupo, o modelo do **PAA-Leite** será descrito, mais adiante, como exemplo.
Um segundo grupo se refere a um conjunto de programas que ainda se pautam fortemente na perspectiva da vulnerabilidade biológica (voltando-se ao público infantil), e cuja intencionalidade de atuação se direciona basicamente à dimensão do consumo (assumindo apenas os consumidores finais enquanto beneficiários). Nesses programas, sobretudo os municipais, podem ser encontrados distanciamentos, e até mesmo contradições, em relação às agendas nacionais de SAN e PAAS. Um importante exemplo neste sentido, também apresentado a seguir, é o programa **Leite do Meu Filho.**

O Modelo do PAA-Leite

O Programa de Aquisição de Alimentos, na modalidade "Incentivo à Produção e ao Consumo de Leite" (PAA-Leite) é uma das oito modalidades do Programa de Aquisição de Alimentos (PAA). Regulamentado pelo Decreto n. 7.775/2012, e Resoluções GGPAA n. 72/2015 e Sesan n. 74/2015, o PAA-Leite integra o Sistema Nacional de Segurança Alimentar e Nutricional (Sisan), portanto, configura-se como eixo integrante da agenda nacional de SAN.
O PAA-Leite assume como objetivos: (I) contribuir no abastecimento de famílias em situação de vulnerabilidade ou INSAN, bem como de indivíduos atendidos por entidades públicas que fornecem refeições regularmente (como unidades da rede socioassistencial e equipamentos de alimentação e nutrição); e (II) fortalecer o setor produtivo e a agricultura familiar (AF) locais, por meio das compras públicas de leite (com prioridade para os agricultores familiares em situação de vulnerabilidade – indicada pela baixa renda familiar, pertencimento a Grupos Populacionais Tradicionais e Específicos e/ou composição de gênero).

Com relação a esses objetivos, é importante ressaltar a articulação do PAA-Leite com diferentes políticas e programas intersetoriais nacionais. No âmbito dos beneficiários consumidores, destaca-se a integração ao Programa Bolsa Família (uma vez que o perfil de baixa renda exigido por este é considerado critério de priorização das famílias beneficiárias) e ao PNAE (o leite adquirido é também destinado às unidades da rede pública de educação). No âmbito dos fornecedores, destaca-se a integração com os programas de incentivo à AF.

Tratando-se de um programa nacional, a gestão do PAA-Leite se dá em nível federal por meio do Grupo Gestor do PAA (GGPAA – órgão intersetorial vinculado ao Ministério do Desenvolvimento Social). A ele cabe a responsabilidade de orientar e acompanhar a implementação do programa. A execução do PAA-Leite, por sua vez, ocorre no âmbito estadual (por meio de entidades da administração pública direta ou indireta), que aderem ao programa e firmam convênios com a União. A eles cabe a aquisição (por meio de chamadas públicas) de leite produzido por agricultores familiares, bem como a contratação dos serviços de recepção, pasteurização, embalagem, transporte e distribuição do leite às famílias e/ou entidades recebedoras. Cabe também aos estados a formação de parcerias com os municípios atendidos, o que é bastante importante, já que os procedimentos operacionais do programa e o controle social concretizam-se na esfera municipal.

O PAA-Leite ocorre nos nove estados da Região Nordeste e em Minas Gerais (mais precisamente, nas regiões nordeste e norte do estado), onde podem assumir nomes específicos. Além do leite de vaca, o programa prevê a compra e a distribuição do leite de cabra, alinhando-se, assim, a vocação produtiva agropecuária destes estados. De acordo com o Censo Agropecuário de 2006 (IBGE), 83% dos 35 milhões de litros de leite de cabra produzidos no Brasil advinham da região Nordeste e Minas Gerais. Do montante produzido por estes estados, 59% (21 milhões de litros) eram oriundos da AF.

Considerando sua concepção ampliada de sistemas alimentares (direcionando-se também à dimensão da produção), de articulação intersetorial, e de atuação perante os determinantes sociais da desnutrição e da insegurança alimentar e nutricional, sobretudo no meio rural, o modelo do PAA-Leite pode ser considerado um daqueles que mais se aproxima da agenda nacional de SAN e de PAAS.

Programa Leite do Meu Filho

O "Programa de Nutrição Infantil Leite do Meu Filho" (LMF), instituído por meio do Decreto n. 845/2011, desenvolve-se no município de Manaus (AM) e assume, enquanto objetivo, "combater e prevenir, por meio da execução de ações de saúde voltadas à nutrição infantil, doenças causadas pela falta ou excesso de nutrientes".

A gestão e a operacionalização do LMF são de responsabilidade da Secretaria Municipal de Saúde (Semsa). A ela cabe o cadastramento das crianças beneficiárias e a distribuição do "complemento lácteo" às famílias nas unidades básicas de saúde (UBS), bem como a realização de campanhas de conscientização e incentivo ao aleitamento materno (AM) junto às mães. Quanto à gestão, o programa não prevê qualquer tipo de articulação com outras ações e programas intersetoriais no município.

O programa LMF prevê como beneficiárias crianças com idade entre 0 e 5 anos, não havendo nas bases normativas do programa definição explícita acerca dos critérios de identificação e seleção delas. A elas são destinados 3 tipos diferentes de produtos: 2 formulações lácteas (uma para crianças menores de 6 meses, e outra para crianças com idade entre 6 meses e 3 anos), e leite em pó (para crianças entre 3 e 5 anos).

As características acima permitem identificar que o LMF incorpora a perspectiva da vulnerabilidade biológica, enquanto determinante da desnutrição infantil, assim como se observa uma concepção restrita de sistemas alimentares focada no acesso a alimentos aos beneficiários.

Para além destes aspectos, o fornecimento indiscriminado de fórmulas lácteas às crianças menores de 2 anos configura-se como o principal fator de afastamento do LMF da agenda nacional de SAN e PAAS. Neste caso em específico, é possível identificar certa contradição com as ações de promoção, proteção e apoio ao aleitamento materno e alimentação complementar no âmbito da atenção básica do SUS. Motivado pela ocorrência de projetos municipais desta natureza, o Ministério da Saúde (MS) publicou, no ano de 2014, uma nota técnica com o intuito de reforçar a agenda de PAAS às crianças menores de 2 anos, bem como de condenar as ações de distribuição não criteriosa de fórmulas infantis no âmbito da Atenção Básica no SUS.

Programas de transferência de renda

O modelo de transferência condicionada de renda, por sua vez, representou uma mudança de paradigma na intervenção governamental no campo de alimentação e nutrição. A primeira iniciativa foi com o Programa Bolsa Alimentação (PBA), em 2001, substituído pelo Programa Bolsa Família (PBF), em 2003. No primeiro caso, o critério de inclusão era a vulnerabilidade biológica, ou seja, a existência de caso de desnutrição em gestantes e nutrizes, e, ainda, entre crianças de seis meses a seis anos e onze meses de idade. Já no PBF, a vulnerabilidade social, definida a partir de uma linha de corte de pobreza familiar, foi o critério adotado para elegibilidade ao Programa. Em ambos os casos, a transferência de renda é acompanhada por condicionalidades em saúde e educação, atribuindo às famílias beneficiárias o compromisso com a frequência escolar das crianças e adolescentes e com uma agenda mínima de cuidado em saúde, da qual a vigilância do estado nutricional faz parte. Paralelamente, o poder público se compromete com a oferta de serviços que garantam direitos sociais básicos em saúde e educação.

Em vigência desde 2003, o PBF tem por objetivo promover o acesso à rede de serviços públicos, em especial, de saúde, educação e assistência social; combater a fome e promover a segurança alimentar e nutricional; estimular a emancipação sustentada das famílias que vivem em situação de pobreza e extrema pobreza; promover novas práticas de gestão orientadas pela intersetorialidade, a complementaridade e a sinergia das ações sociais do poder público. Há robustas evidências do impacto do PBF no controle da desnutrição e da mortalidade infantil no Brasil, o que se associa ao fato de que a transferência condicionada de renda não só melhora o acesso financeiro aos alimentos, mas também promove melhora no acesso à educação básica e aos serviços de saúde, além da melhoria no acesso a serviços de bem-estar social e, consequentemente, a inclusão econômica das famílias beneficiárias.

Promoção do aleitamento materno

No Brasil, as ações de promoção, proteção e apoio ao aleitamento materno compõem as estratégias de prevenção e controle da desnutrição infantil. Por influência de ações pró-amamentação conduzidas por organismos internacionais como a Organização Mundial de Saúde (OMS) e a Unicef, a promoção do aleitamento materno é reconhecida como parte da agenda programática no Pronan II, o que se concretiza no início da década de 1980, com a criação do Programa Nacional de Incentivo ao Aleitamento Materno (PNIAM) no Ministério da Saúde. Desde então, um conjunto de ações intersetoriais, somadas às ações do setor da saúde, têm sido desenvolvidas para incentivar, apoiar e proteger o aleitamento materno no país. Como exemplos, podem-se citar o estabelecimento de campanhas de comunicação de incentivo ao aleitamento materno; a articulação entre o poder público e sociedade civil; ações no campo legal para a proteção do direito reprodutivo; normatização da comercialização de alimentos para lactentes; a Iniciativa Hospital Amigo da Criança; a implementação de uma rede de bancos de leite humano e a capacitação de recursos humanos no sistema de saúde para o aconselhamento em relação à amamentação.

Essas ações resultaram na melhora expressiva dos índices de aleitamento materno e são reconhecidas como parte do sucesso no declínio da prevalência de desnutrição infantil no país.

Ações focalizadas – perspectiva territorial

A partir da experiência acumulada com os programas de prevenção e controle da desnutrição, consolidou-se a percepção de que as respostas positivas à desnutrição infantil estão muito relacionadas ao enfrentamento de seus determinantes sociais e às políticas orientadas para a equidade, ou seja, de redistribuição de renda e políticas de acesso universal à educação, saúde e saneamento básico. A persistência da desnutrição, em especial moderada ou grave, em um contexto histórico de declínio de sua prevalência, sinaliza a necessidade de mais investimentos sociais e de atenção focalizada. Neste novo cenário de magnitude e distribuição da desnutrição infantil, o setor da saúde passa a ter um papel de identificar e monitorar os casos de desnutrição persistentes nos territórios, proporcionando adequada atenção aos casos identificados.

Nesse sentido, o Ministério da Saúde, por meio da PNAN, em 2012, instituiu a Agenda para Intensificação da Atenção Nutricional à Desnutrição Infantil (Andi), com vistas a impulsionar o enfrentamento da desnutrição em 237 municípios brasileiros onde persistia alta prevalência de desnutrição, expressa pelo baixo peso para idade, entre crianças menores de 5 anos, segundo informações do Sisvan. Buscou-se com a Andi a estruturação e a qualificação de ações de atenção à saúde da criança e da organização da atenção nutricional na Rede de Atenção à Saúde, em especial no âmbito da atenção básica. A Andi adotou uma forma inovadora de organização e financiamento das ações de alimentação e nutrição.

A participação dos municípios elegíveis nesta Agenda foi condicionada à adesão voluntária, com pactuação de metas relacionadas à organização da atenção nutricional à criança desnutrida que, por sua vez, condicionam os repasses financeiros da União aos municípios. O objetivo central da Andi foi induzir a construção de um Projeto de Saúde no Território com foco na desnutrição infantil, que contemplasse os seguintes aspectos: vigilância alimentar e nutricional; acompanhamento das condicionalidades de saúde do PBF; investigação dos casos de desnutrição e atraso do desenvolvimento infantil; organização do cuidado à criança desnutrida; promoção da alimentação saudável; prevenção de carências de micronutrientes e o planejamento municipal para a implementação da Andi. A Andi foi implementada e financiada de 2012 a 2015.

Conclusão

Os programas públicos de controle da desnutrição no Brasil avançaram de modelos paliativo-assistencialistas para o enfrentamento de seus determinantes sociais, bem como para a qualificação da atenção em saúde da criança, medidas a partir das quais foram obtidos resultados positivos. Persistem, ainda, lacunas assistenciais e programáticas, como o importante problema da desnutrição entre crianças indígenas e quilombolas, e sua emergência em um novo grupo populacional vulnerável, o de idosos.

O estado nutricional das crianças é um importante indicador de saúde de uma população, dada a sua estreita relação com alterações no ambiente, essencialmente nos indicadores apontados como seus principais determinantes: acesso a serviços públicos essenciais, como educação básica e serviços de saúde, distribuição de renda e garantia de condições de saneamento adequadas. Nesse sentido, destaca-se a importância da manutenção e aprimoramento das políticas que fizeram com que o Brasil evoluísse no combate à desnutrição infantil.

Referências

AUGUSTO, R. A.; SOUZA, J. M. P. Efetividade de programa de suplementação alimentar no ganho ponderal de crianças. *Rev. Saúde Pública*, 44(5): 793-801, 2010.

BRASIL. Ministério da Saúde. *Manual instrutivo para implementação da agenda para intensificação da atenção nutricional infantil*: portaria n. 2.387, de 18 de outubro de 2012. Brasília: Ministério da Saúde, 2013.

BRASIL. Ministério da Saúde. Secretaria de Atenção à Saúde. Departamento de Atenção Básica. *Orientações para a coleta e análise de dados antropométricos em serviços de saúde*: Norma Técnica do Sistema de Vigilância Alimentar e Nutricional – SISVAN/Ministério da Saúde, Secretaria de Atenção à Saúde, Departamento de Atenção Básica. Brasília: Ministério da Saúde, 2011.

BRASIL. Ministério da Saúde. Secretaria de Atenção à Saúde. Departamento de Atenção Básica. *Política Nacional de Alimentação e Nutrição*. Brasília: Ministério da Saúde, 2013. 84 p.

BRASIL. Ministério da Saúde. Secretaria Executiva. *Programa de combate às carências nutricionais*. Brasília: Ministério da Saúde, 2001.

FUNDAÇÃO EUCLIDES DA CUNHA DE APOIO INSTITUCIONAL À UNIVERSIDADE FEDERAL FLUMINENSE. Núcleo de Pesquisas Sociais Aplicadas, Informações e Políticas Públicas da Universidade Federal Fluminense. Sumário Executivo: *Pesquisa de avaliação da situação de segurança alimentar e nutricional em comunidades quilombolas tituladas*. Brasília; 2013. Disponível em: <https://fpabramo.org.br/acervosocial/wp-content/uploads/sites/7/2017/08/406.pdf>.

GOULART, R. M. M.; FRANCA JUNIOR I, Souza. Recuperação nutricional de crianças desnutridas e em risco nutricional em programa de suplementação alimentar no Município de Mogi das Cruzes, São Paulo, Brasil. *Cad. Saúde Pública*, 23(1): 147-156, 2007.

INQUÉRITO Nacional de Saúde e Nutrição dos Povos Indígenas. *Relatório final*. (Análise dos dados) n. 7. Rio de Janeiro, 1 de dezembro de 2009.

JAIME, P. C. et al. Desnutrição em crianças de até cinco anos beneficiárias do Programa Bolsa Família: análise transversal e painel longitudinal de 2008 a 2012. *Cadernos de Estudos – Secretaria de Avaliação e Gestão da Informação*, 17:49-63, 2014.

MONTEIRO, C. A. A dimensão da pobreza, da desnutrição e da fome no Brasil. *Estudos Avançados*, 17(48),7-20, 2003.

MONTEIRO, C. A.; BENICIO, M. H.; KONNO, S. C. et al. Causas do declínio da desnutrição infantil no Brasil, 1996-2007. *Rev Saúde Pública*, 43(1): 35-43, 2009.

PAES-SOUSA, R.; SANTOS, L. M. P.; MIAZAKI, E. S. Effects of a conditional cash transfer programme on child nutrition in Brazil. *Bulletin of the World Health Organization*, 89(7):496-503, 2011.

RASELLA, D.; BASU, S.; HONE, T.; PAES-SOUZA, R.; OCKÉ-REIS, C. O.; MILLETT, C. *Child morbidity and mortality associated with alternative policy responses to the economic crisis in Brazil*: a nationwide microsimulation study. PLoS Med. 2018; 15 (5):e1002570. Disponível em: <https://doi.org/10.1371/journal.pmed.1002570>.

SILVA, A. C. da. De Vargas a Itamar: políticas e programas de alimentação e nutrição. *Estudos Avançados*, 9(23):87-107, 1995.

WORLD HEALTH ORGANIZATION. *WHO child growth standards*: Length/height-for-age, weight-for-age, weight-for-length, weight-for-height and body mass index-for-age. Methods and development. Geneva, Switzerland: WHO, 2006.

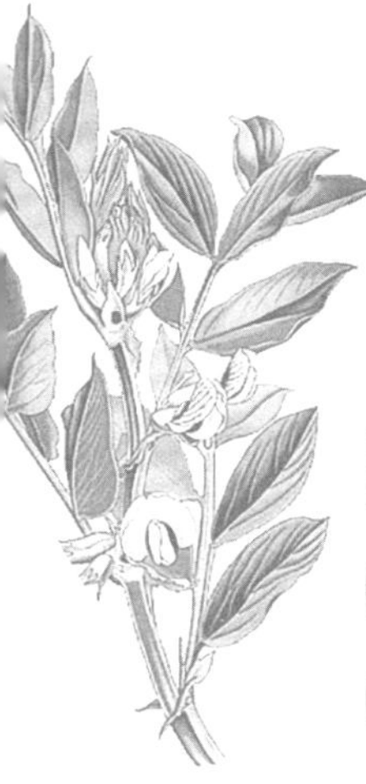

13

Políticas Públicas de Alimentação e Nutrição voltadas ao sobrepeso e obesidade

- Fernanda Rauber
- Patricia Constante Jaime

Introdução

Nas últimas décadas, o Brasil passou por sucessivas mudanças em termos de desenvolvimento socioeconômico, urbanização, atenção médica e, consequentemente, saúde da população. Nesse cenário, as doenças crônicas não transmissíveis (DCNT) emergem como um problema de saúde pública, já que representam 72% das mortes ocorridas no país, tendo o sobrepeso e a obesidade como importantes fatores de risco (SCHMIDT et al., 2011).

A Pesquisa Nacional de Saúde (PNS 2013), que avaliou adultos de todas as regiões do Brasil, estimou uma prevalência de excesso de peso de 57,3% e obesidade de 17,5% em homens, e 59,8 e 25,2% em mulheres, respectivamente (IBGE, 2015). Análises de inquéritos domiciliares das últimas três décadas evidenciam aumentos contínuos e expressivos na frequência de excesso de peso e obesidade em todas as classes de renda e diferentes faixas etárias (BRASIL, 2010). Essa tendência também é observada nos resultados obtidos pelo sistema de Vigilância de fatores de risco e proteção para doenças crônicas por inquérito telefônico (Vigitel), que estimou um aumento de mais de um ponto percentual ao ano da prevalência do excesso de peso no período de 2006-2016 (BRASIL, 2017).

Mudanças desfavoráveis no padrão alimentar e o sedentarismo têm sido colocados como os principais determinantes desse quadro epidemiológico desfavorável (SCHMIDT et al., 2011). Dados de pesquisas de aquisição domiciliar de alimentos mostram uma progressiva e rápida substituição de alimentos tradicionais brasileiros, como arroz e feijão, por alimentos ultraprocessados (MARTINS et al., 2013). Análises dos dados de consumo alimentar individual da Pesquisa de Orçamentos Familiares de 2008-2009 confirmam o perfil nutricional desfavorável dos alimentos ultraprocessados e documentam o seu impacto negativo na qualidade da alimentação (LOUZADA et al., 2017) e na ocorrência de obesidade (LOUZADA et al., 2015) da população brasileira.

O alto custo associado à obesidade e doenças relacionadas é alarmante no país. Entre 2008 e 2010, foi estimado em US$ 210 milhões o custo do Sistema Único de Saúde (SUS) com o tratamento ambulatorial e hospitalar com doenças relacionadas à obesidade (BAHIA et al., 2012).

Em 2011, os custos atribuíveis à obesidade em adultos foram estimados em 0,5 bilhão de reais (OLIVEIRA et al., 2013). Sendo assim, é fundamental compreender os fatores que levam ao excesso de peso e o papel do SUS nesse contexto.

A obesidade é resultado de determinantes de diversas naturezas, envolvendo componentes biológicos, comportamentais, ambientais, econômicos, sociais e culturais. As escolhas alimentares são condicionadas não apenas pelo comportamento individual, mas pelo sistema alimentar no qual o indivíduo está inserido. Dessa forma, governo e sociedade também são responsáveis por favorecer escolhas alimentares mais saudáveis. Nessa perspectiva, o enfrentamento do excesso de peso no Brasil requer medidas complexas articuladas em diferentes níveis e setores do governo, com a participação da sociedade civil.

Evidências e marcos internacionais

Em 2011, o periódico britânico *The Lancet* lançou uma série[1] de publicações sobre obesidade, destacando a necessidade de ações do governo e uma abordagem de sistemas com múltiplos setores envolvidos para o enfrentamento de quadro. Em 2015, o periódico lançou a segunda série[2] de publicações sobre obesidade, discutindo sua relação com a vulnerabilidade socioeconômica, biológica e psicológica e destacando o papel dos ambientes desfavoráveis para uma alimentação saudável. Houve um consenso com relação à necessidade de políticas públicas para promover a alimentação saudável a fim de rever a pandemia de obesidade. Divulgou também um infográfico[3] mostrando como os governos podem agir em diferentes etapas da cadeia produtiva, que envolve produtores, vendedores de alimentos, ambientes escolares e os indivíduos, a fim de promover mudanças culturais que direcionem para uma alimentação mais saudável (Figura 13.1). O infográfico mostra os componentes de um sistema alimentar como uma rede interconectada de produtores, indústrias e instituições, com os indivíduos no centro das relações, e os caminhos que podem ser modificados em direção a uma alimentação de melhor qualidade por meio de políticas governamentais ou por mudanças individuais e no sistema alimentar. Coloca que ações regulatórias sejam assumidas pelo Governo e que haja um maior envolvimento e compromisso da sociedade civil e do setor produtivo de alimentos para melhorar a qualidade da alimentação da população.

Esse consenso das principais ações políticas que podem ser implementadas para promover padrões alimentares saudáveis e enfrentar a obesidade também é colocado pelo Fundo Mundial de Pesquisas de Câncer (World Cancer Research Fund International – WCRF) em um quadro, chamado *Nourishing*[4]. Esse quadro é uma ferramenta projetada para ajudar os responsáveis políticos, pesquisadores e organizações da sociedade civil a tomar medidas políticas para promover padrões alimentares saudáveis e reduzir a prevalência de obesidade e DCNT. O quadro apresenta dez áreas nas quais os governos precisam atuar, que estão inseridas em três domínios: ambiente alimentar, sistema alimentar e mudança de comportamento. As políticas listadas no quadro variam em sua qualidade, resistência e eficácia. As dez áreas da estrutura *Nourishing*

---

1 <http://www.thelancet.com/series/obesity-2011>.
2 <http://www.thelancet.com/series/obesity-2015>.
3 <http://www.thelancet.com/infographics/obesity-food-policy>.
4 <http://www.wcrf.org/int/policy/nourishing-framework>.

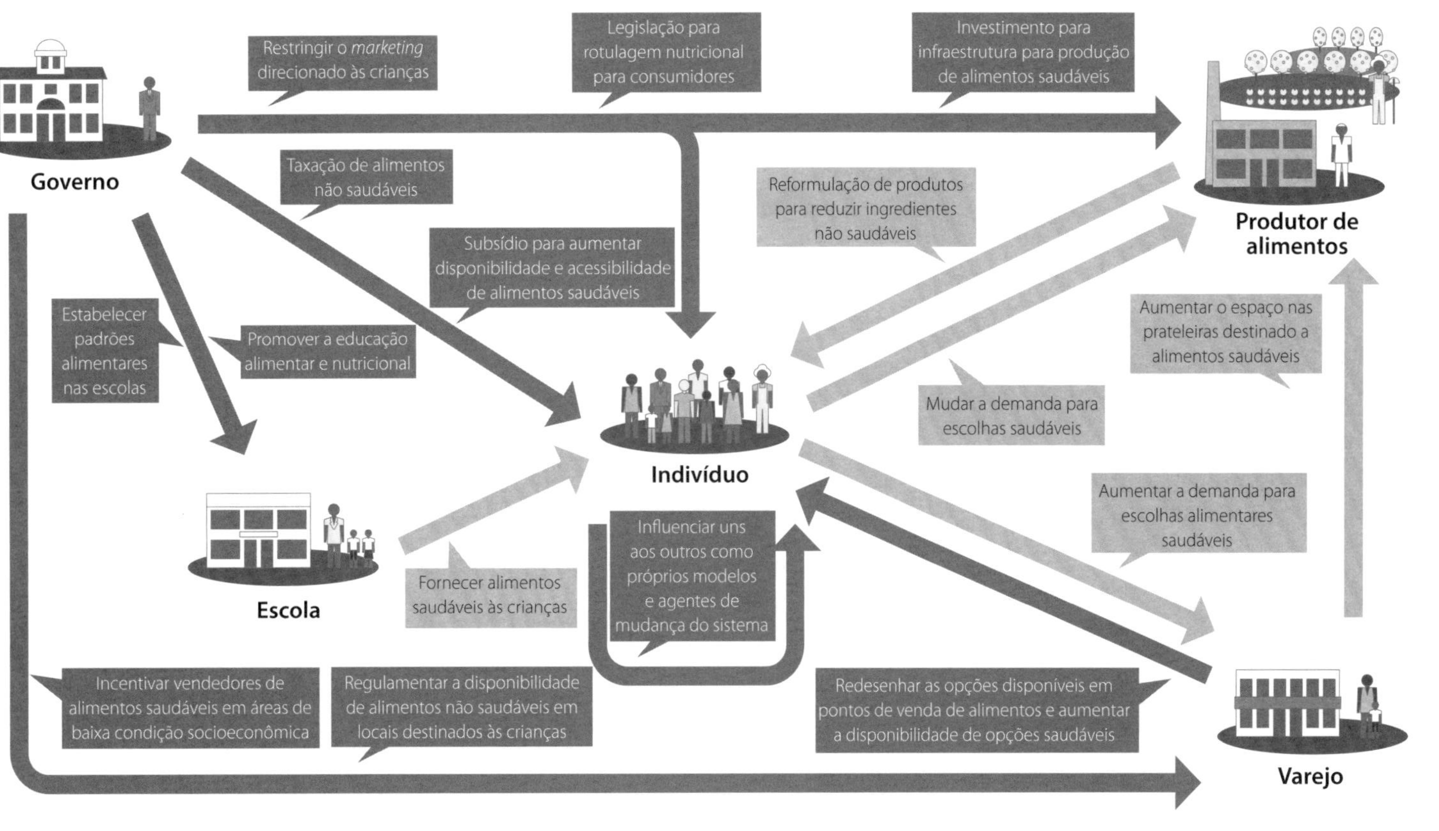

As setas mostram os caminhos que podem ser modificados em direção a uma alimentação de melhor qualidade por meio de políticas governamentais (setas cinza-escuro ➡) ou por mudanças individuais e no sistema alimentar (setas cinza-claro ➡).

Figura 13.1 – *Infográfico mostrando como incentivar preferências alimentares mais saudáveis.*

Fonte: Adaptado do infográfico publicado no *The Lancet*[5].

5 <http://www.thelancet.com/infographics/obesity-food-policy>.

podem ser adaptadas a diferentes contextos geográficos em todo o mundo. Exemplos de ações políticas relacionadas aos três eixos são descritas abaixo:

- **Ambiente alimentar:** rotulagem de alimentos e alegações nutricionais; abordagens econômicas (impostos sobre alimentos ou subsídios direcionados); restrição da publicidade de alimentos e *marketing*; e incentivo a ambientes saudáveis de varejo.
- **Sistema alimentar:** ações conjuntas com fornecedores de alimentos para garantir alimentos saudáveis.
- **Mudança de comportamento:** campanhas de conscientização pública; intervenções de aconselhamento alimentar; educação alimentar e nutricional.

Os esforços para prevenir e combater a obesidade infantil também merecem destaque. A Organização Mundial da Saúde (OMS) publicou uma série de documentos[6] reconhecendo a importância de envolver diversas estratégias conjuntas de incentivo, proteção e apoio à alimentação adequada e saudável para enfrentar a obesidade infantil – considerado um dos maiores problemas de saúde pública do século XXI. As estratégias devem ser abrangentes e incorporar aspectos de cada um dos três principais componentes: 1) *governamental*, com desenvolvimento de liderança, políticas que envolvam o componente de saúde, recursos financeiros para promoção da saúde, capacidade profissional; 2) as *iniciativas para criação de ambientes saudáveis*, com regulamentação, medidas fiscais, campanhas, rotulagem, restrição para *marketing* infantil, medidas estruturais; e 3) as *intervenções na comunidade*, com ações intersetoriais, multicomponentes, envolvimento com a realidade local, participação dos diversos equipamentos - de saúde, escolas.

Em 2014, países da América Latina, incluindo o Brasil, assinaram um Plano de Ação para a Prevenção da Obesidade em Crianças e Adolescentes[7], com duração de cinco anos. Dentre outras medidas, o plano requer a implementação de políticas fiscais, como impostos sobre as bebidas açucaradas e os produtos com alto valor energético e pobres em nutrientes, a regulamentação da comercialização e rotulagem de alimentos, a melhora da alimentação escolar e dos ambientes de atividade física e a promoção da amamentação e da alimentação saudável.

Programas e ações de prevenção, controle e atenção à obesidade no Brasil

A questão da obesidade se tornou uma preocupação nas políticas brasileiras com a publicação da Política Nacional de Alimentação e Nutrição (PNAN), pelo Ministério da Saúde, em 1999. Essa política reconheceu a natureza complexa da obesidade e de outras DCNT relacionadas à alimentação e nutrição e reforçou a abordagem da dupla carga de doenças, a abordagem multidisciplinar e intersetorial antecipando a discussão sobre temas e recomendações que, só em 2004, foram formalmente apresentados pela OMS na Estratégia Global para a Alimentação Saudável e Atividade Física (OMS, 2004). Atualizada em 2011, a PNAN apresenta um conceito ampliado de alimentação saudável e cuidado integral às doenças relacionadas à alimentação e nutrição e define um conjunto de ações no âmbito do setor da saúde e em outros setores para assegurar ambientes que favoreçam uma alimentação saudável e estilos de vida ativos para todos.

---

6 <http://www.who.int/dietphysicalactivity/childhood/en/>.

7 <http://www.paho.org/bra/images/stories/UTFGCV/planofactionchildobesity-por.pdf?ua=1>.

Ainda em 2011, o Governo Federal lançou o Plano de Ação Estratégica para Enfrentamento das DCNT (2012-2022), reconhecendo a obesidade como uma doença e um fator de risco para DCNT, com causas e determinantes próprios, e, assim, criando uma resposta intersetorial para enfrentá-la. O objetivo do plano é promover o desenvolvimento e a implementação de políticas públicas efetivas, integradas, sustentáveis e com base em evidências para a prevenção e controle das DCNT e seus fatores de risco e fortalecer os serviços de saúde voltados para cuidados crônicos. Para isso, o plano fundamenta-se no delineamento de diretrizes e ações intersetoriais em: a) vigilância, informação, avaliação e monitoramento; b) promoção da saúde; c) cuidado integral (Tabela 13.1).

Tabela 13.1
Eixos e principais ações intersetoriais propostas no Plano de Ação Estratégica para Enfrentamento das DCNT (2012-2022)

Eixos	Principais ações
Vigilância, informação, avaliação e monitoramento	• Realizar a Pesquisa Nacional de Saúde (2013) para monitoramento dos fatores de risco. • Realizar estudos sobre DCNT, incluindo populações vulneráveis, para monitoramento da morbidade e mortalidade específica das doenças.
Promoção da saúde	• Atividade física: construção de espaços que ofereçam ações de promoção da saúde. Exemplos: Programa Academia da Saúde, Programa Saúde na Escola (PSE), Praças do Programa de Aceleração do Crescimento (PAC), Reformulação de espaços urbanos saudáveis, Campanhas de comunicação. • Alimentação saudável: promoção de ações de alimentação saudável, com ações nas escolas, aumento da oferta de alimentos saudáveis, regulação da composição nutricional de alimentos ultraprocessados, redução dos preços dos alimentos saudáveis, regulamentação da publicidade de alimentos, principalmente para crianças. • Tabagismo e álcool: ampliação das ações de prevenção e de cessação do tabagismo. • Envelhecimento ativo: modelo de atenção integral ao envelhecimento ativo, incentivo à ampliação da autonomia e independência para o autocuidado, capacitação de equipes da atenção básica.
Cuidado integral	• Linha de cuidado de DCNT: definir e implementar protocolos e diretrizes clínicas das DCNT. • Capacitação e telemedicina: capacitação das equipes da Atenção Básica em Saúde • Medicamentos gratuitos. • Câncer do colo do útero e de mama: fortalecer as ações de prevenção e qualificação do diagnóstico precoce e tratamento. • Rede de Atenção às Urgências.

Fonte: Brasil. Ministério da Saúde. *Plano de ação estratégica para enfrentamento das DCNT (2012-2022)*. Ministério da Saúde, 2011.

Para discutir ações de prevenção e controle da obesidade, em 2011, foi instituído um comitê intersetorial, no âmbito da Câmara Interministerial de Segurança Alimentar e Nutricional (Caisan). Além dos ministérios da Câmara, fizeram parte do Comitê o Conselho Nacional de Segurança Alimentar e Nutricional (Consea) e a Organização Pan-Americana da Saúde (Opas/OMS). Um dos produtos desse comitê foi a publicação da Estratégia Intersetorial de Prevenção e Controle da Obesidade (2014), que busca organizar as orientações de forma articulada, conjunta e intersetorial para o enfrentamento do sobrepeso e obesidade e seus determinantes no País, norteando as ações do governo brasileiro. Essa estratégia faz parte do cumprimento de uma das metas prioritárias da diretriz 5 do primeiro Plano Nacional de Segurança Alimentar e Nutricional (Plansan 2012-2015)[8]:

> Diretriz 5: "fortalecimento das ações de alimentação e nutrição em todos os níveis de atenção à saúde, de modo articulado às demais ações de segurança alimentar e nutricional".
>
> Meta: "Elaborar um plano nacional intersetorial de controle e prevenção da obesidade".

A Estratégia é pautada em seis grandes eixos de ação:

I. Disponibilidade e acesso a alimentos adequados e saudáveis

Apoiar e favorecer para que a população possa escolher e ter acesso a alimentos adequados e saudáveis, estimular a autonomia do sujeito para a decisão sobre o consumo, favorecendo a oferta de alimentos, respeitando as identidades culturais específicas de cada povo, inclusive povos e comunidades tradicionais.

- *Exemplos de ações:* incentivo à organização de feiras de alimentos produzidos localmente, facilitando o acesso a alimentos adequados e saudáveis da população em geral; realização de compras institucionais de alimentos adequados e saudáveis produzidos pela agricultura familiar por meio de chamada pública em instituições filantrópicas e equipamentos públicos (por exemplo, Programa de Aquisição de Alimentos – PAA).

II. Ações de educação, comunicação e informação

Compartilhar conhecimentos e práticas que possam contribuir para a conquista de melhores condições de vida, saúde e segurança alimentar e nutricional da população. Inclui a provisão de informações, estímulo ao autocuidado, além de estratégias articuladas e contínuas de educação, mobilização da opinião pública, que necessariamente devem estar atreladas a medidas mais estruturantes que oportunizem as escolhas de alimentos saudáveis pela população.

- *Exemplos de ações:* implementação de ações de educação alimentar e nutricional, usando o Marco de Educação Alimentar e Nutricional para as Políticas Públicas; divulgação dos princípios e recomendações do Guia Alimentar para a População Brasileira e do Guia alimentar para crianças menores de dois anos para informar, comunicar e orientar a população quanto a escolhas alimentares saudáveis, com a previsão de estratégias de formação dos profissionais que deverão utilizar os guias.

III. Promoção de modos de vida saudáveis em ambientes específicos

Trata das mudanças estruturais, essencialmente nos espaços institucionais e urbanos, voltadas à promoção da alimentação adequada e saudável, atividade física e acesso a espaços

[8] Câmara Interministerial de Segurança Alimentar e Nutricional. *Plano nacional de segurança alimentar e nutricional*: 2012/2015. Brasília, DF: Caisan, 2011.

públicos de lazer, incluindo ambiente de trabalho, ambiente escolar, nas redes de atenção à saúde e socioassistenciais.

- *Exemplos de ações*: incentivo a salas de apoio à amamentação no ambiente de trabalho; promover a alimentação saudável no ambiente escolar, por exemplo, por meio do Programa Saúde na Escola (PSE), Programa Nacional de Alimentação Escolar (PNAE) e regulamentação dos alimentos comercializados nas cantinas; promoção da amamentação e alimentação complementar saudável nas Redes de Atenção à Saúde (RAS), por meio da implementação da Estratégia Amamenta e Alimenta Brasil.

IV. Vigilância Alimentar e Nutricional (VAN)

Monitoramento das condições de alimentação e nutrição de determinado indivíduo ou população. Deve ser entendida como um conjunto de orientações e interpretações que viabilize desde a identificação de casos de indivíduos com obesidade e sobrepeso nos serviços de saúde até a realização de inquéritos populacionais periódicos, com vistas a conhecer o perfil de nutrição e saúde de toda a população. Também visa apoiar gestores e profissionais de saúde no processo de organização e avaliação da atenção nutricional e subsidiar o planejamento de ações relacionadas à promoção da saúde e da alimentação adequada e saudável.

- *Exemplos de ações:* fortalecimento e garantia da VAN nas RAS para todas as fases do curso da vida; realização do diagnóstico nutricional e alimentar nos pontos de atenção à saúde e monitoramento da prevalência de sobrepeso e obesidade da população, a fim de apoiar a qualificação do cuidado nutricional e ações de promoção da saúde; fortalecimento das ações de pré-natal, promovendo o ganho de peso adequado das mulheres durante a gestação.

V. Atenção integral à saúde do indivíduo com sobrepeso/obesidade na rede de saúde

Prover um conjunto de cuidados que contemple ações de promoção e proteção da saúde, assim como a prevenção, o diagnóstico e o tratamento da obesidade e outros agravos à saúde associados a ela, organizados e ofertados de forma conjunta pelas três esferas de gestão. Como produto deste eixo, fez-se necessária a construção de uma linha de cuidado para os usuários dos serviços com sobrepeso/obesidade.

- *Exemplos de ações:* garantia do cuidado integral ao indivíduo com excesso de peso e obesidade na RAS, desde os serviços de atenção básica até os pontos de atenção de média e alta complexidade; definição de diretrizes clínicas e organização de fluxos de orientação e atendimento para o tratamento da obesidade na RAS do SUS.

VI. Regulação e controle da qualidade e inocuidade de alimentos

Garantir acesso a alimentos básicos e minimamente processados, em condições ideais de consumo e melhorar a qualidade nutricional de alimentos ultraprocessados (teores excessivos de sódio, gorduras e açúcar).

- *Exemplos de ações:* aprimoramento das normas de rotulagem de alimentos embalados para melhorar a visibilidade e a legibilidade; agenda para redução das quantidades de açúcar, gorduras e sódio em alimentos ultraprocessados; regulamentação da publicidade infantil, no âmbito legislativo.

A regulamentação da publicidade de alimentos no Brasil

Resolução do Conanda n. 163/2014, que dispõe sobre a abusividade do direcionamento de publicidade e de comunicação mercadológica à criança e ao adolescente.
Regulamentação da Lei n. 11.265/2006, publicada em 2015. A Norma Brasileira de Comercialização de Alimentos para Lactentes e Crianças de Primeira Infância, Bicos, Chupetas e Mamadeiras (NBCAL) é um conjunto de normas que regula a promoção comercial e a rotulagem de alimentos e produtos destinados a recém-nascidos e crianças de até três anos de idade, como leites, papinhas, chupetas e mamadeiras.

Para reforçar os compromissos assumidos junto ao Plansan, ao Plano de Ação Estratégica para Enfrentamento das DCNT e a Estratégia Intersetorial de Prevenção e Controle da Obesidade, o Ministério da Saúde lançou a Portaria n. 424, de 19 de março de 2013, que redefine as diretrizes para a organização da prevenção e do tratamento do sobrepeso e da obesidade como linha de cuidado prioritária das RAS das pessoas com doenças crônicas no âmbito do SUS. Simultaneamente, no âmbito hospitalar, foi publicada a Portaria n. 425 GM/MS, de 19 de março de 2013, que estabelece o regulamento técnico, normas e critérios para a assistência de alta complexidade ao indivíduo com obesidade, sendo a cirurgia bariátrica custeada pelo Ministério da Saúde.

A linha de cuidado estabelece um conjunto de ações envolvendo diversos atores dos pontos de atenção da RAS por meio da organização dos serviços e ações que devem ser desenvolvidos nos diferentes pontos de atenção de uma rede (atenção básica, ambulatorial e hospitalar) e nos sistemas de apoio, e podem utilizar vários tipos de estratificação (clínica, de risco) para definir estas ações. A linha de cuidado estabelece fluxos que irão reorganizar o processo de trabalho, a fim de garantir a assistência integral ao usuário com excesso de peso e obesidade no SUS.

Cada componente (atenção básica, atenção especializada e sistemas de apoio e logísticos) possui atribuições que irão contribuir para a prevenção e o tratamento do excesso de peso. As *ações* na atenção básica incluem a vigilância alimentar e nutricional, com vistas à estratificação de risco; promoção da saúde e prevenção do sobrepeso e da obesidade; assistência terapêutica multiprofissional aos indivíduos adultos com sobrepeso e obesidade, de acordo com as estratificações de risco; coordenação do cuidado dos indivíduos adultos que, esgotadas as possibilidades terapêuticas na atenção básica, necessitarem de outros pontos de atenção; assistência terapêutica multiprofissional aos usuários que realizaram procedimento cirúrgico para tratamento da obesidade após o período de acompanhamento pós-operatório realizado na atenção especializada (ambulatorial e hospitalar); acolhimento adequado das pessoas com sobrepeso e obesidade em todos os equipamentos da atenção básica.

As *ações na atenção especializada* incluem *ações em ambulatórios* de especialidades, com atendimento especializado ofertado por equipe multiprofissional para tratamento clínico da obesidade; apoio e diagnóstico para indicação de procedimento cirúrgico, com exames de imagem e laboratorial; e *ações em hospitais*, com realização de tratamento cirúrgico da obesidade e cirurgia plástica reparadora, acompanhamento antes e após a realização de tratamento cirúrgico.

Visando apoiar a implementação da linha de cuidado de prevenção e o tratamento do sobrepeso e da obesidade, diversas publicações do Ministério da Saúde foram elaboradas para nortear a organização do cuidado na RAS. Essas evidências e informações são ferramentas que objetivam instrumentalizar os profissionais de saúde no processo de produção do cuidado. O *Caderno de Atenção Básica, n. 38: Estratégias para o cuidado da pessoa com doença crônica: obesidade* destaca a abordagem integral e humanizada ao indivíduo com excesso de peso, com enfoque na promoção da saúde e prevenção de outras DCNT. A abordagem alimentar e nutricional é colocada como uma prática efetiva e cotidiana que deve ser incluída nas rotinas dos serviços de atenção básica.

A proposição de uma linha de cuidado voltada ao sobrepeso e obesidade induziu processos de comunicação e aproximação dos diferentes pontos de atenção da rede de saúde nos Estados e Municípios. Contudo, a publicação da Portaria n. 62, de 6 de janeiro de 2017, que altera as Portarias n. 424/2013 e n. 425/2013, desvinculou a habilitação hospitalar para a assistência de alta complexidade ao indivíduo com obesidade da obrigatoriedade de aprovação da linha de cuidado como um todo. Dessa forma, a indução da organização do cuidado integral tem o risco de enfraquecer, em especial na oferta de ações e serviços em outros pontos da RAS, para além da atenção cirúrgica hospitalar.

Desafio e perspectivas no Brasil

Observa-se que a organização de ações integradas e interdisciplinares se justifica como prática efetiva na prevenção e controle da obesidade, diante da compreensão de que modificações nos hábitos de vida não devem advir de um processo de normatização e muito menos de culpabilização do indivíduo ou da família. As mudanças não se restringem apenas ao consumo de alimentos e à atividade física, mas devem considerar todos os significados ligados ao comer, ao corpo e ao viver.

O Brasil reconhece a natureza complexa da obesidade e de outras DCNT relacionadas à alimentação há quase duas décadas. Foram feitos alguns avanços para organizar a atenção em saúde e assegurar ambientes que favoreçam padrões alimentares saudáveis e estilos de vida ativos. Contudo, o aumento rápido e continuado da obesidade sinaliza que as respostas propostas não têm sido suficientes e efetivas. As ações mais eficazes em saúde pública, geralmente, são aquelas direcionadas a toda a população, o que envolve medidas regulatórias.

Dessa forma, o papel do governo no que se refere à restrição de ações inapropriadas da indústria é fundamental, assim como na promoção de um sistema alimentar que propicie e estimule escolhas saudáveis. Para isso, o país ainda precisa avançar em ações que incluem: regulamentação da publicidade de alimentos não saudáveis; definição de rotulagem nutricional que melhor oriente o consumidor sobre os riscos nutricionais; medidas fiscais para tornar os alimentos saudáveis mais acessíveis e taxação de alimentos ricos em açúcar, como bebidas açucaradas; e regulamentação da oferta de alimentos não saudáveis no ambiente escolar. O sucesso do controle da obesidade como um problema de saúde pública dependerá de um modelo de governança que favoreça a ação conjunta e integrada de diferentes setores e a participação ativa da sociedade civil com o objetivo de consolidar as ações, os espaços e as leis que protegem a saúde e promovem modos de vida saudáveis.

Referências

BAHIA, L.; COUTINHO, E. S.; BARUFALDI, L. A. et al. The costs of overweight and obesity-related diseases in the Brazilian public health system: cross-sectional study. *BMC Public Health*, 12:440, 2012.

BRASIL. Câmara Interministerial de Segurança Alimentar e Nutricional. *Estratégia intersetorial de prevenção e controle da obesidade*: recomendações para estados e municípios. Brasília, DF: Caisan, 2014.

BRASIL. Instituto Brasileiro de Geografia e Estatística (IBGE). *Pesquisa de Orçamentos Familiares 2008-2009.* Antropometria e estado nutricional de crianças, adolescentes e adultos no Brasil. Rio de Janeiro, RJ: IBGE, 2010.

BRASIL. Instituto Brasileiro de Geografia e Estatística. *Pesquisa nacional de saúde 2013:* percepção do estado de saúde, estilos de vida e doenças crônicas. Rio de Janeiro: Instituto Brasileiro de Geografia e Estatística, 2014.

BRASIL. Ministério da Saúde. Departamento de Informática do SUS. *Vigilância de fatores de risco e proteção para doenças crônicas por inquérito telefônico*: Vigitel Brasil 2016. Brasília, DF: Ministério da Saúde, 2017.

BRASIL. Ministério da Saúde. *Estratégias para o cuidado da pessoa com doença crônica*: obesidade. Brasília, DF: Ministério da Saúde, 2014a. (Cadernos de Atenção Básica, 38).

BRASIL. Ministério da Saúde. *Perspectivas e desafios no cuidado às pessoas com obesidade no SUS*: resultados do Laboratório de Inovação no manejo da obesidade nas Redes de Atenção a Saúde / Ministério da Saúde; Organização Pan-Americana da Saúde. Brasília, DF: MS, 2014.

BRASIL. Ministério da Saúde. Secretaria de Atenção à Saúde. Departamento de Atenção Básica. *Guia Alimentar para a população brasileira*. 2. ed. Brasília, DF: Ministério da Saúde, 2014.

IBGE. Instituto Brasileiro de Geografia e Estatística. *Pesquisa nacional de saúde 2013*: ciclos de vida: Brasil e grandes regiões / IBGE. Coordenação de Trabalho e Rendimento. Rio de Janeiro: IBGE, 2015. 92 p.

JAIME, P. C.; SILVA, A. C. F.; GENTIL, P. C. et al. Brazilian obesity prevention and control initiatives. *Obes Rev.*, 14 Suppl2:88-95, 2013.

LOUZADA, M. L. D. C.; RICARDO, C. Z.; STEELE, E. M. et al. The share of ultra-processed foods determines the overall nutritional quality of diets in Brazil. *Public Health Nutr.*, 1-9, 2017.

LOUZADA, M. L.; BARALDI, L. G.; STEELE, E. M. et al. Consumption of ultra-processed foods and obesity in Brazilian adolescents and adults. *Preventive Medicine*, 81:9-15, 2015.

MARTINS, A. P.; LEVY, R. B.; CLARO, R. M. et al. Participação crescente de produtos ultraprocessados na dieta brasileira (1987-2009). *Rev Saude Publica*, 47(4):656-65, 2013.

OLIVEIRA, M. L. *Estimativa dos custos da obesidade para o Sistema Único de Saúde do Brasil*. 2013. 95 f. Tese (Doutorado) – Faculdade de Ciências da Saúde, Universidade de Brasília, Brasília, 2013.

SCHMIDT, M. I.; DUNCAN, B. B.; AZEVEDO E SILVA, G. et al. Chronic non-communicable diseases in Brazil: burden and current challenges. *Lancet*, 4;377(9781):1949-61, 2011.

14

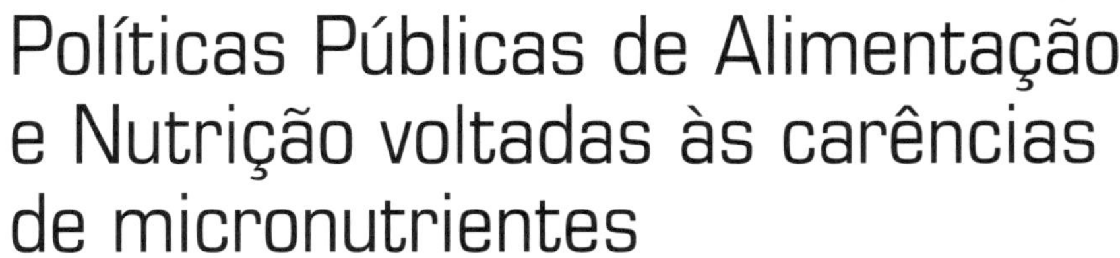

Políticas Públicas de Alimentação e Nutrição voltadas às carências de micronutrientes

- Lara Lívia Santos da Silva
- Patricia Constante Jaime

Epidemiologia e determinação das carências de micronutrientes

A deficiência de micronutrientes é um dos principais problemas de saúde pública no mundo, que afeta aproximadamente dois bilhões de pessoas. Embora acometa indivíduos de países desenvolvidos, essa deficiência nutricional atinge em maior magnitude indivíduos de países em desenvolvimento. Entre os principais grupos de risco para as carências de micronutrientes, destacam-se os lactentes, pré-escolares, gestantes e nutrizes, pelo aumento da demanda de micronutrientes nessas fases da vida. A vulnerabilidade das crianças é um pouco maior devido à exposição delas a múltiplas doenças que diminuem a ingestão de alimentos e absorção dos micronutrientes e aumentam consideravelmente sua utilização biológica e excreção (BAILEY; WEST JR.; BLACK, 2015).

Dentre as principais carências de micronutrientes, destacam-se as deficiências de ferro, vitamina A, iodo, folato e zinco. Essas deficiências são causadas por fatores mais proximais, como a baixa ingestão de micronutrientes na dieta e doenças infecciosas, e por fatores mais distais, como condições socioeconômicas e ambientais adversas (BAILEY; WEST JR.; BLACK, 2015). Dentre os fatores de risco para as deficiências de micronutrientes enumerados pela Organização Mundial da Saúde (OMS), podem ser destacados: dieta monótona, resultando em baixa ingestão e em baixa biodisponibilidade, especialmente de minerais; baixa ingestão de alimentos de origem animal; baixa prevalência de aleitamento materno; baixa densidade de micronutrientes na alimentação complementar da criança; estado nutricional geral prejudicado, sobretudo desnutrição energético-proteica; pobreza; baixa escolaridade, entre outros (WORLD HEALTH ORGANIZATION, 2006).

No Brasil, a deficiência de micronutrientes ainda é um desafio a ser superado. Apesar de não dispormos de um volume significativo de inquéritos nutricionais que avaliam as carências nutricionais no País, pela dificuldade da coleta de marcadores bioquímicos, as evidências disponíveis apontam esta condição como um problema de saúde pública. A Pesquisa Nacional de Demografia e Saúde (PNDS) realizada em 2006, único inquérito nacional até o momento que avaliou esses desfechos nutricionais, mostrou que 20,9% das crianças menores de cinco anos apresentavam anemia, e 17,4% deficiência de vitamina A (DVA). Entre as mulheres em idade fértil, 29,4 e 12,3% delas apresentavam anemia e DVA, respectivamente (MINISTÉRIO DA SAÚDE, 2009).

Anemia

A anemia é definida por baixos níveis de hemoglobina circulante no sangue e evidencia-se pela redução quantitativa e qualitativa das células vermelhas (eritrócitos ou hemácias), com efeitos sobre a saúde física e mental, afetando a qualidade de vida e a produtividade. Entre as principais consequências da anemia, destacam-se: comprometimento do sistema imune, com aumento da predisposição a infecções; aumento do risco de doenças e mortalidade perinatal para mães e recém-nascidos; aumento da mortalidade materna e infantil; redução da função cognitiva, do crescimento e desenvolvimento neuropsicomotor de crianças, com repercussões em outros ciclos vitais; diminuição da capacidade de aprendizagem em crianças escolares. A anemia na infância também está relacionada com a baixa produtividade em adultos, o que contribui para a transmissão intergeracional da pobreza, com sérias implicações para o desenvolvimento de um país (WORLD HEALTH ORGANIZATION, 2015).

Em 2011, uma análise da OMS estimou que 800 milhões de crianças e mulheres apresentavam anemia no mundo. As crianças menores de cinco anos eram as mais afetadas, com prevalência de 42,6% (273,2 milhões). No entanto, o grupo populacional com maior número de indivíduos afetados é o de mulheres em idade reprodutiva, ou seja, 528,7 milhões de mulheres, o que representa 29,4% dessa população (WORLD HEALTH ORGANIZATION, 2015).

No Brasil, dados da PNDS (2006) mostram que pouco mais de três milhões de crianças apresentam anemia. As maiores prevalências foram observadas no Nordeste (25,5%), no Sudeste (22,6%) e no Sul (21,5%) do país. A Região Norte (10,4%) e a Região Centro-Oeste (11,0%) apresentaram as prevalências mais baixas. Entre as mulheres em idade fértil, 29,4% delas apresentavam anemia, sendo as maiores prevalências encontradas nas Regiões Nordeste (39,1%), Sudeste (28,5%) e Sul (24,8%) (MINISTÉRIO DA SAÚDE, 2009).

A anemia pode ser determinada por diversos fatores, contudo a principal causa é a deficiência de ferro. No mundo, é considerada a carência nutricional de maior magnitude, destacando-se a elevada prevalência em todos os segmentos sociais, acometendo principalmente crianças menores de dois anos de idade e gestantes. No Brasil, a anemia por deficiência de ferro é considerada um grave problema de saúde pública em virtude das altas prevalências e da estreita relação com o desenvolvimento das crianças.

Classicamente, a deficiência de ferro em crianças é causada por:

- **Determinantes distais:** nível socioeconômico, nível de escolaridade dos pais, condições de saneamento e prevalência de doenças infectoparasitárias.
- **Determinantes intermediários:** condições de saúde e nutrição da mãe, suplementação de ferro durante a gestação.
- **Determinantes proximais:** clampeamento precoce do cordão umbilical, reservas de ferro ao nascer, aleitamento materno, alimentação complementar, quantidade de ferro consumida, biodisponibilidade do ferro ingerido, acesso a alimentos fortificados e suplementação com ferro.

Outras causas da anemia incluem as deficiências de vitamina A, ácido fólico e vitamina B_{12}, presença de processos infecciosos, exposição a condições socioeconômicas e ambientais adversas e causas genéticas (WORLD HEALTH ORGANIZATION, 2015).

As ações de prevenção e controle da anemia devem priorizar intervenções que contribuam para o enfrentamento dos seus principais determinantes. Tendo em vista as necessidades elevadas de ferro durante os primeiros anos de vida e durante a gestação, recomenda-se a adoção de medidas complementares ao estímulo à alimentação saudável, com o intuito de oferecer ferro adicional de forma preventiva. Além disso, o aumento do consumo de outros micronutrientes, como a vitamina A, ácido fólico e vitamina B12, também deve ser estimulado. Dessa forma, a prevenção da anemia tem sido planejada no âmbito das políticas públicas com a priorização da suplementação de ferro medicamentosa em doses profiláticas; com ações de educação alimentar e nutricional para alimentação adequada e saudável; com a fortificação de alimentos; com a fortificação da alimentação infantil com micronutrientes, com o controle de infecções e parasitoses; e com o acesso à água e esgoto sanitariamente adequado.

Deficiência de vitamina A

A deficiência de vitamina A (DVA) é considerada uma das mais importantes deficiências nutricionais dos países em desenvolvimento, sendo a principal causa de cegueira evitável. A Organização Mundial da Saúde (OMS) reconhece que a DVA afeta, mundialmente, em torno de 19 milhões de mulheres grávidas e 190 milhões de crianças em idade pré-escolar, e a maioria está localizada nas regiões da África e Sudeste Asiático (WORLD HEALTH ORGANIZATION, 2009). No Brasil, a PNDS (2006) apontou que este problema se estende para todas as regiões brasileiras. Em crianças, as maiores prevalências foram encontradas no Sudeste (21,6%) e Nordeste (19%) do país. Nas mulheres, as prevalências nas regiões foram: Sudeste (14%), Centro-Oeste (12,8%), Nordeste (12,1%), Norte (11,2%) e Sul (8%) (MINISTÉRIO DA SAÚDE, 2009).

O corpo humano não pode fabricar a vitamina A, portanto, toda a vitamina A de que necessitamos deve vir dos alimentos. Essa vitamina está presente tanto em alimentos de origem animal, na sua forma pré-formada, quanto em alimentos de origem vegetal, na forma de pro-vitamina A. O corpo humano pode armazenar vitamina A no fígado, garantindo uma reserva, que será utilizada na medida de sua necessidade. Se essa reserva está reduzida e não ingerimos quantidade de vitamina A suficiente, ocorre a deficiência, podendo se manifestar nas formas subclínica e clínica (xeroftalmia). A DVA subclínica contribui para a ocorrência de agravos à saúde, como diarreia e morbidades respiratórias. A DVA clínica é definida por problemas no sistema visual, tendo como consequência a diminuição da sensibilidade à luz até cegueira parcial ou total (WORLD HEALTH ORGANIZATION, 2009).

Medidas importantes de prevenção da DVA incluem:

- Promoção do aleitamento materno exclusivo até o 6º mês e complementar até dois anos de idade ou mais com a introdução dos alimentos complementares em tempo oportuno e de qualidade.
- Promoção da alimentação adequada e saudável, assegurando informações para incentivar o consumo de alimentos fontes de vitamina A pela população.
- Suplementação profilática periódica e regular das crianças de 6 a 59 meses de idade, com megadoses de vitamina A, ou doses fisiológicas de suplemento de vitamina A.

Estratégias de prevenção e controle das deficiências de micronutrientes

Internacionalmente, as principais estratégias recomendadas para a prevenção e controle das deficiências de micronutrientes são:

- **Suplementação:** é uma estratégia recomendada para grupos populacionais específicos, quando a deficiência de micronutrientes constitui-se em um problema de saúde pública, e tem como objetivo a prevenção e/ou tratamento dessa condição. A suplementação pode ser diária ou intermitente (exemplo: semanal, semestral ou anual).
- **Fortificação de alimentos:** consiste na adição de vitaminas e minerais aos alimentos durante seu processo industrial, com o objetivo de melhorar seu valor nutricional e prevenir a ocorrência de deficiências nutricionais em populações ou grupos populacionais específicos.
- **Fortificação da alimentação infantil com múltiplos micronutrientes em pó:** trata-se da adição de um composto de vitaminas e minerais na forma de pó aos alimentos semissólidos imediatamente antes do consumo. Tem por objetivo aumentar a ingestão de vitaminas e minerais de crianças de seis meses a 12 anos.
- **Educação alimentar e nutricional com ênfase na diversificação e modificação alimentar:** essa estratégia se concentra na melhoria do acesso, disponibilidade e utilização de alimentos com alta concentração e biodisponibilidade de micronutrientes.

A escolha de qual(ais) estratégia(s) utilizar deve levar em consideração a causa, severidade e extensão da deficiência de micronutrientes no país (BAILEY; WEST JR.; BLACK, 2015).

Programas e ações de prevenção, controle e atenção às deficiências nutricionais por micronutrientes no Brasil: histórico e perspectiva atual

No Brasil, a primeira vez que o tema carência de micronutrientes entrou na agenda política foi em 1953, com a primeira lei que obrigava a iodação do sal para o consumo humano. Após duas décadas, em 1976, este tema voltou a ser abordado no II Programa Nacional de Alimentação e Nutrição (Pronan II), criado pelo Instituto Nacional de Alimentação e Nutrição (INAN), que tinha como objetivo corrigir os principais problemas de alimentação e nutrição no país, e vigeu até o final da década de 1980.

Em 1998, foi instituído o Programa de Combate às Carências Nutricionais (PCCN), que objetivava reduzir e controlar a desnutrição infantil e as carências nutricionais específicas, principalmente a anemia e a hipovitaminose A. Neste Programa, as ações voltadas ao combate dessas deficiências nutricionais eram tímidas e focalizadas na região Nordeste do país. O PCCN vigeu até 2001.

Com intensa mobilização civil e de diversas organizações, instituições, órgãos e instâncias do governo, foi publicada, em 1999, a Política Nacional de Alimentação e Nutrição (PNAN). Essa Política teve por objetivo o combate à dupla carga de doenças, o que incluía as deficiências nutricionais (desnutrição, anemia, hipovitaminose A e deficiência de iodo). Em uma de suas diretrizes, foi reafirmada a necessidade de ações de prevenção e controle dos distúrbios nutricionais e das doenças associadas à alimentação e nutrição. Em 2011, a nova versão da PNAN foi publicada e manteve o destaque ao enfrentamento das carências nutricionais específicas no país.

As estratégias vigentes de prevenção e controle das deficiências de micronutrientes no Brasil são:

- suplementação profilática de ferro e vitamina A;
- fortificação mandatória de alimentos (farinhas de trigo e milho com ferro e ácido fólico e sal com iodo);
- fortificação da alimentação infantil com múltiplos micronutrientes em pó;
- educação Alimentar e Nutricional; e
- organização da atenção aos casos de beribéri na Rede de Atenção à Saúde.

Suplementação profilática de ferro e vitamina A

A suplementação profilática de ferro e vitamina A no Brasil teve início na década de 1980, durante a vigência do Pronan II. Até o ano de 2005, esses suplementos eram distribuídos pontualmente em algumas localidades do Nordeste, Minas Gerais e Goiás, regiões estas consideradas com as maiores prevalências de deficiência de ferro e vitamina A no país. Em 2005, foram instituídos os Programas Nacionais de Suplementação de Ferro e Vitamina A, o que resultou em ampliação da cobertura do fornecimento e distribuição dos suplementos de ferro e vitamina A.

Programa Nacional de Suplementação de Ferro

O Programa Nacional de Suplementação de Ferro (PNSF), instituído pela Portaria n. 730, de 13 de maio de 2005, consiste na suplementação profilática de ferro às crianças e mulheres no pós-parto e/ou pós-aborto e de ferro e ácido fólico às gestantes, com o objetivo de combater e prevenir a anemia por deficiência de ferro (MINISTÉRIO DA SAÚDE, 2013a).

Quando foi criado, em 2005, o público-alvo do Programa eram crianças de 6 a 18 meses, gestantes a partir da 20ª semana de gestação e mulheres até o 3º mês pós-parto e/ou pós-aborto. A compra dos suplementos era realizada de forma centralizada, ou seja, a aquisição era realizada pela esfera federal e depois distribuída aos municípios, e o produto utilizado para o público infantil, xarope de sulfato ferroso, deveria ser oferecido às crianças semanalmente.

Em 2013, esse Programa foi revisado. A primeira modificação foi que o modelo de compra do sulfato ferroso pelo poder público, antes realizada de forma centralizada pelo Ministério da Saúde, passou a ser de responsabilidade dos Municípios e do Distrito Federal e, onde couber, dos Estados, e o público-alvo do Programa foi ampliado, abrangendo todas as crianças de seis a 24 meses e gestantes ao iniciarem o pré-natal, independentemente da idade gestacional, além das puérperas. A conduta e periodicidade da administração da suplementação do sulfato ferroso também foram alteradas, passando a ser em esquema diário para as crianças (Tabela 14.1), de acordo com as recomendações oficiais da OMS, da Sociedade Brasileira de Pediatria e da Federação Brasileira das Associações de Ginecologia e Obstetrícia.

Os suplementos de ferro e ácido fólico devem ser disponibilizados gratuitamente nas farmácias das Unidades Básicas de Saúde em todos os municípios brasileiros.

Tabela 14.1 Conduta e periodicidade do Programa Nacional de Suplementação de Ferro		
Público	**Conduta**	**Periodicidade**
Crianças de seis a 24 meses	1 mg de ferro elementar/kg	Diariamente até completar 24 meses
Gestantes	40 mg de ferro elementar e 400 μg de ácido fólico	Diariamente até o final da gestação
Mulheres no pós-parto e pós-aborto	40 mg de ferro elementar	Diariamente até o terceiro mês pós-parto e até o terceiro mês pós-aborto

Fonte: Manual de condutas do PNSF, 2013 (MINISTÉRIO DA SAÚDE, 2013a).

- *Programa Nacional de Suplementação de Vitamina A*

O Programa Nacional de Suplementação de Vitamina A, por sua vez, foi instituído pela Portaria n. 729, de 13 de maio de 2005, e tem por objetivo reduzir e controlar a deficiência nutricional de vitamina A mediante a suplementação de megadoses de vitamina A em crianças de seis a 59 meses. A suplementação consiste na administração de uma dose única de 100.000 UI de vitamina A para crianças de seis a 11 meses, e o dobro da dose, em esquema semestral, para crianças de 12 a 59 meses. A distribuição dos suplementos de vitamina A acontece normalmente na rotina dos serviços de saúde, em campanhas específicas para a suplementação de vitamina A, ou juntamente com a Campanha Nacional de Imunização (MINISTÉRIO DA SAÚDE, 2013b).

Assim como com o PNSF, o Programa Nacional de Suplementação de Vitamina A, também denominado Vitamina A Mais, passou por um processo de atualização em 2013. Inicialmente, esse Programa contemplava todas as crianças pertencentes à Região Nordeste e aos municípios do Vale do Jequitinhonha e Mucuri, em Minas Gerais. Em 2010, este Programa foi ampliado para os municípios que compõem a Amazônia Legal e alguns Distritos Sanitários Especiais Indígenas (DSEI) e, em 2012, para todos os municípios da Região Norte, municípios integrantes do Plano Brasil Sem Miséria das Regiões Centro-Oeste, Sul e Sudeste do País e todos os DSEI.

Além disso, assim que foi criado, esse Programa também realizava a suplementação de megadoses de vitamina A de puérperas no pós-parto imediato, antes da alta hospitalar, em municípios pertencentes às Regiões Norte, Nordeste e estados do Mato Grosso e de Minas Gerais. Porém, tendo em vista recomendação da OMS que afirma não existir fortes evidências para indicar a administração de suplementos de vitamina A para puérperas como medida de saúde pública para prevenção da morbimortalidade materna e infantil, essa estratégia foi interrompida em junho de 2016, permanecendo apenas a suplementação de crianças de seis a 59 meses.

Fortificação mandatória de alimentos

Juntamente com a suplementação de ferro e vitamina A, o Brasil, seguindo recomendações internacionais, adotou a fortificação de alimentos como uma das estratégias complementares para prevenir as carências de micronutrientes. Atualmente, o país conta com duas estratégias de fortificação de alimentos: fortificação do sal com iodo e a fortificação das farinhas de trigo e milho com ferro e ácido fólico.

- *Fortificação do sal com iodo*

A primeira iniciativa de prevenção e combate à deficiência de micronutrientes no Brasil foi a fortificação do sal com iodo, também conhecida como iodação do sal. Essa necessidade surgiu após a identificação de casos de bócio em algumas regiões do país, doença essa causada por um baixo consumo de iodo pela alimentação.

Para combater os casos de bócio, o Governo criou, em 1953, a Lei n. 1.944, de 14 de agosto do mesmo ano, que obrigava as indústrias salineiras a adicionarem iodo no sal para o consumo humano nos locais com elevada prevalência de bócio endêmico. Em 1956, foi promulgado o Decreto n. 39.814, que delimitava essas áreas de bócio endêmico, determinava a abrangência da iodação para as regiões endêmicas do bócio e outras localidades onde fossem assinalados novos casos da doença, e tornava o Ministério da Saúde responsável pela importação do iodo. Nesta época, a prevalência de bócio endêmico entre os escolares brasileiros era de 20,7%.

Em 1974, a Lei n. 6.150, de 3 de dezembro do mesmo ano, tornou obrigatória a iodação de todo o sal para consumo humano produzido no país na proporção de 10 mg de iodo por kg de sal. Além disso, as indústrias passariam a ser responsáveis pela aquisição direta do iodo. Nesse período, a prevalência de bócio endêmico no país já havia reduzido para 14,7%.

Em 1983, durante a vigência do Pronan II, foi criado, pelo Ministério da Saúde e pelo INAN, o Programa de Combate ao Bócio Endêmico (PCBE). Durante este período, o Ministério da Saúde decidiu arcar com as despesas da compra e distribuição do iodo, uma vez que as indústrias não estavam realizando a iodação do sal. Em 1994, o PCBE foi reformulado, com o objetivo de ampliar sua área de atuação, resultando na criação do Programa Nacional de Controle dos Distúrbios por Deficiência de Iodo (PNCDDI). Juntamente com a criação desse Programa, foi estabelecida uma nova faixa de iodação do sal: 40 a 60 mg de iodo por kg de sal.

Em 1994-1995, resultados de um inquérito nacional sobre a prevalência de bócio endêmico realizado com escolares concluíram que 76% dos municípios investigados não apresentavam bócio endêmico, porém baixos valores de excreção de iodo foram observados em escolares de alguns estados brasileiros.

Em 1999, por meio da Portaria n. 218, a faixa de iodação do sal foi ampliada para 40 a 100 mg de iodo por kg de sal. Além disso, nesse mesmo ano, foi retirada a obrigatoriedade do governo de fornecer o iodato de potássio, sendo a responsabilidade pela compra passada às indústrias salineiras. Esta nova faixa de iodação do sal levou a uma redução acentuada na prevalência de bócio endêmico no país (1,4%), porém começou-se a identificar uma ingestão excessiva de iodo pela população. Por causa desses achados, a faixa de iodação foi novamente revisada e reduzida para 20 a 60 mg de iodo por kg de sal, conforme determinado pela RDC n. 130, de 26 de maio de 2003.

Com o objetivo de fortalecer e aperfeiçoar as ações de monitoramento e controle dos Distúrbios por Deficiência de Iodo no país, foi criado pelo Ministério da Saúde, em 2005, o Programa Nacional de Prevenção e Controle dos Distúrbios por Deficiência de Iodo – Pró-Iodo (MINISTÉRIO DA SAÚDE, 2008). Esse Programa, vigente até o momento, conta com as seguintes linhas de ação:

I – monitoramento do teor de iodo do sal para consumo humano;

II – monitoramento do impacto da iodação do sal na saúde da população;

III – atualização dos parâmetros legais dos teores de iodo do sal destinado ao consumo humano; e

IV – implementação contínua de estratégias de informação, educação, comunicação e mobilização social.

Uma das ações desse Programa, recomendada pela Comissão Interinstitucional para a Prevenção e o Controle dos Distúrbios por Deficiência de Iodo, foi a revisão, mais uma vez, da faixa de iodação do sal. Esta adequação foi realizada após a identificação de elevada ingestão de sal pela população brasileira, sendo mais que o dobro do recomendado pela OMS, e tendo também como base os resultados preliminares da Pesquisa Nacional para Avaliação do Impacto da Iodação do Sal (PNAISAL). Essa Pesquisa, realizada em 2008-2009 e 2013-2014, apontou que 9,7, 20,4, 25,2 e 44,6% dos escolares apresentavam déficit, quantidade adequada, mais que adequada e excessiva de concentração de iodo na urina, respectivamente. Considerando esses achados, a faixa de iodação do sal, estabelecida pela RDC n. 23, de 24 de abril de 2013, e vigente até o momento, é de 15 a 45 mg de iodo por kg de sal.

- ***Fortificação das farinhas de trigo e milho com ferro e ácido fólico***

Em maio de 1999, com o intuito de unir forças para a redução da elevada prevalência da anemia por deficiência de ferro no país, o Governo brasileiro estabeleceu o "Compromisso social para a redução da anemia ferropriva no Brasil". Esse compromisso tinha por objetivo a redução da anemia ferropriva em pré-escolares e escolares brasileiros em um terço até o ano de 2003. Para o cumprimento dessa meta, uma das ações recomendadas foi o enriquecimento facultativo das farinhas de trigo e milho com ferro pela indústria.

Em 2001, a Agência Nacional de Vigilância Sanitária (Anvisa), com o objetivo de normatizar essa fortificação, abriu uma consulta pública com a proposta da fortificação obrigatória de todas as farinhas de trigo e milho comercializadas no país com 4,2 mg de ferro por 100 gramas de farinha. Durante a consulta pública, houve a sugestão de incluir o ácido fólico na fortificação, na quantidade de 150 µg por 100 gramas de farinha, com o objetivo de reduzir a prevalência dos defeitos do tubo neural no Brasil. A proposta foi aceita e, por meio da RDC n. 344, de 13 de dezembro de 2002, o governo brasileiro determinou a fortificação obrigatória de todas as farinhas de trigo e milho comercializadas no Brasil com, no mínimo, 4,2 mg de ferro e 150 µg de ácido fólico por 100 g de farinha. A nova legislação tornou-se obrigatória no país em junho de 2004.

Com a atualização da PNAN em 2011 e a elaboração do Plano Nacional de Segurança Alimentar e Nutricional (Plansan) 2012-15, a Coordenação Geral de Alimentação e Nutrição do Ministério da Saúde solicitou à Anvisa, em 2012, a revisão da Resolução RDC n. 344/2002 para que atendesse às orientações sobre a fortificação de alimentos presentes no documento *Guidelines on Food Fortification with micronutrients* da OMS, publicado em 2006.

Realizada a revisão e após consulta pública conduzida em 2016, foi publicada a nova RDC, que dispõe sobre o enriquecimento obrigatório das farinhas de trigo e milho com ferro e ácido fólico no Brasil, a RDC n. 150, de 13 de abril de 2017. Nessa nova resolução, considerando os critérios previstos no documento da OMS, foi estabelecida uma faixa de fortificação de ferro e ácido fólico de 4 a 9 mg de ferro e 140 a 220 µg de ácido fólico por 100 g de farinha, ao invés de apenas um valor mínimo, com o objetivo de garantir tanto a eficácia da fortificação quanto sua segurança. A lista de compostos de ferro permitidos para a fortificação também foi alterada com base na biodisponibilidade do ferro, segurança e viabilidade tecnológica. São permitidos agora apenas o sulfato ferroso e fumarato ferroso e suas formas encapsuladas. A nova resolução também alterou as informações que deverão estar obrigatoriamente presentes no rótulo das farinhas fortificadas, sendo obrigatória a inclusão da informação que esclarecer ao consumidor o objetivo da fortificação e a faixa de enriquecimento.

É importante ressaltar que essa medida excluiu da obrigatoriedade do enriquecimento as farinhas de milho fabricadas pelos agricultores familiares, empreendedores familiares rurais, empreendimentos econômicos solidários e microempreendedores individuais, pela estrutura física e operacional não apropriada para este tipo de procedimento. Além disso, também foram excluídas da fortificação as farinhas de biju, farinha de milho flocada ou flocos de milho pré-cozidos, farinha de trigo integral, farinha de trigo durum, por questões tecnológicas, e as farinhas de trigo e milho contidas em produtos alimentícios importados.

Os fabricantes terão o prazo de 24 meses, ou seja, até abril de 2019 para se adequar às novas regras.

Fortificação da alimentação infantil com múltiplos micronutrientes em pó

A fortificação da alimentação infantil com múltiplos micronutrientes em pó (MNP), também conhecida como *point-of-use fortification*, é uma estratégia recentemente recomendada pela OMS para melhorar o estado nutricional de ferro e prevenir a anemia em crianças de seis meses a 12 anos. Essa estratégia consiste na adição direta de uma mistura de vitaminas e minerais na forma de pó aos alimentos semissólidos imediatamente antes do consumo.

Essa estratégia apresenta inúmeras vantagens: proporciona à criança uma completa dose de micronutrientes, produz menos efeitos colaterais do que suplementos oferecidos entre as refeições, é leve, simples de estocar e transportar, fácil de usar, relativamente barato e é improvável que cause intoxicação. Além disso, pelo fato de o ferro ser encapsulado em camada lipídica, previne a interação desse micronutriente com os alimentos, evitando possíveis mudanças na cor, no cheiro e no gosto dos alimentos, melhorando, assim, a aceitabilidade e adesão dos indivíduos.

Com vistas à incorporação dessa estratégia no Brasil, gestores do Ministério da Saúde e consultores nacionais conduziram, em 2012-2013, um estudo multicêntrico em quatro cidades brasileiras para avaliar a efetividade dessa intervenção em crianças de seis a oito meses de idade usuárias da Atenção Básica à Saúde. Resultados desse estudo mostram que as prevalências de anemia, DVA e deficiência de ferro foram 38, 55 e 20% menores, respectivamente, nas crianças que receberam a fortificação com MNP em comparação àquelas que não a receberam. Com base nos resultados desse estudo e nas evidências internacionais disponíveis, o Ministério da Saúde lançou, em 2014, a Estratégia de fortificação da alimentação infantil com micronutrientes em pó – NutriSUS (MINISTÉRIO DA SAÚDE, 2015).

Atualmente, o NutriSUS é mais uma ação para reforçar o conjunto de ações já existentes destinadas à prevenção e controle da anemia e das deficiências de micronutrientes na infância. Tem por objetivo a potencialização do pleno desenvolvimento infantil, a redução da prevalência da anemia nutricional, a melhoria da ingestão de micronutrientes pelas crianças e, consequentemente, a redução da deficiência de micronutrientes.

Implementado de forma gradativa, o público-alvo do NutriSUS são crianças de seis a 48 meses de idade de creches e pré-escolas participantes do Programa Saúde na Escola (PSE). Um sachê com 15 micronutrientes em pó é adicionado por dia (de segunda a sexta-feira) em uma das refeições oferecidas à criança na creche. A adesão municipal ao PSE e a realização da fortificação da alimentação infantil nas creches são opcionais, e a ação é supervisionada, apoiada e monitorada pelas equipes da Atenção Básica em Saúde (MINISTÉRIO DA SAÚDE, 2015).

Educação alimentar e nutricional

A Educação Alimentar e Nutricional (EAN) interliga todas as ações de prevenção e controle das deficiências de micronutrientes no Brasil, tendo como principal objetivo a promoção da alimentação adequada e saudável (PAAS), que, segundo a PNAN, é compreendida como "um conjunto de estratégias que proporcionem aos indivíduos e coletividades a realização de práticas alimentares apropriadas aos seus aspectos biológicos e socioculturais, bem como ao uso sustentável do meio ambiente".

Os principais instrumentos para a realização das ações de PAAS no Brasil são: o Guia Alimentar para a População Brasileira e o Guia Alimentar para as Crianças Menores de Dois Anos. O Guia Alimentar para a População Brasileira foi publicado pela primeira vez em 2006 e, diante da recomendação da OMS de atualizar periodicamente as recomendações sobre a alimentação adequada e saudável, esse Guia passou por um processo de atualização, sendo sua nova edição publicada em 2014. Já o Guia Alimentar para as Crianças Menores de Dois Anos foi publicado pela primeira vez em 2002 e atualizado em 2010, por meio da publicação dos "Dez passos para uma alimentação saudável: Guia alimentar para crianças menores de dois anos", e revisado em 2018.

Especificamente para as crianças pequenas, o Brasil conta também com a Estratégia Amamenta e Alimenta Brasil, que é uma ação de apoio à PAAS. Essa Estratégia tem como objetivo a qualificação do processo de trabalho dos profissionais da atenção básica para o fortalecimento das ações de promoção do aleitamento materno e da alimentação complementar para crianças menores de dois anos, ações essas essenciais para a prevenção das deficiências de micronutrientes na infância. Os profissionais da atenção básica possuem papel primordial nas ações de prevenção e controle das deficiências de micronutrientes, pois devem estar diretamente envolvidos na educação alimentar e nutricional, na orientação quanto ao consumo dos alimentos fortificados, e na distribuição e orientação para o uso de suplementos pelo público-alvo dos programas.

Organização da atenção aos casos de beribéri na Rede de Atenção à Saúde

O beribéri é uma doença causada pela deficiência de vitamina B_1 (tiamina) no organismo. Essa doença está normalmente associada a grupos populacionais que se alimentam basicamente de mandioca ou farinha de mandioca, farinha de trigo e arroz polido ou moído, e que apresentam consumo excessivo de álcool.

No Brasil, a organização da atenção aos casos de beribéri se fez necessária após a identificação de casos dessa doença nos estados do Maranhão, Tocantins e Roraima a partir de 2006. Essa doença, que há mais de oitenta anos não tinha surtos registrados no país, é relevante por atingir, na maioria dos casos, adultos jovens do sexo masculino e por poder causar adoecimento e morte em um curto período de tempo.

Para ajudar a combater e prevenir o beribéri no país foi elaborado pelo Ministério da Saúde, em 2012, o Guia de Consulta para Vigilância Epidemiológica, Assistência e Atenção Nutricional dos casos de Beribéri. Esse Guia tem como objetivo orientar os profissionais da saúde acerca das medidas de detecção, prevenção e controle dessa doença em tempo hábil e oportuno (MINISTÉRIO DA SAÚDE, 2012).

A seguir, tem-se a linha do tempo dos programas e ações de prevenção, controle e atenção às deficiências nutricionais por micronutrientes no Brasil (Figura 14.1).

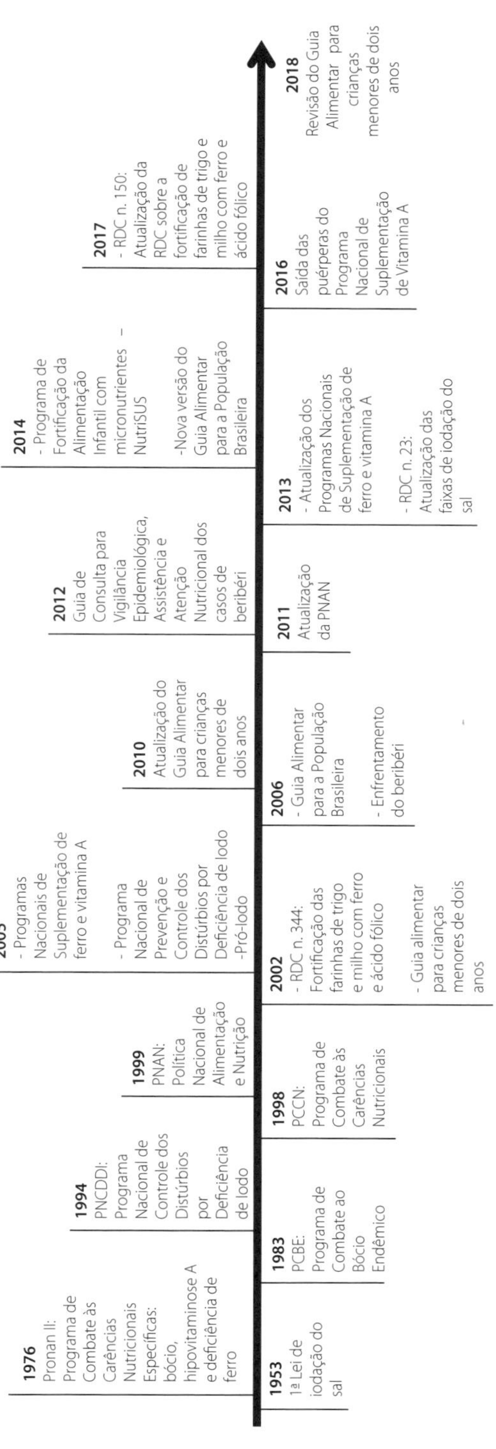

1953
1ª Lei de iodação do sal

1976
Pronan II: Programa de Combate às Carências Nutricionais Específicas: bócio, hipovitaminose A e deficiência de ferro

1983
PCBE: Programa de Combate ao Bócio Endêmico

1994
PNCDDI: Programa Nacional de Controle dos Distúrbios por Deficiência de Iodo

1998
PCCN: Programa de Combate às Carências Nutricionais

1999
PNAN: Política Nacional de Alimentação e Nutrição

2002
- RDC n. 344: Fortificação das farinhas de trigo e milho com ferro e ácido fólico
- Guia alimentar para crianças menores de dois anos

2005
- Programas Nacionais de Suplementação de ferro e vitamina A
- Programa Nacional de Prevenção e Controle dos Distúrbios por Deficiência de Iodo -Pró-Iodo

2006
- Guia Alimentar para a População Brasileira
- Enfrentamento do beribéri

2010
Atualização do Guia Alimentar para crianças menores de dois anos

2011
Atualização da PNAN

2012
Guia de Consulta para Vigilância Epidemiológica, Assistência e Atenção Nutricional dos casos de beribéri

2013
- Atualização dos Programas Nacionais de Suplementação de ferro e vitamina A
- RDC n. 23: Atualização das faixas de iodação do sal

2014
- Programa de Fortificação da Alimentação Infantil com micronutrientes – NutriSUS
-Nova versão do Guia Alimentar para a População Brasileira

2016
Saída das puérperas do Programa Nacional de Suplementação de Vitamina A

2017
- RDC n. 150: Atualização da RDC sobre a fortificação de farinhas de trigo e milho com ferro e ácido fólico

2018
Revisão do Guia Alimentar para crianças menores de dois anos

Figura 14.1 – *Linha do tempo dos programas e ações de prevenção, controle e atenção às deficiências nutricionais por micronutrientes no Brasil.*

Fonte: Elaborada pelas autoras.

Desafios e perspectivas

É fato que as ações de prevenção e controle das carências nutricionais específicas no Brasil têm avançado, porém muito ainda precisa ser feito para superar esta condição de difícil enfrentamento no país. Um bom começo seria a realização periódica de inquéritos nutricionais que possibilite a vigilância e monitoramento dessas carências nutricionais, assim como a constante avaliação e reformulação das estratégias já implantadas, e a proposição de novas formas de intervenção a fim de reduzir esta condição no Brasil.

Além disso, a conscientização dos profissionais da atenção básica para a resolução das carências nutricionais é necessária, voltada para a potencialização das ações de prevenção e controle das deficiências nutricionais por meio da distribuição dos suplementos para todas as crianças, apoio à fortificação da alimentação infantil com múltiplos micronutrientes nas creches, e também na realização de ações de EAN, com foco na promoção de uma alimentação adequada e saudável e no consumo de alimentos fortificados, estratégias essas voltadas à prevenção desses distúrbios nutricionais e promoção da saúde.

Atualmente, um dos alvos das organizações internacionais voltadas à prevenção e controle da deficiência de micronutrientes é a integração dos programas voltados à prevenção e controle dessas deficiências nutricionais. A cada dia surgem novas evidências de que as deficiências de micronutrientes, na maioria das vezes, não ocorrem isoladamente no indivíduo, e sim concomitantemente, apresentando ou não associação umas com as outras. Por este motivo, a busca por estratégias mais abrangentes, integradas e sustentáveis e que objetivam um estado nutricional adequado de todos os micronutrientes é igualmente desejada.

Referências

BAILEY, R. L.; WEST, J. R., K. P.; BLACK, R. E. The epidemiology of global micronutrient deficiencies. *Ann Nutr Metab.* 66(suppl 2):22-33, 2015.

BRASIL. Ministério da Saúde. *Centro Brasileiro de Análise e Planejamento. Pesquisa Nacional de Demografia e Saúde da Criança e da Mulher – PNDS 2006*: dimensões do processo reprodutivo e da saúde da criança. Brasília (DF): Ministério da Saúde, 2009.

BRASIL. Ministério da Saúde. *Manual de condutas gerais do Programa Nacional de Suplementação de Vitamina A.* Brasília (DF): Ministério da Saúde, 2013.

BRASIL. Ministério da Saúde. *Programa nacional de suplementação de ferro:* manual de condutas gerais. Brasília (DF): Ministério da Saúde, 2013.

BRASIL. Ministério da Saúde. Secretaria de Atenção à Saúde. Secretaria Especial de Saúde indígena. Secretaria de Vigilância em Saúde. *Guia de consulta para vigilância epidemiológica, assistência e atenção nutricional dos casos de Beribéri.* Brasília (DF): Ministério da Saúde, 2012.

BRASIL. Ministério da Saúde. *Manual técnico e operacional do Pró-Iodo*: Programa Nacional para a Prevenção e Controle dos Distúrbios por Deficiência de Iodo. Brasília (DF): Ministério da Saúde, 2008.

BRASIL. Ministério da Saúde. *NutriSUS – Estratégia de fortificação da alimentação infantil com micronutrientes (vitaminas e minerais) em pó*: manual operacional. Brasília (DF): Ministério da Saúde, 2015.

BRASIL. Ministério do Desenvolvimento Social e Combate à Fome. *Marco de referência de educação alimentar e nutricional para as políticas públicas.* Brasília (DF): MDS; Secretaria Nacional de Segurança Alimentar e Nutricional, 2012.

WORLD HEALTH ORGANIZATION. *Food and Agricultural Organization of the United Nations.* Guidelines on food fortification with micronutrients. Geneva: World Health Organization, Food and Agricultural Organization of the United Nations, 2006.

WORLD HEALTH ORGANIZATION. *Global prevalence of vitamin A deficiency in populations at risk 1995-2005.* Geneva: World Health Organization, 2009.

WORLD HEALTH ORGANIZATION. *The global prevalence of anaemia in 2011.* Geneva: World Health Organization, 2015.

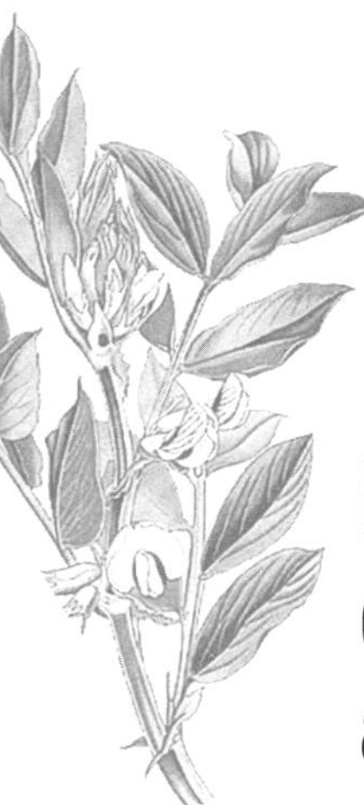

15

Políticas Públicas de Alimentação e Nutrição voltadas às necessidades alimentares especiais

■ Kamila Tiemann Gabe
■ Patricia Constante Jaime
■ Kimielle Cristina Silva

Representando um conjunto de condições que inclui, entre outras, as alergias e intolerâncias alimentares, os erros inatos do metabolismo e alterações na capacidade de digestão/absorção de alimentos no trato gastrointestinal, as Necessidades Alimentares Especiais (NAE) podem ser definidas como:

> Necessidades alimentares, sejam restritivas ou suplementares, de indivíduos portadores de alteração metabólica ou fisiológica que cause mudanças, temporárias ou permanentes, relacionadas à utilização biológica de nutrientes ou a via de consumo alimentar (enteral ou parenteral) (BRASIL, 2014, p. 74).

A prática alimentar adequada e saudável, no caso de pessoas que possuem alguma NAE, depende do atendimento às respectivas especificidades biológicas, além do respeito às dimensões socioculturais e ambientais relacionadas à alimentação. O Direito Humano à Alimentação Adequada (DHAA), previsto na Constituição Federal brasileira desde 2010, atribui ao Estado o dever de garantir uma alimentação adequada e saudável a todas as pessoas, considerando as necessidades de cada indivíduo ou grupo, que, em algumas ocasiões, podem requerer ações diferenciadas. Nesse sentido, prover o DHAA de pessoas que tenham alguma NAE envolve, por exemplo, a regulação da rotulagem de alimentos industrializados, para garantir a informação sobre a presença de componentes específicos; a garantia do acesso a alimentos para fins especiais para aqueles que necessitam; o respeito dos hábitos alimentares individual e familiar; além do cuidado integral em saúde.

À luz da reivindicação do DHAA, o envolvimento da sociedade civil, seja na forma de associações formais ou redes sociais de apoio entre portadores e familiares, tem sido de grande importância para ampliar a visibilidade das NAE nas agendas públicas da saúde e da segurança alimentar e nutricional (SAN). Dentre as principais demandas trazidas por estas organizações, estão a rotulagem e a criação de protocolos e diretrizes terapêuticas no âmbito do Sistema Único de Saúde (SUS) voltados para essas necessidades.

Como reflexo desse processo, as ações relacionadas às NAE têm sido pautadas na agenda da SAN, que é estruturada de forma intersetorial e por meio de mecanismos de ampla participação social. Os Planos Nacionais de Segurança Alimentar e Nutricional (Plansan) dos períodos de 2012-2015 e 2015-2019 estabeleceram metas correspondentes a essas demandas. O Plansan I trazia inicialmente como meta[1] o desenvolvimento de ações focalizadas no âmbito da informação, sobretudo na rotulagem de alimentos. Uma nova meta relacionada ao desenvolvimento de instrumentos técnicos e normativos para organizar a atenção nutricional às necessidades alimentares especiais na Rede de Atenção à Saúde (RAS), em especial no âmbito da Atenção Domiciliar, foi incorporada no mesmo plano após sua revisão pela Caisan[2] em 2014. Essa meta foi reiterada no Plansan II, no qual se assumiu novamente o compromisso com ações direcionadas à organização do cuidado na RAS (em consonância com o preconizado pela PNAN, em relação à atenção nutricional), como a elaboração de marcos normativos e materiais técnicos.

Segundo a PNAN, a atenção nutricional no SUS deve dar respostas às demandas e necessidades de saúde do território, considerando frequência e relevância e observando critérios de risco e vulnerabilidade. Ao contrário de outras demandas reconhecidas como prioritárias para a atenção nutricional, como obesidade e doenças crônicas não transmissíveis, as NAE não foram priorizadas em função de estudos epidemiológicos, mas, sim, de reivindicações de grupos organizados atuantes em espaços de participação social, como a Comissão Intersetorial de Alimentação e Nutrição (Cian) do Conselho Nacional de Saúde (CNS) e o Conselho Nacional de Segurança Alimentar e Nutricional (Consea). Embora se apresentem em menor frequência, seu cuidado requer o uso de tecnologias de maior densidade em suporte nutricional, como insumos, equipamentos e equipe especializada e, muitas vezes, a oferta de alimentação diferenciada.

A PNAN reconhece o caráter prioritário das NAE, mas se verifica a escassez de normas e materiais técnicos do Ministério da Saúde para organização dos serviços, assim como de financiamento específico, deixando a responsabilidade para os estados e municípios. Tal fato pode ser considerado um problema, visto que cerca de 70% dos municípios brasileiros apresentam uma média de 20 mil habitantes e dependem, na sua maioria, de recursos federais.

Considerando isso, quando falamos em atenção nutricional voltada às NAE no campo das políticas públicas, um princípio importante a ser considerado é o da equidade. No contexto brasileiro, a equidade é um dos sete princípios do Sistema Único de Saúde (SUS) e, consequentemente, também um dos princípios da PNAN. Na saúde, seu conceito está diretamente relacionado à ideia de justiça na oferta de tratamentos diferenciados àqueles que necessitam, ou seja, ao reconhecimento de que indivíduos possuem necessidades de saúde diferentes e demandam atenção de formas diferentes.

Por abranger um amplo conjunto de situações ou agravos, a operacionalização do cuidado nutricional com vistas ao atendimento das especificidades de cada indivíduo representa um desafio para a gestão pública. Neste capítulo, serão discutidas mais detalhadamente as deman-

---

[1] Dentro do objetivo da "Promoção do controle e regulação de alimentos".

[2] Câmara Interministerial de Segurança Alimentar e Nutricional.

das relacionadas às NAE mais frequentes no SUS, bem como os desafios enfrentados para a operacionalização do cuidado nas RAS.

PARA SABER MAIS:

Para a garantia do DHAA nas NAEs, é importante pensar no respeito a essas condições específicas também em outras ações e programas governamentais de alimentação e nutrição e promoção da saúde, para além do cuidado no setor da saúde. O Programa Nacional de Alimentação Escolar (PNAE), por exemplo, prevê em sua base normativa que "Os cardápios deverão atender aos alunos com necessidades nutricionais específicas, tais como doença celíaca, diabetes, hipertensão, anemias, alergias e intolerâncias alimentares, dentre outras" (Resolução n. 26, 2013). Levando em conta que o programa envolve uma logística complexa desde a definição de cardápios até a distribuição das refeições, o Ministério da Educação (MEC), por meio do Fundo Nacional de Desenvolvimento da Educação (FNDE), disponibiliza materiais voltados a auxiliar nutricionistas e outros profissionais da educação contendo orientações sobre como garantir o DHAA de crianças com necessidades alimentares especiais. Para além do acolhimento e da adaptação do cardápio, o manual aponta a importância da inclusão e do desenvolvimento de ações de educação alimentar e nutricional para as crianças com alguma NAE e para suas famílias.

Terapia nutricional por vias de alimentação alternativa – nutrição enteral e parenteral

Alterações fisiológicas ou mecânicas no trato gastrointestinal podem levar à necessidade de oferta de alimentação por vias alternativas, enteral ou parenteral. A via enteral refere-se à oferta de formulações nutricionais (industrializadas ou não) por meio de sondas ou ostomias, podendo ser utilizada como via exclusiva de alimentação ou associada à ingestão alimentar por via oral. Já a via parenteral diz respeito à administração intravenosa de soluções compostas por macro e micronutrientes. De modo geral, o uso de formulações via enteral ou parenteral tem como objetivo a manutenção ou melhora do estado nutricional de indivíduos em condição (ou risco) de desnutrição ou outro agravo nutricional por motivo de incapacidade ou insuficiência de alimentação ou aproveitamento de nutrientes por via oral.

Embora comumente associada a uma prática restrita ao ambiente hospitalar, alguns fatores têm contribuído para que o cuidado em Terapia Nutricional (TN) se expanda também para outros ambientes de cuidado, como a Atenção Básica (AB). Um exemplo disso é o fortalecimento de programas de Atenção Domiciliar (AD) com o estímulo à valorização da moradia enquanto um ponto integrante da RAS e a consolidação da atenção nutricional no domicílio. Paralelamente, a expansão da AB com a criação dos Núcleos de Apoio à Saúde da Família (NASF), com inserção de outros profissionais, como nutricionistas, fisioterapeutas, fonoaudiólogos, entre outros, também possibilitou a ampliação da oferta de cuidados às pessoas restritas à moradia. Esses fatores têm se dado principalmente em função do crescimento do número de evidências quanto aos benefícios da redução do tempo de internação hospitalar, tanto para os pacientes quanto para a gestão de recursos em sistemas de saúde.

As modificações no cenário epidemiológico e de morbidades também têm estimulado a reorganização dos serviços de saúde, no sentido de proporcionar atendi-

Em muitas situações, o início da TN se dá durante a internação hospitalar. Nesses casos, é de responsabilidade da equipe multiprofissional do serviço definir as diretrizes na TN domiciliar, orientar os pacientes e familiares no momento da alta hospitalar e encaminhar a guia de contrarreferência para a equipe multiprofissional do território. Essas questões são cruciais para garantir a adequada continuidade e sucesso da terapia. Para saber mais sobre TN na Atenção Especializada, consulte o *Manual de terapia nutricional na atenção especializada hospitalar no âmbito do SUS*, publicado pelo MS em 2016.

mento a situações de maior complexidade em espaços externos aos hospitais. Como integrantes deste cenário, podemos citar o crescimento da população de idosos (público mais propenso a necessitar de maiores cuidados), o aumento dos índices de alguns agravos, tais como cânceres, sobretudo os de trato gastrointestinal (TGI), e aumento do número de acidentes e situações de violência que, por vezes, geram alguma alteração na capacidade alimentar/nutricional de indivíduos.

Em âmbito federal, no SUS, a prática de AD foi normatizada pela primeira vez em 2006, por meio de uma Portaria[3] que instituía a "internação domiciliar". Essa Portaria foi revogada em 2011, com a implementação do Programa Melhor em Casa, o qual integrou este tipo de atenção à lógica da RAS. Esse programa inclui a atenção nutricional, permanente ou transitória, como um dos cuidados atribuídos à equipe multiprofissional, que é organizada em duas categorias: a equipe multiprofissional de atenção domiciliar (Emad), composta por uma equipe básica; e a equipe multidisciplinar de apoio (Emap), integrada por, no mínimo, três profissionais da saúde de ensino superior de diferentes formações, podendo ou não contar com nutricionista. Nos casos em que a Emad não conta com apoio de nutricionista da EMAP, a equipe pode articular o cuidado em parceria com a nutricionista do NASF ou com outros pontos da RAS, cumprindo, inclusive, um dos princípios da estruturação da AD: a integração do cuidado em rede.

A operacionalização do cuidado em saúde na AD é orientada por cadernos técnicos elaborados especificamente para este programa. Um desses cadernos orienta exclusivamente os cuidados em TN, seja ela realizada pela equipe da AD ou da Atenção Básica (AB) articulada com os demais pontos da RAS. Nele é estimulada a construção de um Projeto Terapêutico Singular (PTS)[4] que contemple a avaliação da condição geral atual do indivíduo, sua doença de base, estado nutricional e a prescrição dietoterápica, sendo imprescindível o monitoramento clínico e nutricional periódico realizado pelas equipes.

Com relação à prescrição dietoterápica na TN enteral, devem ser consideradas as características dos diferentes tipos de fórmulas nutricionais (Tabela 15.1), bem como as condições clínicas do indivíduo. O primeiro aspecto envolve as propriedades nutricionais e físico-químicas dessas fórmulas, como a composição de macro e micronutrientes e a osmolalidade. Já o segundo inclui fatores como a estabilidade hemodinâmica, a presença de comorbidades, a necessidade de restrição a algum alimento ou nutriente e a capacidade di-

> Protocolos Clínicos e Diretrizes Terapêuticas (PCDTs) são documentos criados pelo MS e aprovados pela Comissão Nacional de Incorporação de Tecnologias no SUS (Conitec) que, com base em pesquisas científicas sobre determinada doença, estabelecem critérios para diagnóstico e para oferta de tratamento, bem como diretrizes para o acompanhamento dos casos. O processo de elaboração está relacionado à necessidade de organização do cuidado de alguma doença; já sua implementação depende da análise feita pela Conitec de critérios como eficácia, acurácia, efetividade, segurança e viabilidade econômica para o SUS. A dispensação de medicamentos e fórmulas nutricionais especiais para o tratamento de doenças que contam com PCDT é feita via critérios estabelecidos no documento.

[3] Portaria n. 2.529, de 19 de outubro de 2006.

[4] Alinhado à Política Nacional de Humanização (2004), consiste em conjunto de propostas de condutas terapêuticas articuladas, para um sujeito individual ou coletivo, resultado da discussão coletiva de uma equipe interdisciplinar. Fonte: BRASIL. Ministério da Saúde. Secretaria de Atenção à Saúde. Núcleo Técnico da Política Nacional de Humanização. *Clínica ampliada, equipe de referência e projeto terapêutico singular.* 2. ed., Série B – Textos Básicos de Saúde. Brasília: Ministério da Saúde, 2007.

gestiva/absortiva. Essa escolha representa um ponto muito importante do PTS não apenas em relação à garantia da recuperação/manutenção do estado nutricional e da saúde e bem-estar do indivíduo, mas também em relação à gestão dos recursos públicos. Essa etapa do planejamento terapêutico tem impulsionado o debate sobre a importância da organização da atenção em TN por meio da definição de Protocolos Clínicos e Diretrizes Terapêuticas e linhas de cuidado.

Tabela 15.1
Tipos de fórmula nutricional para administração via enteral

Tipos de fórmulas	Definição
Fórmulas nutricionais com alimentos (artesanais)	São preparadas a partir de uma combinação adequada de alimentos que proporcione equilíbrio nutricional de acordo com a finalidade. A forma como os alimentos são empregados e processados pode interferir na qualidade nutricional da fórmula.
Fórmulas nutricionais industrializadas	São produtos formulados industrialmente a partir de uma combinação de macro e micronutrientes isolados, cuja composição pode variar de acordo com a finalidade para a qual foram desenvolvidos.
Fórmulas nutricionais mistas	São compostas por fórmulas nutricionais com alimentos adicionadas de módulos nutricionais ou de fórmulas industrializadas. Também pode ser considerada fórmula mista, a alternância entre a oferta de fórmula artesanal e industrializada no plano dietoterápico.
Módulos nutricionais	São compostos por um dos grupos de nutrientes (carboidratos, proteínas, lipídios, fibras alimentares, vitaminas ou minerais), utilizados para suplementação oral ou para a elaboração de fórmulas nutricionais. Nesse grupo também se enquadram os espessantes e flavorizantes.

Fonte: Ministério da Saúde (2015).

No ambiente hospitalar, as fórmulas nutricionais industrializadas são empregadas com maior frequência. Isso pode ser explicado, sobretudo, por aspectos sanitários e logísticos, já que o preparo de fórmulas neste ambiente demanda estrutura exclusiva para tal[5]. Por outro lado, no domicílio, o MS recomenda que a possibilidade de prescrição de fórmula nutricional com alimentos seja sempre avaliada e considerada, visto que não há evidências científicas que mostrem prejuízo na absorção de nutrientes provenientes desse tipo de fórmula (salvo em algumas situações específicas mencionadas adiante). Para isso, a orientação aos cuidadores por parte dos profissionais responsáveis quanto às boas práticas de manipulação, tanto no preparo quanto na administração, é fundamental para o bom andamento da terapia.

Algumas experiências (como as descritas na Tabela 15.2) têm buscado apresentar soluções para aspectos frequentemente apontados como barreiras para o uso de fórmulas artesanais, entre os quais se incluem: o maior risco de contaminação microbiológica por conta do maior grau de manipulação, a escassez de receitas padronizadas e o desconhecimento da real composição das fórmulas após o preparo. De maneira exitosa, estas experiências têm demonstrado boa aceitação por parte das famílias e resultados positivos quanto ao estado nutricional, comprovando a viabilidade do uso dessas fórmulas na AD, desde que calcado em um planejamento adequado.

[5] Incluindo: sala de limpeza e sanitização de insumos; vestiário; sala de preparo de alimentos *in natura*; e sala de manipulação e envase de nutrição enteral (Anvisa, RDC n. 63, de junho de 2000).

Apesar da possibilidade de inserção das fórmulas artesanais na AD, há situações específicas nas quais a prescrição de fórmulas industrializadas pode fazer-se necessária, por exemplo, o requerimento específico de algum nutriente ou a presença de disfunções digestivas e absortivas que impeçam o processamento de alimentos utilizados nas formulações artesanais. A prescrição de fórmulas nutricionais industrializadas é uma prática naturalizada no âmbito hospitalar, mas a ausência de critérios para o seu fornecimento e de organização da atenção em TN por meio de PCDTs e de linhas de cuidado representa um desafio para a prescrição e continuidade do uso dessas fórmulas em outros ambientes. Levando em conta seu alto custo, bem como o forte *lobby* das indústrias de alimentos junto aos profissionais de saúde, a via judicial tem sido a via preferencial e mais rápida para obtenção desses insumos.

Tabela 15.2
Experiências exitosas de organização da TN no SUS, divulgadas por meio de publicações científicas

Belo Horizonte – MG (2014)	Piraquara – PR (2017)
Essa experiência é fruto de uma parceria firmada entre o MS, a Secretaria Municipal de Saúde de Belo Horizonte e a Universidade Federal de Minas Gerais (UFMG). Objetivo: • Organizar e qualificar a atenção nutricional ofertada do âmbito da atenção domiciliar. **Ações desenvolvidas:** • Organização do fluxo de encaminhamento entre os pontos da RAS da alta hospitalar para as equipes de AB; • Treinamento de nutricionistas da rede municipal de Atenção Básica; • Elaboração de uma cartilha para os cuidadores no domicílio; e • Análise bromatológica e de osmolalidade de fórmulas nutricionais com alimentos padronizada. **Principais resultados:** • Foi criado um protocolo municipal de TN para Belo Horizonte. • A partir do material educativo elaborado, foi criado um curso de Educação a Distância (EAD) via Telessaúde (UFMG), voltado para nutricionistas da AB e AD do SUS (de todo o território nacional). • Os resultados referentes à análise das propriedades físico-químicas e nutricionais das fórmulas foram divulgados pelo MS por meio de um Informe Técnico em 2016.	Trata-se de uma experiência que surge a partir da identificação da necessidade de melhor gestão da TN no município. Nesta, as receitas padronizadas desenvolvidas pelo estudo da UFMG serviram como base para a elaboração de novas receitas. Objetivo: • Implantação de um Protocolo Municipal de Dietas Especiais. **Ações desenvolvidas:** • Desenvolvimento de dietas enterais mistas a partir de alimentos constituintes da cesta básica e fórmulas nutricionais industrializadas fornecidas pelo município. **Principais resultados:** • Além do desenvolvimento e testagem das propriedades das dietas enterais mistas, foram estabelecidas as condições que exigem fornecimento exclusivo de fórmulas industrializadas. • A implantação do Protocolo reduziu a despesa do município com a compra de dietas industrializadas, o que possibilitou a realocação de recursos para a contratação de mais nutricionistas.

Fonte: Jansen et al. (2014); Ministério da Saúde (2016); Sousa; Will (2017).

Para superar a crescente judicialização e proporcionar maior eficiência na gestão dos recursos públicos, em 2012, foi formado um Grupo de Trabalho (GT) de Terapia Nutricional no SUS[6]. Uma das atividades desenvolvidas por esse GT foi a revisão da Portaria n. 120, de 2009,

[6] Instituído pela Portaria n. 850, de 2012.

que dispõe sobre TN no âmbito hospitalar, com objetivo de expandi-la para a perspectiva da RAS. Como resultado dessa revisão, foi lançada a proposta de uma portaria mais ampliada, pautando a organização da TN na RAS, cuja minuta foi submetida à consulta pública em 2014. Essa proposta visou articular e atribuir responsabilidades de gestão do cuidado e de financiamento entre as três esferas de governo, cabendo ao MS estruturar e pactuar com estados e municípios a organização da TN em linhas de cuidado. No entanto, a sua implementação não foi realizada.

Apesar da não implementação desta base normativa, o MS estimula (como forma de promover a organização do cuidado) que os serviços, dentro de seus âmbitos de atuação, desenvolvam diretrizes e protocolos de cuidados em TN, considerando as respectivas realidades locais. A elaboração desses documentos deve estar pautada na preconização de fórmulas nutricionais artesanais e estabelecer mecanismos de oferta, controle e regulação para dispensação de fórmulas nutricionais industrializadas.

Alergias alimentares

As alergias alimentares são reações adversas imunomediadas, causadas a partir da ingestão de determinado alimento. Mais frequentes em crianças de até dois anos de idade, as alergias alimentares representam importante demanda em atenção nutricional no SUS. A terapia nutricional dependerá do alimento em questão, em geral envolvendo sua exclusão da dieta. A articulação para o cuidado deverá ser feita na RAS do território de maneira específica para cada caso. A oferta de fórmula nutricional especial pode ser necessária em algumas situações, como em alguns casos de Alergia à Proteína do Leite de Vaca (APLV).

Dada a inexistência em âmbito nacional de protocolos que normatizem a dispensação de fórmulas infantis para APLV, os processos judiciais para o seu requerimento representam boa parcela da judicialização nas NAE no país, embora sejam, muitas vezes, embasados em diagnósticos inconsistentes e errôneos. O desenvolvimento da APLV está relacionado à combinação entre a imaturidade do TGI e fatores como baixos índices de aleitamento materno, exposição precoce ao leite de vaca e infecções prévias no TGI. Em países desenvolvidos, a suspeita ocorre em até 17% das crianças que apresentem sintomas característicos, mas em apenas 0,3 - 7,5% há confirmação de APLV. O diagnóstico adequado é essencial para evitar exclusões desnecessárias da dieta e para a definição de tratamento correto dos sintomas que a criança estiver apresentando.

Por esse motivo, a organização do cuidado em APLV é essencial para que o poder público promova o DHAA, atendendo adequadamente às necessidades daqueles que sofrem desse agravo. Nesse processo de organização, devem ser preconizadas a criação de critérios para o diagnóstico com base em consensos, a orientação para a prescrição dietética (que pode envolver oferta de fórmulas nutricionais especiais) e a avaliação da evolução clínica.

Preenchendo essa lacuna, uma proposta de um PCDT para a APLV foi desenvolvida no âmbito da Secretaria de Atenção à Saúde do Ministério da Saúde. Como fruto desse processo, a CONITEC, em setembro de 2014, deliberou pela incorporação das fórmulas nutricionais indicadas para crianças com até 24 meses de idade que apresentam APLV[7]. Este PCDT, até o presente

[7] BRASIL. Ministério da Saúde. Secretaria de Ciência, Tecnologia e Insumos Estratégicos. Departamento de Gestão e Incorporação de Tecnologias em Saúde. *Fórmulas nutricionais para crianças com alergia à proteína do leite de vaca.* Brasília: Ministério da Saúde, 2014.

momento, não foi normatizado por meio de portaria ministerial. Alguns estados e municípios contam com diretrizes próprias em relação à atenção nutricional e a dispensação das fórmulas para APLV.

PARA SABER MAIS:

Alergias alimentares na agenda regulatória

A informação sobre a presença dos principais alergênicos alimentares nas embalagens de alimentos industrializados, seja por adição intencional ou contaminação cruzada, tornou-se obrigatória em 2015 a partir de uma norma (RDC n. 26, de 2015) publicada pela Agência Nacional de Vigilância Sanitária (Anvisa). A entrada desse tema na agenda regulatória da Anvisa foi impulsionada em grande parte por pressão dos movimentos da sociedade civil. Entre os alimentos ou componentes que devem ser obrigatoriamente informados, incluem-se: cereais que contêm glúten (trigo, aveia, centeio e cevada), oleaginosas, soja e látex natural, de origem vegetal; e peixes, crustáceos, ovos e leites de origem animal. Essa normatização configura-se como medida de extrema importância para a proteção da saúde e garantia do DHAA de pessoas com restrições alimentares.

Doenças específicas

Algumas doenças específicas, que têm a atenção nutricional especializada como uma das principais frentes do cuidado, contam com PCDTs implementados. São exemplos dessas doenças:

Doença celíaca

Consiste em uma enteropatia crônica do intestino delgado de caráter autoimune desencadeada por exposição ao glúten (principal fração proteica do trigo, do centeio e da cevada)[8]. Embora até o presente momento inexistam estudos que avaliem a prevalência de doença celíaca na população brasileira, há uma hipótese de que esta possa ser subestimada por questões de falhas no rastreamento e nos processos diagnósticos.

Na luta pela maior visibilidade da doença celíaca no território nacional, dois Projetos de Lei (n. 6.166 e n. 6.666) foram criados em 2016: o primeiro propõe a criação de uma Política Nacional de Apoio aos Portadores de Doença Celíaca e o segundo a instituição do Dia Nacional da Pessoa com Doença Celíaca, a ser celebrado no dia 20 de maio. Ambos os projetos se encontram em tramitação.

O primeiro PCDT para doença celíaca foi construído e aprovado pelo MS em 2009[9], sob impulso da mobilização de grupos de portadores, de familiares e demais pessoas envolvidas com a doença, com destaque para a atuação da Associação de Celíacos do Brasil (Acelbra)[10]. Apesar de ter representado importante avanço, deficiências em relação ao cuidado dos portadores de doença celíaca no SUS ainda persistiam mesmo após a publicação desse documento. Um estudo de autoria de membros da Acelbra (PAULA et al., 2014) mapeou fragilidades identificadas por meio de relatos e manifestações de portadores em um grupo social de apoio. Dentre essas fragilidades, destacam-se: a não especificação de locais para diagnóstico, o que contribuiria para

[8] A aveia, naturalmente isenta de glúten, geralmente sofre contaminação em sua cadeia de produção, por isso também deve ser restrita. Algumas marcas industrializam o cereal com certificação de isenção de glúten.

[9] Portaria n. 307/SAS/MS, de 17 de setembro de 2009.

[10] Originada a partir de um grupo de pais de celíacos que se reuniam para trocar informações sobre a Doença Celíaca (DC), em 1982. Conta hoje com várias unidades em diferentes estados do Brasil, articuladas por intermédio da Federação Nacional das Associações de Celíacos do Brasil (Fenacelbra). Promove eventos, como encontros e congressos, e atua na disseminação de informação e conhecimento e na promoção da autonomia e garantia de direitos dos portadores de DC. Fonte: <http://www.fenacelbra.com.br/fenacelbra/>. Acesso em: 6 de nov. 2017.

a subidentificação; a ausência de apoio pós-diagnóstico; e a não regulamentação quanto ao fornecimento de suplementos de micronutrientes e de pré ou probióticos. Os pesquisadores ainda apontaram importantes lacunas quanto à disseminação de informações a respeito da doença celíaca, inclusive entre profissionais da saúde, razão pela qual o desconhecimento acaba se perpetuando também dentro das instituições de saúde.

A atualização do PCDT da doença celíaca foi realizada em 2015[11]. O cuidado nutricional previsto no protocolo inclui a avaliação do estado nutricional (antropométrica, clínica e bioquímica), prescrição de dieta isenta de glúten e monitoramento do estado nutricional. A luta pela disseminação e apropriação desse protocolo nos serviços de saúde vem sendo uma das frentes de atuação do controle social.

Fenilcetonúria

Fenilcetonúria (FNC) faz parte do grupo de doenças denominadas "erros inatos do metabolismo". Seu mecanismo fisiopatológico acarreta na deficiência ou ausência da enzima hepática fenilalanina-hidroxilase (FAH), que metaboliza o aminoácido essencial fenilalanina (FAL). O excesso da fenilalanina na circulação pode acarretar danos neurológicos na fase de desenvolvimento.

A FNC é uma das doenças passíveis de rastreamento no "teste do pezinho", que é feito após 48 horas e até o 5º dia após o nascimento. Quando identificados níveis elevados de FAL, testes diagnósticos são feitos para a confirmação da doença. O diagnóstico precoce é essencial para prevenir a ocorrência de retardo mental em consequência do acúmulo desse aminoácido.

Com relação à TN definida no PCDT, a prescrição de dieta restritiva de FAL é orientada por um guia de quantidade deste aminoácido nos alimentos, que deve ser associada ao uso de fórmula isenta em FAL específica para a idade. Esse PCDT é o único que prevê dispensação gratuita de fórmula nutricional industrializada via assistência farmacêutica do SUS por meio de critérios claramente definidos.

O fluxo do rastreamento, diagnóstico, definição de tratamento e monitoramento da FNC é um exemplo bem-sucedido de gestão do cuidado nas NAE, por isso a leitura deste PCDT é recomendada.

Desafios e perspectivas

Como já discutido, o cuidado em alimentação e nutrição no SUS, independentemente da necessidade dos indivíduos ou coletividades, deve estar alinhado às diretrizes da PNAN. Com relação aos desafios postos quanto à qualificação do cuidado nas NAE, dois merecem destaque.

O primeiro desafio se refere à efetiva organização da atenção nutricional às NAE na RAS. É urgente a implementação de linhas de cuidado e de PCDTs que estabeleçam critérios claros para diagnóstico, direcionem o planejamento da TN, orientem a prescrição dietética adequada e, quando necessário, organizem o fluxo para dispensação de fórmulas nutricionais específicas. Para que isso aconteça, é necessário que o Ministério da Saúde garanta financiamento específico, visto que atualmente esse ônus recai exclusivamente sobre os municípios.

O segundo desafio diz respeito à qualificação da força de trabalho para atenção às NAE. Há uma lacuna na formação técnica dos profissionais, gerada pela fragmentação das atribuições

[11] Portaria SAS/MS n. 1.149, de 11 de novembro de 2015.

da "nutrição clínica" e "nutrição social", predominando o entendimento de que o indivíduo com NAE apresenta uma complexidade no cuidado que não pode ser realizada na Atenção Básica e no domicílio. Além disso, verifica-se que as diretrizes e protocolos utilizados na atenção nutricional hospitalar não dialogam com as orientações dos instrumentos e políticas do Ministério da Saúde, como o Guia Alimentar da População Brasileira e a própria PNAN. Tal fato dificulta, por exemplo, a utilização de fórmulas artesanais como uma opção viável e adequada em TNE. Desse modo, a educação permanente de profissionais da saúde sobre o tema também é essencial para melhor articulação do cuidado entre os pontos da RAS.

Por fim, ainda é escassa a produção técnica e a indução político-institucional do Ministério da Saúde para a organização e qualificação da atenção nutricional às NAE nos demais pontos da RAS. Observa-se que, após a atualização da PNAN, houve alguns avanços no sentido de uma melhor organização do cuidado em saúde para indivíduos com NAE. Exemplos são o trabalho desenvolvido pelo GT da Terapia Nutricional no SUS, em 2012, que resultou na elaboração do PCDT para APLV e na proposta de portaria que expande a organização da TN para a perspectiva da RAS. Se efetivadas, tais iniciativas representam um importante caminho no sentido de superar a judicialização, proporcionar melhor eficiência da gestão de recursos do SUS e de promover a equidade no cuidado nutricional.

Referências

BRASIL. Ministério da Educação. Fundo Nacional de Desenvolvimento da Educação (Brasil). *Caderno de referência sobre alimentação escolar para estudantes com necessidades alimentares especiais*. Programa Nacional de Alimentação Escolar. Brasília: FNDE, 2016.

BRASIL. Ministério da Saúde. *Minuta de Portaria que estabelece diretrizes para a organização da Terapia Nutricional na Rede de Atenção à Saúde no Sistema Único de Saúde – SUS*. Brasília: Ministério da Saúde, 2014.

BRASIL. Ministério da Saúde. Secretaria de Atenção à Saúde. Departamento de Atenção Básica. *Caderno de Atenção Domiciliar*. Brasília: Ministério da Saúde, 2015. v. 3: Cuidados em terapia nutricional.

BRASIL. Ministério da Saúde. Secretaria de Atenção à Saúde. Departamento de Atenção Básica. *Política Nacional de Alimentação e Nutrição*. Brasília: Ministério da Saúde, 2013. 84 p.

BRASIL. Ministério da Saúde. Secretaria de Atenção à Saúde. Departamento de Atenção Básica. Coordenação-Geral de Alimentação e Nutrição. *Segundeira CGAN – DAB Comunica – 04 a 08 de setembro de 2017*. Acesso online. Disponível em: <ecos-redenutri.bvs.br/tiki-download_file.php?fileId=1742>. Acesso em: 8 nov. 2017.

BRASIL. Ministério da Saúde. Secretaria de Atenção à Saúde. Departamento de Atenção Especializada e Temática. *Manual de terapia nutricional na atenção especializada hospitalar no âmbito do Sistema Único de Saúde – SUS* [recurso eletrônico]. Brasília: Ministério da Saúde, 2016.

BRASIL. Ministério da Saúde. Secretaria de Atenção à Saúde. *Portaria n. 1149, de 11 de novembro de 2015*. Aprova o Protocolo Clínico e Diretrizes Terapêuticas da Doença Celíaca. Brasília: Ministério da Saúde, 2015.

BRASIL. Ministério da Saúde. Secretaria de Atenção à Saúde. *Portaria n. 1307, de 22 de novembro de 2013*. Aprova o Protocolo Clínico e Diretrizes Terapêuticas da Fenilcetonúria. Brasília: Ministério da Saúde, 2013.

BRASIL. Ministério da Saúde. Secretaria de Ciência, Tecnologia e Insumos Estratégicos. Departamento de Gestão e Incorporação de Tecnologias em Saúde. *Fórmulas nutricionais para crianças com alergia à proteína do leite de vaca*. Brasília: Ministério da Saúde, 2014.

CHADDAD, M. C. C. Informação sobre a presença de alérgenos nos rótulos de alimentos: responsabilidade do estado na garantia dos direitos à saúde e à alimentação adequada da população com alergia alimentar. *Demetra*, 9(Supl.1):369-392, 2014.

JANSEN, N. A. et al. Relato de experiência: terapia nutricional enteral domiciliar–promoção do direito humano à alimentação adequada para portadores de necessidades alimentares especiais. *Demetra*, 9(Supl.1):233-247, 2014.

PAULA, F. A.; CRUCINSKY, J.; BENATI, R. Fragilidades da atenção à saúde de pessoas celíacas no SUS: A perspectiva do usuário. *Demetra*, 9(Supl.1):311-328, 2014.

PEREIRA, T. N. et al. Perfil das demandas judiciais para fornecimento de fórmulas nutricionais encaminhadas ao Ministério da Saúde do Brasil. *Demetra*, 9(Supl.1):199-214, 2014.

SOUSA, L. R. M.; WILL, K. L. Fortalecendo a rede de atenção às necessidades alimentares especiais: uma experiência com fórmulas enterais semiartesanais, em Piraquara-PR. *Demetra*, 12(3):767-779, 2017.

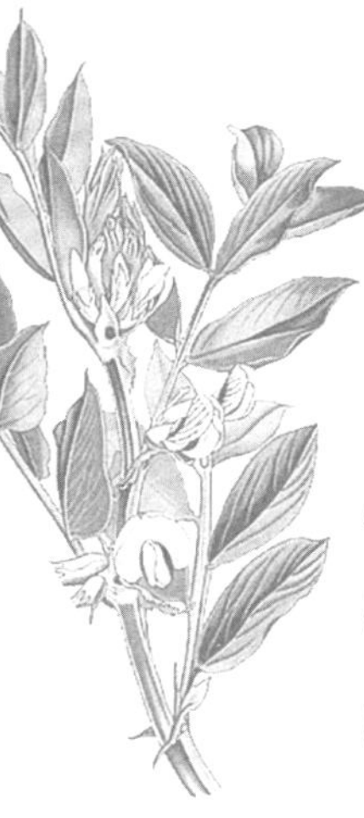

16

A judicialização da saúde e a agenda das Políticas Públicas de Alimentação e Nutrição

- Kimielle Cristina Silva
- Ranailla Lima Bandeira dos Santos

Constituída como um direito fundamental, a saúde tem implicações diretas no bem-estar das pessoas, na integridade da sociedade e na produtividade da economia. Por esse motivo, encontra-se incorporada ao rol dos direitos humanos.

No contexto brasileiro, o acesso à saúde como direito só foi reconhecido constitucionalmente, quando da publicação da Constituição Federal de 1988, cujo processo constituinte, num espaço democrático, teve participação de parlamentares progressistas, apoiados por intelectuais e acadêmicos da Reforma Sanitária.

PARA SABER MAIS:

- **Direitos Humanos:** são direitos inerentes à própria natureza humana, e, por isso, são invioláveis, atemporais e universais. Devem assegurar às pessoas condições básicas que lhes permitam levar uma vida digna, isto é, com acesso à liberdade, à igualdade, ao trabalho, à terra, à saúde, à moradia, à educação, à água e alimentos de qualidade, entre outros requisitos essenciais.
- **Direitos sociais:** são direitos de toda a sociedade, visam à melhoria das condições de vida e de trabalho e devem ser garantidos e protegidos pelo Estado. A Constituição Federal, no Capítulo II – Dos Direitos Sociais, estabelece: "Art. 6º – São direitos sociais a educação, a saúde, a alimentação, o trabalho, a moradia, o lazer, a segurança, a previdência social, a proteção à maternidade e à infância, a assistência aos desamparados, na forma desta Constituição".

A Constituição Federal legitima a saúde como um direito social ao estabelecê-la como um direito de todos e dever do Estado, garantido mediante políticas sociais e econômicas que visem à redução do risco de doença e outros agravos e ao acesso universal e igualitário às ações para sua promoção, proteção e recuperação. Dessa forma, foi necessária a implantação de um sistema público de saúde, de acesso universal, igualitário e com participação popular. Assim, foi instituído o Sistema Único de Saúde (SUS).

A criação do SUS possibilitou a universalização da assistência à saúde, promovendo um novo olhar às ações, serviços e práticas assistenciais. Aumentou o acesso aos cuidados de saúde para grande parte da população brasileira, atingindo a cobertura universal para a vacinação e assistência pré-natal; aumentou a conscientização da população sobre o direito à saúde vinculado à cidadania; investiu na expansão de recursos humanos e da tecnologia em saúde. Com isso, vieram vários desafios, como o acesso universal e equitativo à saúde no Brasil, embora constitucionalmente garantido, nem sempre é cumprido. Desse modo, cada vez mais cidadãos recorrem ao Poder Judiciário para exigir o direito à saúde e às demandas que de alguma forma não foram "acolhidas" pelo sistema.

Logo, as ações judiciais relacionadas a procedimentos, medicamentos, insumos e assistência à saúde contra os gestores públicos cresceram exponencialmente nos últimos dez anos. Esse fenômeno, denominado judicialização da saúde, envolve aspectos políticos, sociais, éticos e sanitários que vão além do componente jurídico e de gestão de serviços públicos, acarretando transformações nas relações sociais e institucionais.

Mas, afinal, o que é a judicialização da saúde? Para Barroso, a judicialização significa que "algumas questões de larga repercussão política e social estão sendo decididas por órgãos do Poder Judiciário, e não pelas instâncias políticas tradicionais: o Congresso Nacional e o Poder Executivo. A judicialização envolve de poder para os juízes e tribunais, com alterações significativas na linguagem, na argumentação e no modo de participação da sociedade".

Atualmente, na busca pela garantia dos seus direitos, indivíduos e coletivos reconhecem o Poder Judiciário como uma instituição que possibilita o acesso a recursos necessários ao tratamento de saúde, como medicamentos de alto custo ou inexistentes na Relação Nacional de Medicamentos Essenciais (Rename), alimentos para fins especiais, internação em leitos e em unidades de terapia intensiva (UTI), consultas ambulatoriais e procedimentos diagnósticos e terapêuticos.

Nesse sentido, a judicialização da saúde expressa demandas e condutas de cidadãos e instituições, para promover e garantir os direitos de cidadania consolidados em leis, revelando as limitações dos sistemas de saúde e de justiça e provocando a produção de respostas factíveis.

Para Santos e Terrazas (2014), é necessário refletir no que habita esse fenômeno, considerando alguns aspectos relevantes, como o sucesso nos pedidos judiciais, visto que raramente os magistrados negam ou solicitam explicações detalhadas a respeito das solicitações médicas (tipos de medicamento, fórmula alimentar, eficácia do produto, custo benefício, entre outros) e a descoberta de um caminho "mais curto" para acesso a tratamentos/insumos de saúde, uma vez que as ações judiciais e liminares contam com prazo de 48 a 72 horas para atendimento. Nessa perspectiva, a judicialização prejudica grande parte dos municípios brasileiros na organização e no funcionamento dos serviços públicos de saúde.

Apesar disso, Fleury e Faria (2014) entendem a judicialização como um sinal do reconhecimento gradativo do direito à saúde, mas, ao mesmo tempo, indica a incapacidade do governo de prover os serviços necessários para que os cidadãos possam, de fato, usufruir desse direito. Assim, é necessário observar a judicialização como uma manifestação democrática da contradição entre o direito legalmente assegurado e seu exercício, institucionalmente desconsiderado.

Judicialização da saúde e as Políticas Públicas de Alimentação e Nutrição: qual sua interface?

A alimentação e a nutrição são premissas básicas para a promoção e proteção da saúde e contribuem para o enfrentamento da atual situação epidemiológica e nutricional, como o desafio das doenças crônicas não transmissíveis e seus fatores de risco. No âmbito do SUS, a organização da atenção nutricional é norteada pela Política Nacional de Alimentação e Nutrição

(PNAN), a qual também orienta que o perfil epidemiológico do território deve ser base para a definição de prioridades para as ações (BRASIL, 2013).

A institucionalização das ações de alimentação e nutrição na rede pública de serviços de saúde ocorreu a partir da década de 1970, quando se iniciou a implantação de programas de suplementação alimentar para o público materno-infantil. Atualmente, as ações de alimentação e nutrição no âmbito do SUS acontecem nos diversos pontos da rede de atenção à saúde (RAS) e estão amparadas nos instrumentos normativos e de gestão.

Mas, diante da diversidade, amplitude e complexidade dos cenários alimentar, demográfico e nutricional que acometem a população, novas tecnologias terapêuticas também vêm surgindo, e no campo da alimentação e nutrição não é diferente. Tal fato impacta consideravelmente na judicialização da saúde.

Do mesmo modo, esse fato é verificado com os alimentos para necessidades alimentares especiais, em sua grande maioria, produzidos por grandes indústrias farmacêuticas e de alimentos. Esses alimentos são utilizados em diversos serviços de saúde do SUS, em especial na atenção especializada hospitalar.

Como a saúde e a alimentação são consideradas direitos sociais pela Constituição Federal, a solicitação de fórmulas nutricionais industrializadas e alimentos por meio de ações judiciais contra as três esferas de gestão do SUS tem crescido, causando problemas para o Poder Público. A necessidade de financiamento e elaboração de protocolos, linhas de cuidado, diretrizes terapêuticas e fluxos são demandas recorrentes em diversos espaços de pactuação e congressos regionais e nacionais que contam com a presença dos gestores.

Essas fórmulas são, em sua maioria, de alto custo e, até o presente momento, não possuem financiamento específico no SUS, exceto no âmbito hospitalar e no caso daquelas destinadas aos indivíduos com fenilcetonúria. Mesmo sem o financiamento e a obrigatoriedade de oferta, alguns estados e municípios dispõem de rede assistencial para acompanhamento de indivíduos com necessidades alimentares especiais, contando com protocolos, fluxos e diretrizes clínicas, normatizando o fornecimento de fórmulas nutricionais industrializadas.

Embora a PNAN tenha reconhecido a necessidade de serem normatizados os critérios para acesso a alimentos para fins especiais de modo a promover a equidade e a regulação no acesso a esses produtos, ainda não houve grandes avanços em âmbito nacional. O que se tem observado são inúmeras ações do sistema de justiça (mandado de segurança, ação civil pública, inquéritos civis, dentre outros) contra os estados e municípios, além de leis locais que visam, em muitos casos, apenas fornecer leites e fórmulas infantis para menores de 2 anos.

PARA SABER MAIS:

A incorporação, exclusão e alteração do uso de tecnologias no SUS são de competência da Comissão Nacional de Incorporação de Tecnologias (CONITEC), órgão do Ministério da Saúde. Essa Comissão tem critérios bem definidos para incorporação de tecnologias, que perpassam pelos prazos para avaliação e oferta, transparência no processo de avaliação e participação popular por meio de consultas públicas, além de análise de registro, eficácia, segurança, efetividade e custo-efetividade. São esses os critérios que norteiam a decisão do SUS pela incorporação de fórmulas nutricionais, produtos farmacêuticos, procedimentos e outros insumos de saúde. Assim, é imprescindível que existam esses parâmetros, pois eles racionalizam o uso da terapêutica e dos recursos públicos.

A Portaria MS/GM n. 2.009, de 13 de setembro de 2012, aprova o Regimento Interno da Conitec e a Portaria n. 26, de 12 de junho de 2015, aprova os requisitos para submissão e análise de proposta de incorporação, alteração ou exclusão de tecnologia em saúde no SUS, por iniciativa do Ministério da Saúde e de Secretarias de Saúde dos Estados, dos Municípios e do Distrito Federal.

Vale ressaltar que as fórmulas nutricionais são classificadas pela Agência Nacional de Vigilância Sanitária (Anvisa) como "alimentos para fins especiais". Mas, para o sistema de justiça, é visto como medicamento, e, dessa forma, são solicitadas pelos advogados e defensores públicos como tratamento de doença e com a prerrogativa de algo que é primordial à vida.

O reconhecimento e interpretação das fórmulas nutricionais como medicamentos compromete a análise da sua garantia enquanto dimensão do Direito Humano à Alimentação Adequada (DHAA). Por essa razão, as reivindicações para acesso a essas fórmulas são tratadas pelo Poder Judiciário no âmbito do direito à saúde, sendo o SUS o único sistema responsável pelo fornecimento desses alimentos.

Tal fato é corroborado por Alves e Jaime (2014), ao elucidarem que as consequências da insegurança alimentar e nutricional da população, como a desnutrição e as carências nutricionais específicas, recaem sobre o setor da saúde e têm feito com que historicamente este tenha incorporado à responsabilidade de políticas e programas de alimentação e nutrição no Brasil.

Esta situação propicia trazer esse debate para a perspectiva da Segurança Alimentar e Nutricional (SAN), entendendo que a fórmula nutricional é o alimento daqueles que não conseguem alimentar pela via oral ou que tenham alguma alteração no trato gastrointestinal, e o seu consumo está relacionado a questões econômicas, culturais e sociais.

À luz do DHAA, a perspectiva que vem sendo construída no Brasil por diferentes atores da sociedade civil e de instituições públicas e que tem embasado todo o desenho e funcionamento do Sistema Nacional de Segurança Alimentar e Nutricional (Sisan) é ancorada no seguinte conceito de SAN:

> Segurança Alimentar e Nutricional consiste na realização do direito de todos ao acesso regular e permanente a alimentos de qualidade, em quantidade suficiente, sem comprometer o acesso a outras necessidades essenciais, tendo como base práticas alimentares promotoras de saúde que respeitem a diversidade cultural e que sejam ambiental, culturais, econômica e socialmente sustentáveis.

A Política Nacional de SAN (PNSAN)[1] representa a política pública que orienta a organização intersetorial para garantir os recursos necessários à efetivação do DHAA. Ou seja, induz a responsabilização de diferentes setores do Poder Executivo, por meio de suas políticas e programas, a efetivar ações relacionadas aos diferentes âmbitos da SAN envolvidos na garantia da alimentação adequada e saudável para a população.

Observa-se, nos últimos anos, a difusão do conhecimento e da discussão sobre os determinantes sociais dos agravos nutricionais e a responsabilização de diferentes setores por políticas públicas que contribuam para sua prevenção e controle. No tocante às necessidades alimentares especiais, verificam-se avanços no Plano Nacional de Segurança Alimentar e Nutricional

[1] BRASIL. Decreto n. 7.272, de 25 de agosto de 2010. Regulamenta a Lei n. 11.346, de 15 de setembro de 2006, que cria o SISAN com vistas a assegurar o direito humano à alimentação adequada, institui a PNSAN, estabelece os parâmetros para a elaboração do Plano Nacional de Segurança Alimentar e Nutricional, e dá outras providências. *Diário Oficial da União*. Disponível em: <http://www.planalto.gov.br/ccivil_03/_Ato2007-2010/2010/Decreto/D7272.htm>. Acesso em: nov. 2017.

(Plansan) para expressar suas demandas e propor estratégias para atendê-las nos espaços de participação social do Sisan, mas nota-se que tais requerimentos não têm refletido em políticas públicas efetivas.

Diante do exposto, fica claro que a atenção às pessoas com necessidades alimentares especiais requer esforços intersetoriais, sendo indiscutível sua inclusão na agenda do Sisan. Tal medida se faz imprescindível para ampliar e qualificar o debate acerca da violação do DHAA e, consequentemente, sobre as responsabilidades dos diferentes setores do Poder Público para sua garantia.

Quanto às responsabilidades do setor da saúde, são primordiais políticas e programas que visem aprimorar as coberturas assistenciais para garantia do acesso às ações de diagnóstico, tratamento e reabilitação dos indivíduos com necessidades alimentares especiais. Mas apenas as ações da saúde não mudarão a interpretação sobre o acesso às fórmulas nutricionais enquanto dimensão do DHAA. Nessa perspectiva, o debate intersetorial com a participação do sistema de justiça é o caminho.

A interpretação das fórmulas nutricionais, ora como medicamento, ora como alimento, também está presente no próprio campo da alimentação e nutrição e nas práticas do profissional nutricionista, merecendo ser objeto de debates sobre as diferenças conceituais e ideológicas.

Desafios e perspectivas

Neste capítulo, demos ênfase à judicialização do acesso às fórmulas nutricionais no SUS, tendo em vista as demandas crescentes para esses alimentos via judicial e as falhas na organização da atenção à saúde de indivíduos com necessidades alimentares especiais.

Contudo, é necessário ressaltar que a garantia do direito à saúde não se resume apenas a práticas assistenciais, isto é, ele não pode ser compreendido unicamente como provimento de ações e serviços com o objetivo de tratar as doenças e agravos. O direito à saúde também é expresso na garantia de ações preventivas de saúde, por exemplo, o fornecimento de vacinas e suplementos vitamínicos.

Neste cenário, verifica-se que não são recorrentes ou expressivas as demandas por parte de Associações ou Instituições Jurídicas, como a Defensoria Pública e o Ministério Público (MP) ao Judiciário. Isto não significa que essas instituições não estejam atuando na tutela coletiva das ações preventivas.

No entanto, vale ressaltar que o MP exerce papel fundamental na defesa da sociedade, sobretudo no que concerne aos direitos sociais, exigindo a atuação do Estado na concretização das políticas públicas. No tocante às políticas de alimentação e nutrição, este fato é verificado em algumas atuações do MP, como as audiências públicas para tratar dos programas federais de alimentação no âmbito da saúde e da segurança alimentar de comunidades tradicionais; termo de ajustamento de conduta e recomendações para merenda escolar; ações civis públicas movidas contra a indústria de alimentos para regulação de rotulagem; inquérito civil para acompanhamento e fiscalização dos conselhos municipais do Bolsa Família; representação contra a Anvisa para suspensão de venda e fabricação de alimentos com fenilalanina, entre outros.

Por fim, para o Sistema de Justiça, os diálogos institucionais são a estratégia precisa para o enfrentamento da judicialização da saúde. É necessário que esse Sistema seja inserido na discussão da SAN e do DHAA, seja por meio do Conselho Nacional de Segurança Alimentar e Nutricional (Consea) e das Câmaras Interministerial de Segurança Alimentar e Nutricional (Caisan) federal, estaduais e municipais ou das Conferências de Segurança Alimentar e Nutricional, objetivando discutir o papel do SUS na garantia desses produtos alimentícios com características terapêuticas.

Por fim, reconhecer que a atenção às pessoas com necessidades alimentares especiais requer esforços intersetoriais, sendo indiscutível sua inclusão na agenda do Sisan.

Referências

ALVES, K. P. de S.; JAIME, P. C. A Política Nacional de alimentação e Nutrição e seu diálogo com a Política Nacional de Segurança alimentar e Nutricional. *Ciência Saúde Coletiva,* 19:4331-4340, 2014.

BARROSO, L. E. Judicialização, ativismo judicial e legitimidade democrática. *Revista Eletrônica de Direito do Estado*, n. 18, 2009.

BEURLEN, A. *Direito à alimentação adequada.* Grupo de Trabalho "Alimentação Adequada". Brasília: Escola Superior do Ministério Público da União, 2008. 108 p. (Manuais de atuação ESMPU; v. 6).

BRASIL. *Constituição da República Federativa do Brasil:* Texto constitucional promulgado em 5 de outubro de 1988, com as alterações adotadas pelas Emendas Constitucionais n. 1/92 a 71/2012 e pelas Emendas Constitucionais de Revisão n. 1 a 6/94. – Brasília: Senado Federal, Subsecretaria de Edições Técnicas, 2013. 87p.

BRASIL. Lei n. 11.346 de 15 de setembro de 2006. Cria o Sistema Nacional de Segurança Alimentar e Nutricional – SISAN com vistas a assegurar o direito humano à alimentação adequada e dá outras providências. *Diário Oficial da União,* 18 set. 2006. Disponível em: <https://www.planalto.gov.br/ccivil_03/_ato2004-2006/2006/lei/l11346.htm>. Acesso em: nov. 2017.

BRASIL. Ministério da Saúde. Secretaria de Atenção à Saúde. Departamento de Atenção Básica. *Política Nacional de Alimentação e Nutrição.* Brasília: Ministério da Saúde, 2013. 84 p.

CONSELHO NACIONAL DE SECRETARIAS MUNICIPAIS DE SAÚDE (CONASEMS). Carta de Brasília: *XXIX Congresso Nacional de Secretarias Municipais de Saúde.* Brasília, DF: 2013.

FINK, J. S.; MELLO, E. D.; PICON, P. D. Impactos da implementação de um centro de referência em fórmulas nutricionais especiais. *Revista da AMRIGS,* 54(2):133-140, 2010.

FLEURY, S.; FARIA, M. A judicialização como ameaça e salvaguarda do SUS. In: SANTOS, L; TERRAZES, F. (Org.). *Judicialização da Saúde no SUS.* 1. ed. Campinas/SP: Saberes, 2014.

L'ABBATE, S. As políticas de alimentação e nutrição no Brasil: II. a partir dos anos setentas. *Rev Nutr PUCCAMP*, Campinas, v. 2, n. 1, p. 7-54, 1989.

PEPE, V. L. E.; FIGUEIREDO, T. de A.; SIMAS, L. et al. A judicialização da saúde e os novos desafios da gestão da assistência farmacêutica. *Ciência Saúde Coletiva,* 15:2405-2414, 2010.

RAMOS, R. de S.; GOMES, A. M. T.; OLIVEIRA, D. C. de et al. Access the Unified Health System actions and services from the perspective of judicialization. *Rev Lat Am Enfermagem*; 24. Epub ahead of print 2016.

SANTOS, L.; TERRAZAS, F. *Judicialização da saúde no Brasil.* Campinas/SP: Saberes, 2014.

SILVA, K. S. *Acesso às fórmulas nutricionais para usuários do SUS*: percepções dos atores do Sistema de Justiça frente à judicialização. Brasília. Dissertação (Mestrado) – Saúde Coletiva. Universidade de Brasília, 2016.

VENTURA, M.; SIMAS, L.; PEPE, V. L. E. et al. Judicialização da saúde, acesso à justiça e a efetividade do direito à saúde. *Physis Rev Saúde Coletiva,* 20:77-100, 2010.

WANG, D. W. L.; VASCONCELOS, N. P. de; OLIVEIRA, V. E. de et al. Os impactos da judicialização da saúde no município de São Paulo: gasto público e organização federativa. *Revista Administração Pública*, 48:1191-1206, 2014.

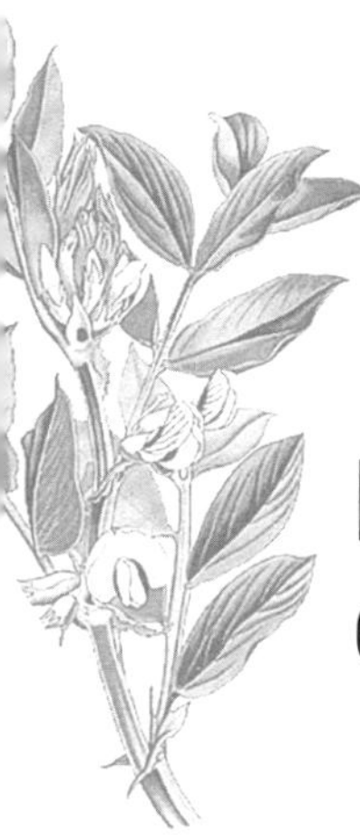

17

Regulação e controle de alimentos

■ Ana Paula Bortoletto Martins

Dentro do contexto da Política Nacional de Alimentação e Nutrição (PNAN), a regulação e o controle dos alimentos constituem uma diretriz que busca garantir a inocuidade e a qualidade nutricional dos alimentos, controlando e prevenindo riscos à saúde, fazendo-se presente na agenda da promoção da alimentação adequada e saudável e da proteção à saúde (BRASIL, 2013).

Ela perpassa pelas esferas biológica, sanitária, nutricional e tecnológica, desde a produção, processamento, industrialização, comercialização, abastecimento até a distribuição, cuja responsabilidade é partilhada com diferentes setores de governo e da sociedade, tendo em vista a complexidade da atual cadeia produtiva de alimentos. Assim, o risco sanitário deve enfocar a abordagem integral de saúde e considerar, além de si próprio, o risco nutricional decorrente desse cenário, ampliando a capacidade do Estado de fazer uso de instrumentos legais necessários à proteção da saúde da população.

Portanto, o monitoramento da qualidade dos alimentos deve considerar aspectos sanitários, como o microbiológico e o toxicológico, e do seu perfil nutricional, como teores de macro e micronutrientes, articulando-se com as estratégias de fortificação obrigatória de alimentos e de reformulação do perfil nutricional de alimentos ultraprocessados, com vistas à redução de gorduras, açúcares e sódio.

Nas vertentes de atuação das esferas públicas brasileiras, hoje, as medidas de regulação são as ações que impedem que haja exposição da população a fatores e situações que estimulem práticas não saudáveis, como a regulamentação da venda e propaganda de alimentos nas cantinas escolares; de publicidade direcionada ao público infantil e de rotulagem de produtos dirigidos a lactentes. Já as medidas de controle são aquelas que buscam facilitar a adesão a práticas saudáveis por indivíduos e coletividades, deixando-os informados e motivados, como a rotulagem nutricional, programas de alimentação institucional, cantinas saudáveis nas escolas e ambiente de trabalho e espaços que favoreçam a amamentação.

O controle e a regulação se colocam como uma agenda importante para o Brasil diante de um processo de transição epidemiológica e nutricional que o país atravessa, e que apresenta como consequência mudanças importantes no padrão de saúde e consumo alimentar da população. Esse é um processo que acontece no mundo inteiro, com especial intensidade em países de baixa e média renda.

As principais doenças que atualmente acometem os brasileiros deixaram de ser agudas e passaram a ser crônicas. Apesar da intensa redução da desnutrição em crianças, as deficiências de micronutrientes e a desnutrição crônica ainda são prevalentes em grupos vulneráveis da população, como em indígenas, quilombolas, crianças e mulheres. Simultaneamente, o Brasil vem enfrentando aumento expressivo do sobrepeso e da obesidade em todas as faixas etárias, e as doenças crônicas são a principal causa de morte entre adultos (BRASIL, 2013).

Essas mudanças caracterizam-se, principalmente, pelo gradual enfraquecimento dos padrões alimentares tradicionais, com base em alimentos *in natura* ou minimamente processados, e pelo aumento da oferta e do acesso a alimentos ultraprocessados (MARTINS et al., 2013). O consumo de alimentos ultraprocessados, por sua vez, está relacionado a uma alta ingestão de açúcar livre e gordura saturada e trans, além de baixo consumo de proteína, fibra, vitamina e minerais (LOUZADA et al., 2018). O Guia Alimentar para a População Brasileira, do Ministério da Saúde, recomenda que os alimentos ultraprocessados sejam evitados, para a adoção de uma alimentação adequada e saudável, e coloca a regulação de alimentos como medida necessária enquanto parte da superação dos obstáculos individuais e populacionais para atingir as recomendações oficiais do Ministério (BRASIL, 2014).

Contextos nacional e internacional

Diferentes atores atuam na esfera da regulação e controle de alimentos no Brasil, desempenhando a Agência Nacional de Vigilância Sanitária (Anvisa) papel relevante e protagonista, uma vez que a Lei Federal n. 9.782/1999 delega à Agência a responsabilidade de regulamentar, controlar e fiscalizar os produtos e serviços que envolvem riscos à saúde pública, nos quais se encontram os alimentos e os insumos, os aditivos, as embalagens e os contaminantes e resíduos, assim como instalações responsáveis por processar tais produtos. Nesse sentido, a vigilância tem por função identificar precocemente as falhas de mercado, externalidades negativas e a falta de informação ao consumidor, em prol do interesse coletivo (FIGUEIREDO et al., 2017).

A Anvisa, porém, ainda que com independência administrativa, está vinculada ao Ministério da Saúde, o que a torna sujeita às disposições das políticas de saúde. O Ministério da Agricultura, Pecuária e Abastecimento (MAPA), o Ministério da Justiça e o Congresso Nacional são também agentes de regulação e controle de alimentos. Nota-se que esses diferentes formuladores de políticas públicas formam um sistema complexo, que, por vezes, convergem e articulam-se, em muitas outras ocasiões confundem-se e sobrepõem-se os papéis, o que resulta, muitas vezes, em disputas de poderes e pressão política, desaguando em uma incapacidade de estabelecer regras contundentes e/ou de fiscalizá-las com independência e autonomia.

Além disso, decisões de regulação e controle afetam diretamente o setor produtivo. No caso de alimentos e bebidas, as grandes indústrias e conglomerados transnacionais trabalham em diversas frentes para minimizar impactos financeiros. Por isso, acompanham de perto a agenda regulatória e incidem politicamente por meio de associações que representam o setor. O desequilíbrio de forças é minimizado por meio da atuação e participação nos processos de decisão. Entre as diversas formas possíveis de participação, destaca-se o papel dos conselhos de controle social, que monitoram e avaliam o andamento da Política Nacional de Alimentação e Nutrição (PNAN) e a Política Nacional de Segurança Alimentar e Nutricional (PNSAN).

O Conselho Nacional de Saúde, a partir da Lei n. 8.142/1990, tem como missão a deliberação, fiscalização, acompanhamento e monitoramento das políticas públicas em educação. Vinculado ao Ministério da Saúde, é composto por representantes de entidades e movimentos representativos de usuários, entidades representativas de trabalhadores da área da saúde, governo e prestadores de serviço. É o CNS que aprova, a cada quatro anos, o Plano Nacional de Saúde. O Conselho Nacional de Segurança Alimentar e Nutricional (Consea), órgão de assessoramento imediato da Presidência da República que funciona como um espaço institucional para o controle social e participação da sociedade na formulação, monitoramento e avaliação de políticas públicas de segurança alimentar e nutricional, com vistas a promover a realização progressiva do direito humano à alimentação adequada.

No contexto internacional, o *Codex Alimentarius* é um programa conjunto da Organização das Nações Unidas para Agricultura e Alimentação/Organização Mundial da Saúde (FAO/OMS) criado em 1963 para desenvolver padrões e manuais e normas de regulação de alimentos, que contribui, por meio de suas normas, diretrizes e códigos de práticas alimentares internacionais, para a inocuidade, segurança e qualidade no comércio internacional de alimentos. O objetivo é a proteção da saúde do consumidor, fixando, para tanto, diretrizes relativas ao plantio, à produção e à comercialização de alimentos, que devem servir de orientação para os países membros, entre eles o Brasil. Trata-se de normas não vinculantes, mas que são consideradas pela Organização Mundial do Comércio nas disputas internacionais. Mais informações disponíveis em: http://www.fao.org/fao-who-codexalimentarius/en/, acessado em 24 fev. 2018.

A Organização Pan-Americana de Saúde (OPAS) (2015) reconhece a necessidade de uma rotulagem adequada de alimentos e bebidas como mudança ambiental para a redução do excesso de peso e melhoria do consumo alimentar, a partir da diminuição do consumo de alimentos ultraprocessados. A Organização Mundial da Saúde (OMS) (2014) também reconhece que a rotulagem nutricional é uma ferramenta útil para orientar os consumidores nas melhores escolhas alimentares.

Em 2016, a OPAS publicou um Modelo de Perfil Nutricional, como desdobramento de seu "Plano de Ação para Prevenção da Obesidade em Crianças e Adolescentes", que foi lançado em 2014 (ORGANIZAÇÃO PAN-AMERICANA DE SAÚDE, 2016). Este Plano determina que a OPAS forneça informações com base em evidências para a formulação de políticas e regulamentações fiscais e de outros tipos destinadas a evitar o consumo de alimentos não saudáveis, como as relativas à rotulagem na parte frontal das embalagens e as diretrizes nutricionais regionais para alimentação escolar (como os programas de alimentação e a venda de alimentos e bebidas nas escolas). O propósito da análise do perfil nutricional é servir de instrumento para classificar alimentos e bebidas processados e ultraprocessados que contenham uma quantidade excessiva de açúcares livres, sal, gorduras totais, gorduras saturadas e ácidos graxos trans.

A OPAS propõe que as políticas nacionais, subnacionais e locais que exigem o uso de um modelo de perfil nutricional sejam implantadas por meio de uma norma legal obrigatória. Quando um país decide implantar uma política específica, o Ministério da Saúde deve assumir a liderança do processo, promovendo o consenso entre setores estratégicos do governo (por exemplo, educação, agricultura e desenvolvimento social) e mobilizando outros interessados, sobretudo a sociedade civil, os legisladores e a comunidade acadêmica.

Tendo em vista as considerações iniciais expostas acima, a seguir são apresentados em maior grau de detalhamento eixos centrais na agenda de regulação e controle de alimentos no Brasil, a saber: regras de rotulagem; publicidade e propaganda de alimentos voltadas para crianças e lactentes; e reformulação voluntária de alimentos.

Rotulagem de alimentos

No Brasil, a Anvisa é o órgão responsável pela regulação da rotulagem de alimentos industrializados. Até 2001, os fabricantes deveriam informar obrigatoriamente apenas informações gerais, sendo eles: i) nome do produto; ii) lista de ingredientes; iii) conteúdo líquido; iv) identificação da origem; v) identificação do lote; e vi) o prazo de validade. Eram proibidas alegações que visassem enganar o consumidor na hora da compra, como informações falsas, insuficientes ou incompreensíveis; atributos que não podem ser demonstrados ou ainda destacar a presença e ausência de componentes e nutrientes que são próprios dos alimentos – por exemplo, declarar que leite, queijos e iogurtes são ricos em cálcio, pois todos esses alimentos são naturalmente ricos em cálcio.

Em 21 de março de 2001, foram publicadas as Resoluções de Diretoria Colegiada (RDC) n. 39 e n. 40, que estabelecem que todos os alimentos e bebidas embalados devem apresentar informação nutricional. Isso significa que, além de informações gerais, os fabricantes de alimentos devem disponibilizar os produtos com as seguintes informações: valor calórico, carboidratos, proteínas, gorduras totais, gorduras saturadas, colesterol, fibra alimentar, cálcio, ferro e sódio. As informações nutricionais desses elementos apresentam a quantidade de nutrientes por porção de cada alimento e ainda por Percentual de Valor Diário (% VD). Em 2012, a RDC n. 54 normatiza a Informação Nutricional Complementar, que permite alegações que se referem a propriedades nutricionais específicas e consideradas positivas do ponto de vista nutricional como a presença de vitaminas, fibras ou a redução do teor de sódio.

Ainda, em 2013, foram aprovadas as RDC n. 359 e n. 360, para rotulagem nutricional mandatória entre os países do Mercosul, tornando obrigatória a declaração do valor energético, carboidratos, proteínas, gorduras totais, gorduras saturadas, gorduras trans e sódio. Por fim, em 2015, foi aprovada a RDC n. 26, que estabelece os requisitos para a rotulagem obrigatória dos principais alimentos que causam alergias alimentares. As normas aplicam-se aos alimentos, incluindo as bebidas, ingredientes, aditivos alimentares e coadjuvantes de tecnologia embalados na ausência dos consumidores, inclusive aqueles destinados exclusivamente ao processamento industrial e os destinados aos serviços de alimentação.

Nota-se, a partir desse breve histórico, que a trajetória da rotulagem de alimentos no Brasil é de constantes ajustes e melhorias ao longo do tempo. Em contrapartida, nota-se também que as principais normas que regem a rotulagem nutricional apresentam-se defasadas e em descompasso com o retrato nutricional e as necessidades e demandas do consumidor. Considerando a urgência em revisar e aperfeiçoar a rotulagem nutricional no Brasil diante das novas realidades, evidências e experiências internacionais exitosas, o Consea enviou à Anvisa a Recomendação n. 7/2013, elaborada a partir da discussão sobre a necessidade de melhorar a rotulagem nutricional para facilitar a compreensão e a legibilidade da informação para os consumidores e combater a publicidade enganosa e abusiva.

Em resposta a essa recomendação, foi instituído pela Portaria n. 650, de 29 de maio de 2014, o Grupo de Trabalho (GT) no âmbito da Anvisa, com o objetivo de auxiliar na elaboração de propostas regulatórias relacionadas à rotulagem nutricional de alimentos. Entre as competências desse grupo, estavam: subsidiar a Anvisa em assuntos técnicos e/ou científicos relacionados à rotulagem nutricional; auxiliar na identificação dos principais problemas e limitações do modelo regulatório atual sobre rotulagem nutricional; propor alternativas para solucionar os problemas e limitações identificados e auxiliar na elaboração de uma proposta de revisão dos regulamentos técnicos sobre rotulagem nutricional de alimentos embalados. O Quadro 17.1 apresenta as principais conclusões deste grupo de trabalho. Mais informações disponíveis no Portal da Anvisa (http://portal.Anvisa.gov.br/alimentos/processos-regulatorios, acessado em 24 fev. 2018).

Quadro 17.1 Principais conclusões do grupo de trabalho da Anvisa sobre rotulagem nutricional, entre 2014 e 2016, constituído por representantes do governo, da sociedade civil, pesquisadores e setor produtivo
Grupo de trabalho da Anvisa sobre rotulagem nutricional De acordo com as discussões do GT, muito espaço do rótulo é utilizado para a promoção do produto a partir da publicidade e pouco para as informações nutricionais, que ficam escondidas na parte de trás da embalagem e são divulgadas de forma difícil de o consumidor visualizar e entender. Além disso, há a falta de informação clara sobre a quantidade de açúcar presente no alimento e da padronização quanto à apresentação dos nutrientes na tabela nutricional por 100 g, que atualmente é feita por porção. O fato de a lista de ingredientes não ser considerada parte da rotulagem nutricional, de acordo com a legislação atual, também é um problema apontado, uma vez que tal lista traz informações complementares à tabela nutricional, que é de difícil entendimento dos consumidores. A lista de ingredientes é uma forma prática de identificar o grau de processamento de um produto e a presença de aditivos alimentares e, portanto, sua qualidade nutricional, o que se alinha às recomendações do Guia Alimentar para a População Brasileira. Por conta da sua importância na escolha alimentar dos consumidores, a forma com que a lista de ingredientes é apresentada atualmente necessita de mudanças para que sua visualização e interpretação sejam melhoradas.

Fonte: Disponível em: <http://portal.Anvisa.gov.br/alimentos/processos-regulatorios>. Acesso em: 24 fev. 2018.

Rotulagem nutricional frontal

A importância da rotulagem nutricional dos alimentos para a promoção da alimentação saudável é destacada em grande parte dos estudos e pesquisas que envolvem a área da nutrição e sua relação com estratégias para a redução do risco de doenças crônicas não transmissíveis.

Já existem evidências de que a informação nutricional suplementar disposta na parte da frente da embalagem, com mensagens e símbolos simples e de fácil visualização, é benéfica para o entendimento dos consumidores e influencia na mudança da intenção de compra de alimentos. De acordo com um artigo de revisão desenvolvido a partir de 20 estudos da Ásia, África, Oriente Médio e América Latina, as preferências dos consumidores em relação ao formato de apresentação da informação nutricional incluem: rótulos simples e claros de visualizar e sem a presença de informação técnica, mensagens em símbolos ou imagens, advertências de saúde ou explicação sobre nutrientes importantes, informações em fonte grande, informação nutricional ou de saúde endossada por agências do governo para dar credibilidade, e informações obrigatórias ou padronizadas em todos os produtos (MANDLE et al., 2015).

Como conclusão do GT sobre rotulagem nutricional, diferentes participantes apresentaram propostas de aprimoramento das normas. O Instituto de Defesa do Consumidor (Idec), como conclusão do GT instituído em 2013, enviou à Anvisa uma proposta de atualização do atual modelo de rotulagem nutricional no Brasil, elaborada em parceria com pesquisadores em *design* da informação da Universidade Federal do Paraná. A proposta sugere que seja incluído um selo de advertência no formato de um triângulo preto na parte da frente da embalagem de alimentos processados e ultraprocessados para indicar excesso de açúcar, sódio, gorduras totais e saturadas, e a presença de adoçante e gordura trans em qualquer quantidade. A exemplo da experiência chilena bem-sucedida e documentada, a proposta do Idec baseia-se no perfil nutricional da OPAS para caracterizar o excesso desses nutrientes.

Publicidade e propaganda de alimentos voltadas para o público infantil

São muitas as evidências que apontam para a influência da publicidade e propaganda de alimentos não saudáveis como prováveis condicionantes da obesidade. Estudos mostram que há uma ligação clara entre publicidade de alimentos e as preferências alimentares das crianças, o que elas compram, o que elas comem e o quanto elas comem (OBESITY HEALTH ALLIANCE, 2017). Nesse contexto, a regulamentação da propaganda e da publicidade de alimentos pode assumir um papel estratégico como medida de proteção, particularmente voltada para o público mais vulnerável aos apelos promocionais, como o infantil.

Com a aprovação da Estratégia Global da Organização Mundial da Saúde (OMS) sobre Dieta, Atividade Física e Saúde, em 2004, governos e setores alimentícios e de publicidade de vários países vêm desenvolvendo políticas destinadas a regular o *marketing* de alimentos para crianças. No Brasil, o Código de Defesa do Consumidor (CDC) já apresentava, em 1990, elementos de proteção contra a publicidade enganosa e abusiva; e a Anvisa, criada em 1999, assumiu a responsabilidade de proteger a saúde da população e evitar a exposição a propagandas comerciais de produtos e serviços que influenciem de forma inadequada as práticas em saúde. Além disso, a partir da década de 1980, o Conselho Nacional de Autorregulamentação Publicitária (Conar) passou a ser a forma predominante de regulação da publicidade e é integrado por agências de publicidade, anunciantes e veículos de comunicação, mas não conta com representantes de organizações da sociedade civil nem do Estado.

Em 2005, o Governo Federal abriu um processo, protagonizado pela Anvisa, para elaboração de uma proposta de regulamentação da publicidade de alimentos não saudáveis e de bebidas de baixo valor nutricional. Essa proposta foi publicada em 2006, por meio de uma Consulta Pública, para que fossem apresentadas críticas e sugestões. O documento foi aprovado pela RDC n. 24/2010, que dispõe "sobre a oferta, propaganda, publicidade, informação e outras práticas correlatas cujo objetivo seja a divulgação e a promoção comercial de alimentos considerados com quantidades elevadas de açúcar, de gordura saturada, de gordura trans, de sódio, e de bebidas com baixo teor nutricional [...]". Embora tenha sido um grande avanço, essa Resolução foi suspensa por liminar da Justiça Federal de Brasília, a pedido da Associação Brasileira das Indústrias da Alimentação (ABIA), sendo o próprio Conar um dos primeiros atores a solicitar a suspensão, mostrando-se contrário a qualquer regulação estatal. Evidencia-se, portanto, o conflito de interesses estabelecido entre as associações que representam as grandes indústrias de produtos ultraprocessados e setores de governo, diante de estratégias governamentais que visam proteger o direito à alimentação adequada e saudável, instituído na Constituição Brasileira e na Lei Orgânica.

Em 2014, o Conselho Nacional dos Direitos da Criança e do Adolescente (Conanda) aprovou a Resolução n. 163, de 13 de março de 2014, que dispõe sobre a abusividade do direcionamento de publicidade e de comunicação mercadológica a crianças e adolescentes. De acordo com essa resolução, a publicidade é considerada abusiva quando envolve:

I – Linguagem infantil, efeitos especiais e excesso de cores;

II – Trilhas sonoras de músicas infantis ou cantadas por vozes de criança;

III – Representação de criança;

IV – Pessoas ou celebridades com apelo ao público infantil;

V – Personagens ou apresentadores infantis;

VI – Desenho animado ou de animação;

VII – Bonecos ou similares;

VIII – Promoção com distribuição de prêmios ou de brindes colecionáveis ou com apelos ao público infantil; e

IX – Promoção com competições ou jogos com apelo ao público infantil.

Essa resolução do Conanda foi recebida com bastante entusiasmo pelos atores sociais que fazem o *advocacy* pela regulação da publicidade de alimentos e/ou publicidade infantil. Contudo ainda não há análise de seu real impacto sobre a exposição das crianças a peças publicitárias abusivas.

Esse arcabouço legal, porém, não é completamente aplicado pelas autoridades públicas, na medida em que as grandes indústrias de alimentos (e outros atores do setor) possuem mecanismos sofisticados para evitar as penalidades. No entanto, é oportuno ressaltar que episódios recentes sinalizam que pode estar havendo uma mudança significativa no entendimento da Justiça. Em decisão histórica de 2016, o Superior Tribunal de Justiça (STJ) criou o primeiro precedente que considera abusiva a publicidade de um produto ultraprocessado dirigida, direta ou indiretamente, ao público infantil. Um ano mais tarde, outra decisão do STJ seguiu na mesma direção. Ambas as ações eram contra multinacionais da indústria de alimentos e sobre publicidade de produtos ultraprocessados (INSTITUTO BRASILEIRO DE DEFESA, 2017).

Valem ressaltar, ainda, as recomendações sobre a promoção e a publicidade de alimentos e bebidas não alcoólicas para crianças nas Américas lançada pela OPAS em 2012 e o Plano de ação para prevenção da obesidade em crianças e adolescentes, também da OPAS, lançado em 2014, que trata da regulação da publicidade de alimentos em sua Linha de Ação Estratégica 3: *Políticas fiscais e regulamentação do* marketing *e rotulagem de alimentos* (ORGANIZAÇÃO PAN-AMERICANA DA SAÚDE, 2014).

Já no que diz respeito aos produtos de primeira infância, foi criada a Norma Brasileira de Comercialização de Alimentos para Lactentes e Crianças de Primeira Infância, Bicos, Chupetas e Mamadeiras (NBCAL), com o objetivo de proteger a prática do aleitamento materno. Trata-se de um conjunto de normas que regula a promoção comercial e a rotulagem de alimentos e produtos destinados a recém-nascidos e crianças de até três anos, como leites, papinhas, chupetas e mamadeiras, assegurando o uso apropriado desses produtos de forma que não afetem a amamentação. É proibido fazer promoção comercial em qualquer meio de comunicação, incluindo *merchandising*, divulgação por meios eletrônicos, escritos, auditivos e visuais; estratégias de *marketing* para induzir vendas ao consumidor no varejo, tais como exposições especiais, cupons de descontos, preços abaixo dos custos, destaque de preço, prêmios, brindes, vendas vinculadas e apresentações especiais. Estão inclusos: fórmulas infantis para lactentes, fórmulas infantis de seguimento para lactentes, fórmulas de nutrientes apresentadas e/ou indicadas para recém-nascidos de alto risco, mamadeiras, bicos, chupetas e protetores de mamilo.

A NBCAL é baseada no Código Internacional de Mercadização de Substitutos do Leite Materno, recomendado pela OMS em 1979. Ela teve sua primeira versão publicada em 1988, como Resolução do Conselho Nacional de Saúde, foi revista em 1992 e novamente em 2001/2002, e transformada em lei em 2006. A NBCAL foi regulamentada por Decreto Presidencial somente em 2015, graças à pressão exercida por ONGs e outras instituições de controle social com interesse na agenda do Aleitamento Materno e Segurança Alimentar e Nutricional.

Acordos voluntários de redução de sódio

Algumas ações para a redução do consumo de sódio estão incluídas no Plano de ações estratégicas para o enfrentamento das doenças crônicas não transmissíveis. Entre as principais estratégias, estão os acordos voluntários assinados entre o Ministério da Saúde e as Associações da indústria de alimentos para redução de sódio em alimentos industrializados.

Em 2014, o Idec publicou uma análise extensa e exaustiva desses acordos. As conclusões evidenciaram que os acordos representam um esforço governamental para lidar com os problemas relacionados às doenças crônicas não transmissíveis. Porém, os acordos, por si sós, não resolverão esses problemas, sendo necessária a articulação com diversas outras políticas de saúde. Ademais, os acordos voluntários apresentam diversas fragilidades no tocante à timidez das metas e transparência, que podem e devem ser enfrentadas, enquanto outras são inerentes ao tipo de regulação voluntária, como a falta de punição para o não cumprimento e a não adesão de todo o setor (INSTITUTO BRASILEIRO DE DEFESA, 2014).

Referências

BRASIL. Ministério da Saúde. Secretaria de Atenção à Saúde. Departamento de Atenção Básica. *Política Nacional de Alimentação e Nutrição*. Brasília: Ministério da Saúde, 2013. 84 p.

BRASIL. Ministério da Saúde. Secretaria de Atenção à Saúde. Departamento de Atenção Básica. *Guia alimentar para a população Brasileira*. 2. ed. Brasília: Ministério da Saúde, 2014.

FIGUEIREDO, A. V. A. et al. Regulação dos riscos dos alimentos: as tensões da Vigilância Sanitária no Brasil. *Ciência Saúde Coletiva* [online], v. 22, n. 7, p. 2353-236, 2017.

INSTITUTO BRASILEIRO DE DEFESA DO CONSUMIDOR (IDEC). *Direitos sem ruído*: a histórica decisão do STJ sobre a publicidade de alimentos dirigida à criança. São Paulo: Idec, 2017.

INSTITUTO BRASILEIRO DE DEFESA DO CONSUMIDOR (IDEC). *Redução de sódio em alimentos:* uma análise dos acordos voluntários no Brasil. Instituto Brasileiro de Defesa do Consumidor. Cadernos Idec, São Paulo: Idec, 2014. v. 1: Série alimentos.

LOUZADA, M. L. et al. The share of ultra-processed foods determines the overall nutritional quality of diets in Brazil. *Public Health Nutrition*, v. 21, n.1 (ultra processed foods), p. 94-102, 2018.

MANDLE, J. et al. *Nutrition labelling:* a review of research on consumer and industry response in the global South. Global Health Action, 2015.

MARTINS, A. P. et al. Increased contribution of ultra-processed food products in the Brazilian diet (1987-2009). *Revista de Saúde Pública*, v. 47, n. 4, p. 656-665, 2013.

OBESITY HEALTH ALLIANCE (OHA). *A "watershed" moment* – why it's prime time to protect children from junk food adverts. Inglaterra: OHA, 2017.

ORGANIZAÇÃO MUNDIAL DA SAÚDE (OMS). *Global status report on noncommunicable diseases 2014.* Genebra: OMS, 2014.

ORGANIZAÇÃO PAN-AMERCANA DA SAÚDE (OPAS). *Plano de ação para a prevenção da obesidade em crianças e adolescentes*. Washington, DC: OPAS, 2014.

ORGANIZAÇÃO PAN-AMERICANA DA SAÚDE (OPAS). *Modelo de perfil nutricional da Organização Pan-americana da Saúde*. Washington, DC: OPAS, 2016.

ORGANIZAÇÃO PAN-AMERICANA DE SAÚDE (OPAS). *Ultra-processed food and drink products in Latin America*: trends, impact on obesity, policy implications. Washington, DC: OPAS, 2015.

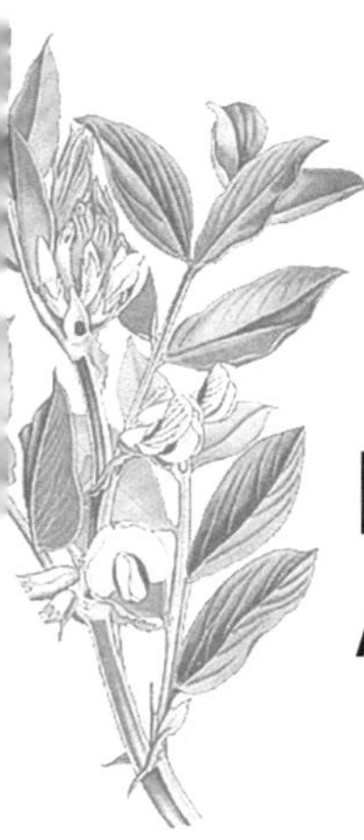

18

Programa Nacional de Alimentação Escolar

- Rosana Maria Nogueira
- Livia Cruz Esperança
- Betzabeth Slater Villar

"... se a alimentação, para a maioria, é assunto de simples mastigar, é também para alguns poucos assunto de muito pensar e se, para os primeiros, constitui o que há de mais simples neste mundo, representa, para os segundos, o que há de mais complexo e transcendente em matéria científica e experimental."

(Castro *apud* COIMBRA, 1982, p. 139)[1].

Dos primeiros tempos até 1990: constituição e consolidação do Programa Nacional de Alimentação Escolar

Os Programas de Alimentação Escolar de que se têm notícia no mundo datam de 1853. Os determinantes para esses Programas eram fome e desnutrição entre crianças pobres. A igreja e outros grupos voluntários iniciaram os programas, e o poder público, gradativamente, ao longo da história foi dando suporte, ajustando provisões orçamentárias e regulamentando procedimentos (ANDRADE, 1999).

No Brasil, em meados do século XIX, o saber médico tematizava a alimentação apenas sobre a possibilidade de que, por deterioração, infectasse pessoas e lugares (COIMBRA, 1982). Assim, a alimentação não tinha prioridade na determinação do estado de saúde e de doença da população, tampouco a alimentação da criança, particularmente do escolar.

Desta época até aproximadamente 1930, o tema alimentação passou a ser monopólio dos médicos pediatras, que o tratavam de maneira esporádica e limitada, sendo o único interesse

[1] Josué de Cartro: nascido em Recife, 1908, formado em Medicina pela Faculdade Nacional de Medicina da Universidade do Brasil, 1929. Estagiou com Pedro Escudero. Primeiro a caracterizar a fome como fenômeno social. Idealizador, organizador e diretor do Serviço Central de Alimentação, depois transformado no Serviço de Alimentação da Previdência Social (SAPS), 1939 e 1941. A primeira edição da *Geografia da Fome* – 1946, seu mais conhecido livro, assinala o início das denúncias que pretendeu levar, acerca desse assunto. *Geopolítica da Fome* e outros livros terminaram por identificar o autor com o tema central de suas obras.

os internatos e pensionatos, que, por fornecerem toda a alimentação aos alunos internos, eram merecedores de atenção para a padronização e fiscalização do serviço (COIMBRA, 1982).

Para os externatos, as Caixas Escolares[2] mobilizavam a atenção para a alimentação e para a ciência da nutrição que, num esforço de racionalizar a alimentação distribuída, passou a tratar da alimentação do escolar como uma iniciativa particular e assistencialista (STEFANINI, 1997).

Com a necessidade de orientação para as Caixas Escolares sobre a alimentação das escolas do Rio de Janeiro, foi elaborado um folheto a pedido da Informação, Propaganda e Educação Sanitária (IPES), Diretoria Nacional de Saúde e Assistência Médico-Social, por Alexandre Moscoso[3], em 1935. Pela primeira vez, o discurso da nutrição foi aplicado. É possível que essa necessidade de organizar a operação da Caixa Escolar com critérios científicos tenha dado início à Política de Alimentação Escolar.

No final da década de 1930, a questão da alimentação infantil e do escolar foi conquistada gradativamente pelo saber nutricional. O ingresso da alimentação escolar na agenda pública foi resultado da militância ideológica e teórica de um grupo de intelectuais. A nutrologia apontava regras da boa alimentação e sugeria a racionalização de iniciativas da sociedade, como as Caixas Escolares, mas não as cobrava do Estado.

As primeiras experiências brasileiras de fornecimento de Alimentação Escolar foram iniciativas beneficentes. Não se constituía, ainda, uma preocupação de intervenção do Estado. O movimento Nutrição Social, nas décadas de 1930 e 1940, contribuiu para a implementação de programas na área de alimentação e nutrição. Entretanto, o primeiro ato legislativo que orientou a alimentação escolar foi editado em maio de 1939, pela Portaria n. 153, do Ministério de Educação e Saúde, que dispunha sobre o "regime higiênico dietético em internatos e semi-internatos" (COIMBRA, 1982).

Em 1940, foi criado o primeiro órgão de política de alimentação, com o Serviço de Alimentação da Previdência Social (SAPS). O SAPS pertencia ao Ministério do Trabalho, da Indústria e Comércio e tinha a tônica da educação alimentar presente tanto em sua programação quanto em seu discurso. Em 1941, Dante Costa[4] substituiu Josué de Castro como chefe da Seção Técni-

---

[2] Instituição jurídica, de direito privado, sem fins lucrativos, cuja função básica era administrar os recursos financeiros da escola, oriundos da União, Estados e Municípios, e aqueles arrecadados pelas próprias escolas. Os recursos recolhidos por ela destinavam-se à aquisição de bens e serviços necessários à melhoria das condições de funcionamento da escola. Embora já venha se instituindo historicamente, foi ancorada nos movimentos sociais desde a década de 1970, e passou a ter maior importância a partir de meados da década de 1990, quando o MEC passou a transferir recursos financeiros diretamente para as unidades educacionais, de acordo com o princípio da escola autônoma, estabelecido na Lei de Diretrizes e Bases da Educação de 1996.

[3] Alexandre Moscoso, médico, fez parte de uma das duas correntes bem definidas e distintas do saber médico que constituíram o campo da Nutrição. Partidário da corrente de perspectiva biológica, preocupado essencialmente com aspectos clínico-fisiológicos relacionados ao consumo e à utilização biológica dos nutrientes e influenciado por concepções das Escolas de Nutrição e Dietética norte-americanas e de centros europeus. Sua atuação foi voltada para o individual, o doente, a clínica, a fisiologia e o laboratório que, a partir de 1940, deu origem à Nutrição Clínica (Dietoterapia), centrada no alimento como agente de tratamento, originou também a Nutrição Básica e Experimental.

[4] Dante Costa, médico da corrente de perspectiva social, influenciado pelas concepções do pioneiro da Nutrição na América Latina, Pedro Escudero. Atuação voltada para o coletivo, a população, a sociedade, a economia e a disponibilidade de alimentos que, a partir da década de 1940, deu origem à Alimentação Institucional (Alimentação Coletiva), administração no sentido de racionalização da alimentação de coletividades sadias e enfermas. Fundador, em 1945, da Esquerda Democrática, base para o Partido Socialista Brasileiro. Nos anos 1950-1960, originou a Nutrição em Saúde Pública, uma outra especialização, voltada ao desenvolvimento de ações de caráter coletivo.

ca do SAPS, e o Programa de Alimentação Infantil foi um dos programas que propôs. Para isso, ele realizou um inquérito sobre nutrição de criança em idade escolar e montou um serviço de desjejum escolar. Essa refeição era oferecida a cerca de 1.000 crianças, filhos de operários, das escolas do Rio de Janeiro. Nessa época, o Ministério da Educação e Saúde[5] preocupava-se com os internatos, pois a sociedade resolvia, com o saber da nutrição, esta questão para os externatos.

O SAPS permaneceu no cenário político até 1967 e coexistiu com duas agências de política de alimentação: Serviço Técnico de Alimentação Nacional (1942-1945), encarregado de toda a política nacional de alimentação, e a Comissão Nacional de Alimentação (1945-1972), transferida para o Ministério de Educação e Saúde em 1949. Nesse período, a refeição escolar atraiu a atenção internacional na XIV Conferência sobre Educação Pública, realizada pela Organização das Nações Unidas para a Educação, Ciência e Cultura (Unesco), e pelo International Bureau of Education, em Genebra. Na conferência, enfatizou-se que as crianças não deveriam ter seu rendimento escolar limitado por alimentação insuficiente (ANDRADE, 1999).

No início da década de 1950, as funções do Comitê Nacional da Organização de Alimentação e Agricultura das Nações Unidas (FAO) foram atribuídas à Comissão Nacional de Alimentação. Essas funções eram idênticas às das outras agências de alimentação: estudar e propor normas da política nacional de alimentação, estudar o estado de nutrição e os hábitos alimentares da população, estimular e acompanhar campanhas educativas. Além das agências de política, no mesmo período, criou-se o Instituto de Tecnologia Alimentar (1944), na sede do Serviço Técnico da Alimentação Nacional, com o apoio das indústrias de alimentos e para dar assistência a elas no campo da ciência alimentar. Em 1946, nomeado Instituto Nacional de Nutrição da Universidade do Brasil, atual Universidade Federal do Rio de Janeiro, que, ao lado do SAPS, foi outra importante escola da nutrologia brasileira. Soma-se a isto a publicação dos primeiros periódicos brasileiros sobre o tema, os Arquivos Brasileiros de Nutrição (1944-1968), que foram criados pelo Serviço Técnico de Alimentação Nacional, com o objetivo de divulgar os conhecimentos produzidos pela nova ciência no Brasil e em outros países. As ações para atender às necessidades pontuais referentes à alimentação escolar foram desenvolvidas ao longo dos anos, incluindo as iniciativas dos órgãos federais. Contudo, ainda se fazia necessária a constituição de uma política pública que contemplasse esse tema complexo e regulamentasse o atendimento adequado à alimentação escolar.

Os trabalhos do SAPS, Ministérios, Departamento Nacional da Criança (DNCr), Instituto de Nutrição e a Comissão Nacional de Alimentação (CNA) foram as primeiras iniciativas do Estado. O DNCr, em 1941, não administrava recursos financeiros e tinha sua atuação na divulgação das ideias, orientações e recomendações para o funcionamento de serviços escolares de merenda brasileira, definindo suas características gerais. Ressalta-se que tais parâmetros já estavam, na

---

5 O Ministério da Educação (MEC), em novembro de 1930, teve suas origens no Decreto n. 19.402, que criou uma Secretaria de Estado, com a denominação Ministério dos Negócios da Educação e Saúde Pública. Neste mesmo ano, passaram a ser subordinadas a ele repartições que faziam parte do Ministério da Justiça e Negócios Interiores. Em janeiro de 1937, passou a denominar-se Ministério da Educação e Saúde. Em decorrência da criação do Ministério da Saúde, em julho de 1953, passou a denominar-se Ministério da Educação e Cultura. O Ministério da Educação (MEC) criou o Ministério da Cultura (MinC) e transferiu para ele todos os assuntos da área cultural e passou a denominar-se Ministério da Educação, mas mantendo a sigla MEC. Em novembro de 1992, passou a denominar-se Ministério da Educação e do Desporto, absorvendo as atividades da Secretaria dos Desportos, ficando com a mesma nomenclatura até 2000, quando passou novamente a ser denominado Ministério da Educação.

época, muito próximos dos atuais. Coimbra (1982, p. 269) destacou os parâmetros existentes para a alimentação escolar:

> Valor calórico relativamente alto, em torno de 700 calorias; composição harmônica e variada a fim de corrigir os principais erros da alimentação caseira; baixo custo – indispensável à sua realização, em larga escala, pelas administrações escolares e pelos orçamentos familiares do país.

A alimentação escolar continuava, ainda, sob responsabilidade das escolas e dos pais. O DNCr elaborou um texto com orientações semelhantes às atuais, interessante para aquela época, apontando a necessidade de consumo diário de leite, carne, ovos, frutas e verduras. O conteúdo foi intitulado "As treze normas de alimentação do escolar". Porém, cabe lembrar que essas orientações não se estendiam às famílias pobres, e o financiamento do Programa pelo Estado ainda não era discutido. Além dos mencionados anteriormente, outros órgãos participaram na intervenção da alimentação escolar e infantil. O Serviço Especial de Saúde Pública (SESP), Serviço Social do Comércio (Sesc), Serviço Social da Indústria (Sesi) atuavam na educação alimentar, e a Legião Brasileira de Assistência (LBA) no fornecimento de alimentação. Entretanto, a LBA atuou apenas em algumas regiões específicas, dando prioridade de realização às Primeiras-Damas.

Com o início da escolarização obrigatória, depois de 1934, o município do Rio de Janeiro (1938) e o Estado de São Paulo (1945) passaram a assumir gradativamente a responsabilidade sobre a alimentação escolar.

A Prefeitura do Rio de Janeiro passou a financiar parte significativa da merenda escolar distribuída para a rede municipal. Nessa época, era a capital da República, e seus munícipes tinham acesso, qualitativa e quantitativamente, superior aos bens de cidadania e à provisão de bens e serviços sociais oferecidos pelo Estado. A subnutrição infantil tinha maior visibilidade, pois, desde a década de 1920, especialistas faziam levantamento sobre o tema. Nesse período, o município foi administrado por governantes com vontade política para resolver a questão da alimentação escolar e com recursos técnicos e financeiros para enfrentá-la. Essa ação foi importante, pois, gradativamente, rompeu com o estilo de atuação das Caixas Escolares no Rio de Janeiro. E, apesar de toda a inadequação dos critérios de atendimento, falta de financiamento e de estrutura das cozinhas das escolas, as Caixas Escolares não podem ser desprezadas no contexto histórico do Programa de Alimentação Escolar, pois, a partir delas, foram introduzidas iniciativas relacionadas a esse tema.

Em São Paulo, a história ocorreu diferente. As iniciativas quanto à alimentação escolar partiram do governo estadual, sob a responsabilidade da Diretoria do Serviço de Saúde Escolar. O repasse financeiro era somente para algumas escolas do município de São Paulo, e, em muitos casos, era desviado "em grande parte pelo proprietário do empório fornecedor", segundo relatório da educadora sanitária Elvira Iglesias, que era encarregada da Diretoria para vistoriar algumas escolas da capital e avaliar os serviços de merenda existentes (COIMBRA, 1982). As alianças com LBA, Sesi e inúmeras fábricas e indústrias possibilitaram maiores recursos ao Programa. Naquela época, havia um setor específico para a ação e uma base industrial e financeira consolidada, que contava com recursos de outras agências e com centro de formação de profissionais. Entretanto, é importante ressaltar que a gestão do Programa não foi a contento, e ele só se desenvolveu após receber apoio do governo federal.

No Estado de Minas Gerais, as Caixas Escolares foram essenciais na solução para a insuficiência de recursos para alimentação escolar, apesar de o governo estadual não ter ignorado a questão e de as prefeituras não se omitirem. Porém, as Caixas Escolares não tinham a alimentação como prioridade e precisavam atender às demandas de infraestrutura dentro da escola. Além disso, traziam consigo critérios de atendimento quanto à alimentação que reforçavam as diferenças sociais, pois eram custeadas pelos alunos que tinham condições financeiras, não eram inclusivas e sem possibilidade de ampliação de acesso. Contudo, é importante ressaltar a relevância da ação das Caixas para impulsionar a atuação do Estado.

Em Mato Grosso, o papel das sociedades filantrópicas, principalmente da maçonaria, destacou-se por ter a alimentação escolar como um objeto de cuidado, mas com a limitação natural do seu alcance, que se destinava a parcelas muito pequenas da população que necessitava ser atendida.

No Piauí, somente para Teresina, entre 1946 e 1948, a LBA distribuiu verba para as escolas de acordo com o número de alunos. As escolas ficavam responsáveis por decidir o que seria comprado e fazer essas aquisições. Elas recebiam nova verba somente após a aprovação da prestação de contas.

Nesse período, ocorreram várias iniciativas em todo o Brasil, incluindo um Programa de Alimentação Escolar mantido pela Polícia Militar e preparada pelos seus cozinheiros, no Amazonas, na década de 1930.

O Programa Nacional de Merenda Escolar foi plano de trabalho da CNA (1953-1954), chamado de *A Conjuntura Alimentar e o Problema da Nutrição no Brasil*. O plano foi um documento essencial para a história do Programa de Alimentação Escolar, por apresentar uma ampla proposta de solução para o problema da alimentação. Além disso, pela primeira vez, foi concebido e estruturado um programa de merenda escolar em termos nacionais e sob a responsabilidade pública. Por sugestão de especialistas americanos, planejou-se a especialização de técnicos brasileiros em métodos de inquéritos nutricionais nos Estados Unidos. Essa especialização originou a proposta do Programa Nacional de Merenda Escolar (PNME) para os dois anos seguintes, pois trazia o modelo de programa com esse intuito (COIMBRA, 1982).

Em 1953, a CNA apresentou o I Plano Nacional de Alimentação, que tinha como um dos objetivos:

> Atender com prioridade o problema da desnutrição infantil, através de programas de assistência e educação alimentar, inclusive um programa nacional de merenda escolar, bem como assistência alimentar aos demais grupos sensíveis, principalmente gestantes e nutrizes (L'ABBATE, 1988, p. 41).

Na fase preliminar, o plano visava determinadas áreas e grupos da população e seriam "empregados e apurados os mais modernos métodos de melhoramento das condições de nutrição das coletividades". Na fase de ação geral, os conhecimentos e experiências obtidos na fase anterior seriam aplicados à população como um todo numa "Campanha Nacional de Alimentação", a partir de 1954 (COIMBRA, 1982, p. 231).

A fase preliminar do plano teve quatro grandes linhas de atividade, cada uma com vários subprojetos:

1. Plano de Assistência e Educação Alimentar à Infância e à Adolescência:
   a. Inquérito sobre a Desnutrição Infantil
   b. Programa Nacional de Merenda Escolar
      - Plano de Assistência e Educação Alimentar ao Escolar
      - Projeto de Criação de um Fundo Nacional de Merenda Escolar
   c. Programa de Assistência Alimentar aos Estudantes de Cursos Secundários e Superior

As outras linhas de atividade eram os planos regionais de política alimentar, planos de tecnologia alimentar e planos de estudo. Para desenvolver todas essas propostas, a CNA não dispunha de recursos financeiros. Das várias atividades do plano, a única concretizada foi o Programa Nacional de Merenda Escolar. Para isso, em 1954, a Comissão Nacional de Alimentação contou com a participação da United Nations International Children Emergency Fund (Unicef), Fundo Internacional de Socorro à Infância (FISI), trazida ao Brasil pelo Governo Federal, que era um estratégico canal de contato. É importante ressaltar que, com a proposta de financiamento do Programa, os Estados Unidos puderam destinar ao Brasil o seu grande excedente da produção agrícola, em especial para crianças de escolas públicas. Esse órgão internacional, somado ao Commodity Credit Corporation (CCC), autarquia do Ministério da Agricultura Americano que vendia o leite para o Brasil, distribuiu leite em pó desnatado para o Programa até 1959. O leite oferecido a baixo custo para o Brasil tinha pouca aceitabilidade e não fazia parte dos hábitos alimentares por ser em pó e desnatado, tampouco era adequado ao consumo infantil pela questão nutricional. O governo brasileiro destinava recurso para aquisição de alimentos de alto valor nutritivo, que seriam oferecidos aos alunos em conjunto com o montante de leite. Isso possibilitou o desenvolvimento de programas que não haviam sido executados, com o acréscimo de dotações do Estado, e que possivelmente as administrações futuras não se negariam a continuar. É importante destacar que é nessa fase que se inicia a história dos alimentos formulados[6] na alimentação escolar (COIMBRA, 1982).

No primeiro semestre de 1954, o Programa contou com o excedente de alimentos vindos do governo americano, que também não faziam parte do hábito alimentar brasileiro, e, às vezes, chegavam sem condições sanitárias para o uso. Para o segundo semestre, o leite em pó recebido do FISI para os projetos de assistência materno-infantil foi transferido para que se iniciasse finalmente o PNME, mesmo que só para Pernambuco e Bahia, por conta da conjuntura eleitoral. Esse e outros atos de cunho pessoal ou político foram ocorrendo no desenvolvimento do Programa. Coimbra (1982) analisa detalhadamente toda a história da política desse Programa e dos

[6] Alimento formulado: mistura de vários alimentos desidratados com nutrientes (proteínas, carboidratos, lipídeos, vitaminas e minerais) contidos nem sempre em quantidade equilibrada. Tem armazenamento fácil e preparo rápido. Na época em que surge, o objetivo era definir algumas preparações básicas para oferecer aos alunos, que fossem "fórmulas de alto valor nutritivo, baixo custo e de boa aceitabilidade pelas crianças" (COIMBRA, 1982, p. 357). Na década de 1970, quando os alimentos passam a ser comprados, na sua maioria, no Brasil, esta indústria se estabelece fortemente assegurada pelo mercado governamental. Vale ressaltar que este tipo de alimento custava duas vezes mais caro que os alimentos básicos. Mais tarde, com o desenvolvimento do Programa, este tipo de alimento vai se tornando monótono e inadequado à alimentação escolar por diversas razões técnicas e também operacionais.

demais programas de alimentação existentes na época, assim como seus atores. Desde muito cedo, o Programa de Alimentação Escolar, ou até mesmo sua intenção, já trazia, em seu contexto, a inconstância do atendimento, troca de favores entre políticos ou entre estes e a academia, desvios e corrupção.

O Programa Nacional de Merenda Escolar passou a ser sediado no Ministério da Educação e Cultura, em 1955 (Decreto n. 37.106, de 31 de março de 1955, assinado por Juscelino Kubitschek de Oliveira), demonstrando, desde então, que não seria apenas uma política de assistência alimentar, mas de educação. Tratava-se da Campanha de Merenda Escolar (CME).

Com a intenção de transformar essa Campanha em programa com amplitude nacional, o nome também se altera, em 1956, para Campanha Nacional de Merenda Escolar (CNME) (Decreto n. 39.007, de 11 de abril de 1956). Esse foi, provavelmente, o início do atual Programa Nacional de Alimentação Escolar (PNAE) e, nessa época, alimentação e nutrição constituíram-se como prática política e como saber.

A CNME era a principal política de alimentação do período e tinha o objetivo de facilitar a alimentação escolar nos órgãos públicos e particulares e melhorar o valor nutritivo da merenda.

O apoio internacional no envio de gêneros alimentícios perdurou até o final da década de 1960, quando o governo brasileiro mantinha em 20% a sua contrapartida em gêneros (SPINELLI, 1997). Ainda nessa década, apareceram as "vacas mecânicas" (máquinas de reconstituição de leite em pó), uma das grandes dificuldades para a CNAE enfrentar no plano das relações interburocráticas. "Empurrada" por parte do Ministério do Planejamento, uma partida de duas mil máquinas foi doada para utilização no Programa de Alimentação Escolar. Algumas dessas máquinas ainda existem nas escolas públicas brasileiras, porém com uso inadequado ou até mesmo sem uso.

No final dessa década, a CNME implementou a Associação Brasileira de Alimentação Escolar, cujo objetivo era "colaborar com o governo nos programas oficiais de alimentação escolar, assim como congregar os líderes das indústrias alimentícias e de material de cantina, bem como educadores e todo o pessoal diretamente ligado à saúde e educação dos escolares brasileiros" (COIMBRA, 1982, p. 532). Estava posta a intenção de ampliar o mercado de possibilidades ilimitadas de alimentos e equipamentos, por meio da alimentação escolar, em que os alunos eram os potenciais compradores. Cabe salientar que o Programa de Alimentação Escolar manteve-se como política social, mesmo em regime autoritário e com os jogos de influências cruzadas, motivações políticas, intelectuais e pessoais.

A partir de 1970, os gêneros alimentícios foram adquiridos no mercado nacional, dando início efetivo à introdução dos alimentos formulados, que eram mais caros, de baixa aceitabilidade e sem acréscimo nutricional em relação aos gêneros alimentícios básicos. Esse setor empresarial – indústrias de alimentos formulados – interferiu definitivamente nos rumos do Programa. O processo técnico nutricional era neutro e desvinculado da dimensão social do Programa, dando ênfase aos alimentos enriquecidos. Além deste, outros fatores aliados às questões políticas e financeiras acabaram por influenciar a política de alimentação escolar.

O Programa de Alimentação Escolar foi o primeiro a utilizar sistematicamente a suplementação alimentar. Apresentava-se como um programa organizado, coerente e de grande importância social à medida que atuava na proteção à futura mão de obra trabalhadora. Também era importante para levar às camadas populares os *princípios de corretismo alimentar*, associando, desse modo, uma pedagogia alimentar transformadora de hábitos e atitudes.

A partir de 1972, os planos e programas passaram a ser centralizados, com a criação do Instituto Nacional de Alimentação e Nutrição (INAN), autarquia vinculada ao Ministério da Saúde que tinha a função de formular uma política nacional de alimentação e nutrição. Nessa época, a CNA foi extinta e suas atribuições foram transferidas para o INAN. O Brasil assumiu, então, a responsabilidade pela sucessão do Programa de Alimentação Escolar.

Nos anos 1970, a alimentação passou a ser problematizada como uma questão essencialmente social: pobreza e deficiência em quantidade e qualidade na alimentação da população. A sociedade precisaria, então, ser pensada como um todo. Adolfo Coltro, médico nutrólogo, em 1973, entendia o problema nutricional brasileiro como essencialmente socioeconômico, e não técnico.

Segundo L'Abbate (1988, p. 61),

> a instauração de um discurso predominantemente racional e competente, o caráter excessivamente disciplinador dos programas de suplementação alimentar e a luta pela hegemonia dos alimentos in natura em detrimento dos alimentos industrializados nos diversos programas são os três aspectos essenciais da política de alimentação, em meados da década de 70.

As diretrizes do INAN e do CNAE eram contraditórias quanto ao tipo de gênero alimentício destinado ao Programa. Enquanto o INAN determinava a utilização de alimentos básicos tradicionais, a CNAE exclusivamente de alimentos industrializados.

Ainda segundo L'Abbate (1988, p. 70),

> Depois dos anos 70, quando os gêneros alimentícios passam a ser adquiridos no Brasil, a pressão dos fornecedores se torna óbvia, em alguns casos até demais. Os fornecedores se organizam e se entrelaçam tanto com o Programa, que mais de uma vez, adquiriu-se gêneros absolutamente dispensáveis, apenas para atendê-los.

Entre 1972 e 1974, surgiu o I Programa Nacional de Alimentação e Nutrição (Pronan). Orientado pelo I Plano Nacional de Desenvolvimento (PND), teve curta duração e suas metas eram as mesmas que norteavam o INAN. A partir de 1975, com a abertura política, a política social passou a ser preocupação explícita do Estado, incluindo os programas de alimentação e nutrição. Entre 1975 e 1979, surgiu o II Pronan, norteado pelo II PND, que visava ampliar o enfoque dado aos programas nutricionais vinculados à modernização do sistema de produção e comercialização dos produtos básicos e estimular o pequeno produtor por meio dos programas de suplementação alimentar.

O II Pronan entendia a suplementação alimentar como de caráter emergencial e transitório, enquanto se aguardavam medidas que modificassem a distribuição de renda. Para suplementação alimentar, foram propostos distribuição de alimentos a grupos materno-infantil e aos escolares e subsídio de alimentos para trabalhadores e famílias moradoras em regiões pobres do Nordeste (SPINELLI, 1997). O seu objetivo principal era suplementar a alimentação dos escolares de ensino fundamental[7] e pré-escolares, com refeição de valor nutricional com pelo menos 15% das recomendações nutricionais diárias. Essa determinação teve por base a aritmética de Alceu de Castro Romeu, importante ator técnico da CNAE. O raciocínio para cálculo foi: "dois terços da dieta decorrem do almoço e do jantar, sendo o terço restante dividido entre o café da manhã e a merenda, sobrando 15% para serem providos pelo estado" (COIMBRA, 1982, p. 586). Alceu apresentou esse cálculo na obra *Caracterização Operacional da Merenda Escolar (COMEB),* com o objetivo de dar orientações sobre normas de licitação, controle microbiológico, métodos de administração regional e outros assuntos técnicos, com relação à execução do Programa nos Estados, aos fornecedores e aos especialistas em nutrição. Esse valor foi utilizado por muito tempo nos três níveis de atuação: federal, estadual e municipal, embora o Fundo Nacional de Desenvolvimento da Educação (FNDE) tenha feito as correções necessárias na Resolução n. 38, de julho de 2009.

A partir de 1976, a suplementação alimentar aos escolares foi financiada pelo Ministério da Educação e Cultura e gerenciada pela Campanha Nacional de Alimentação Escolar e era parte do II Pronan. A partir de 1979, criou-se o Programa Nacional de Alimentação Escolar (PNAE), e a Merenda passou a ser denominada Alimentação Escolar. A cobertura nutricional proposta era de 15 a 30% das necessidades diárias dos alunos, durante os 180 dias letivos, no período de permanência na escola pública. Outros objetivos do Programa Nacional de Alimentação Escolar eram: aprimoramento dos hábitos alimentares, melhoria das condições nutricionais e da capacidade de aprendizagem, redução dos índices de absenteísmo, de repetência e evasão escolar.

Neste período, existia o monopólio de algumas indústrias (Nutrimental, Nutrícia e Prátika) em detrimento de outras (Toddy, Bhering, Liotécnica) dentro da CNAE. Os alimentos formulados mais comprados descritos em ordem crescente pela CNAE em 1978 foram: paçoca, farinha láctea sabor caramelo, sopa *bhering* creme flor, sopa de feijão com macarrão, *condilac* sabor coco. Os mesmos alimentos foram adquiridos em 1979, acrescidos de creme de cereais com legumes e sopa creme de milho com Proteína Texturizada de Soja (COIMBRA, 1982)[8]. Estes alimentos traziam consigo a aculturação da alimentação brasileira, além da dependência. Essa dependência da Campanha pelos interesses das indústrias de formulados formava um sólido *lobby* com a burocracia e no Legislativo.

O III PND (1980-1985) objetivava o desenvolvimento, visando redefinir o perfil da redistribuição de renda no país. Pretendia-se superar os enfoques assistencialistas, residuais e seletivos das políticas, reduzindo as desigualdades sociais, e a educação estava entre as áreas prioritárias.

Neste período, a programação e a execução do PNAE foram transferidas para as Secretarias Estaduais de Educação. O Instituto Nacional de Assistência ao Educando, que coordenava e centralizava as atividades de apoio ao estudante, fazia a administração financeira e normatização da execução do PNAE. Enquanto a responsabilidade pela compra, armazenamento, embalagem,

---

[7] No texto todo, os alunos de 7 a 14 anos foram considerados de ensino fundamental, para padronização, mesmo em períodos da história da Educação em que o termo utilizado fosse 1º grau. As EMPGs (Escola Municipal de Primeiro Grau) passaram a ser denominadas Escola Municipal de Ensino Fundamental (EMEF), de acordo com o Decreto Municipal n. 13.177, de 29 de junho de 1999.

[8] Observou-se, com a introdução de alimentos formulados, uma terminologia própria, tentando, a partir dos alimentos de padrão brasileiro como paçoca, sopa de feijão, aliar outra cultura alimentar, deixando a marca da indústria produtora. A consistência dos alimentos propostos era líquida ou pastosa e, a partir deste momento, começam a fazer parte frequentemente do cardápio da alimentação escolar com inúmeras justificativas, porém trazendo sérias consequências no desenvolvimento dos alunos.

transporte, distribuição e incentivo da produção de alimentos era da Companhia Brasileira de Abastecimento (Cobal), da Companhia Brasileira de Armazenamento (Cibrazem), e da Empresa Brasileira de Assistência Técnica e Extensão Rural (Emater), por meio de celebração de convênio. Nessa época, o Programa dependia dos recursos do Tesouro Nacional, do Sistema Bancário Federal (SBF), do Fundo de Apoio de Desenvolvimento Social (FAS), da Financiadora de Estudos e Projetos S.A. (FINEP).

Em 1983, foi criada a Fundação de Assistência ao Estudante (FAE), unificando o INAE e a Fundação Nacional de Material Escolar (Fename). O objetivo era descentralizar a execução do PNAE, fortalecendo as representações nos Estados, e transferir para os estados e municípios as tarefas da execução do Programa. Na rotina administrativa, as Coordenadorias Estaduais de Alimentação Escolar propunham os cardápios para a Diretoria de Apoio Alimentar e Nutricional (DAAN), diretoria executiva da FAE. A compra de alimentos *in natura* e básicos era descentralizada, e a de formulados centralizada. A sua distribuição para as escolas competia às Secretarias Estaduais de Educação ou às Prefeituras.

Devido às exigências do Fundo Monetário Internacional (FMI) para reduzir gastos públicos, os recursos financeiros do Finsocial (captação de recursos das empresas para aplicação na área social: saneamento, alimentação, saúde, educação) substituíram os do Tesouro para o financiamento de programas, incluindo o PNAE. Mais tarde, os recursos do Finsocial passaram a ser regulares, ampliando a dotação orçamentária dos programas da FAE, conferindo-lhe poder financeiro, político e autonomia (SPINELLI, 1997).

Em 1984, o PNAE esteve mais próximo das diretrizes do II Pronan, pois os Estados adquiriram maior autonomia na operacionalização do Programa, na definição dos cardápios e na elaboração das pautas de aquisição com alimentos regionais. O uso dos produtos formulados foi reduzido de 70 para 25% do total de volume adquirido (SPINELLI, 1997).

Em 1986, a FAE criou o Programa de Alimentação dos Irmãos dos Escolares (PAIE), com o objetivo de fornecer uma refeição às crianças de 4 a 6 anos, irmãos de escolares matriculados na rede básica (oficial/filantrópica), durante 270 dias úteis do ano. Apesar de ter outra população alvo, o PAIE e o PNAE eram tratados pela Fundação como um único programa. Ainda neste ano, a FAE implementou o Programa de Municipalização da Merenda Escolar (PMME), visando à gradual descentralização, que vigorou até 1989. Abrangeu somente 197 Prefeituras e foi desativado por não ser prioridade da FAE. Nesse período, a descentralização visava às questões eleitorais. Passado isso, retomou-se a aquisição de alimentos básicos de forma descentralizada e o poder das compras centralizadas dos alimentos formulados pela FAE (SPINELLI, 1997).

A base legal para o Programa ocorreu com a promulgação da Constituição Federal, em 1988. Essa publicação assegurou o direito universal à alimentação escolar a todos os alunos de ensino fundamental da rede pública de ensino.

Segundo o artigo 205:

> A educação, direito de todos e dever do Estado e da família, será promovida e incentivada com a colaboração da sociedade, visando ao pleno desenvolvimento da pessoa, seu preparo para o exercício da cidadania e sua qualificação para o trabalho.

E o artigo 208, incisos IV e VII, afirmam, respectivamente:

> atendimento em creche e pré-escola às crianças de zero a seis anos de idade; ... atendimento ao educando, no ensino fundamental, através de programas suplementares, alimentação e assistência à saúde.

A Constituição fortaleceu a Federação, recuperando papel e funções do Estado. Com isso, também houve maior mobilização da sociedade, reivindicando participação na definição das políticas públicas para a alimentação.

O artigo 211, § 1º, diz que:

> A União... exercerá, em matéria educacional, função redistributiva e *supletiva*, de forma a garantir equalização de oportunidades educacionais e padrão mínimo de qualidade de ensino, mediante assistência técnica e financeira aos Estados, ao Distrito Federal e aos municípios (*grifo nosso*).

O Ministério da Educação deixou claro que a sua ação era, desde então, suplementar. Aos estados, municípios e Distrito Federal cabe desenvolver o papel principal na gestão e financiamento do PNAE. O artigo 212, § 4º, afirma que os programas suplementares de alimentação teriam financiamento dos recursos de contribuições sociais e outros recursos orçamentários. Assim, o Programa Nacional de Alimentação Escolar caracterizou-se como *dever de Estado*.

Experiências pioneiras na descentralização do Programa de Alimentação Escolar dos Estados do Rio de Janeiro e de São Paulo

Os governos estaduais do Rio de Janeiro e de São Paulo já experimentavam a descentralização do PNAE na década de 1980, trazendo inovações interessantes.

No Estado do Rio de Janeiro, em 1983, o PNAE passou a ser coordenado pela Secretaria de Estado de Planejamento, com o apoio técnico do Instituto de Nutrição Annes Dias. A descentralização da esfera federal na sua execução era efetiva (RELATÓRIO, 1987).

O governo do Estado de São Paulo, por sua vez, desenvolvia, coordenava e executava o PMME, desde 1984, por intermédio da Secretaria de Estado da Educação, Departamento de Assistência ao Escolar.

A legislação que regulamentou a municipalização do Programa de Merenda Escolar, em cumprimento à política de descentralização, participação e autonomia, no nível estadual, foi a Lei n. 4.021, de 22 de maio de 1984, que transferiu às Prefeituras Municipais a prestação dos serviços de fornecimento de merenda escolar. O decreto n. 23.632, de 5 de julho de 1985, que regulamentou a Lei n. 4.021, de 22 de maio de 1984, dispôs sobre a transferência às Prefeituras Municipais da prestação dos serviços de fornecimento de merenda escolar, revogando os anteriores: Decreto n. 22.379, de 19 de junho de 1984, Resolução SE n. 151/84, de 19 de junho de 1984, e Decreto n. 22.758, de 5 de outubro de 1984. A Resolução SE n. 220, de 22 de outubro de 1985, baixou normas complementares ao Decreto n. 23.632, de 5 de julho de 1985, tratando principalmente da regulamentação do Conselho de Merenda Escolar (RELATÓRIO, 1995).

A partir disso, foram estabelecidos convênios com as Prefeituras, que passaram a ter autonomia para a operacionalização do Programa. Ainda em 1984, foram repassados recursos financeiros para 440 municípios que aderiram ao Programa, cerca de 80% dos municípios do Estado, atendendo a aproximadamente dois milhões de alunos. No ano seguinte, a adesão aumentou para 518, representando 90% dos municípios do Estado, atendendo a aproximadamente três milhões de alunos. Além dos recursos financeiros repassados pelo governo do Estado de São Paulo, esses municípios ainda recebiam gêneros alimentícios encaminhados ao Estado por meio da FAE (SÃO PAULO, 1985a).

As vantagens observadas pelo governo do Estado de São Paulo, quanto à descentralização, foram praticamente as mesmas observadas no nível federal. Foi possível a adoção de hábitos alimentares regionais, inclusão de alimentos *in natura*, introdução de processos alternativos de produção de alimentos com redução de custo, aquisição dos alimentos da região, favorecendo a economia local, geração de empregos. Com isso, foi possível reduzir o custo unitário da alimentação.

Para os municípios que não aderiram ao Programa de Municipalização, em 1985, eram distribuídos gêneros alimentícios adquiridos pelo DAE. Dos alimentos distribuídos, cerca de 80% eram formulados. Esses produtos possuíam baixa aceitabilidade entre os alunos e custo muito elevado, principalmente em decorrência do transporte entre a indústria e o destino final. O projeto de trabalho do governo estadual era o mesmo para todos os municípios, anteriormente ao PMME.

A avaliação do PMME pela Secretaria de Estado da Educação foi de aumento do volume dos alimentos servidos, inclusão de carnes e frutas, aumento da aceitabilidade e substituição expressiva dos formulados por alimentos básicos. Porém, eram muitas as obrigações para as Prefeituras. Uma delas era cumprir a recomendação principal do Programa, que era compor um cardápio que atendesse a 15% das necessidades nutricionais diárias, ou seja, 300 calorias e 8 gramas de proteínas. Posteriormente, foram alteradas para 350 calorias e 9 gramas de proteínas. Com a implantação do ciclo básico – jornada única[9], em 1989, o cardápio deveria atender 720 calorias e 22 gramas de proteínas. Entretanto, somente com o repasse de recursos do governo estadual não era possível atingir essas recomendações, porque aproximadamente 10% do custo dos alimentos eram cobertos por ele. Uma vez que os municípios adquiriam os gêneros alimentícios apenas com a verba repassada, não atingiam os valores mínimos nutricionais propostos. Portanto, a avaliação da Secretaria Estadual não refletia a realidade dos municípios, pois a grande maioria deles não investia os recursos municipais no Programa.

Cabe lembrar que, para fornecer alimentação e atender ao objetivo da municipalização, outras ações eram necessárias e se resumiam nas descritas no artigo 1º, parágrafo único, do Decreto Estadual n. 23.632, de 5 de julho de 1985, segundo o qual:

> compreende-se por prestação de serviços a produção e a aquisição de alimentos e/ou produtos alimentícios, o preparo e a distribuição de

[9] Ciclo básico foi um projeto implantado na rede estadual de ensino que reorganizava as duas séries iniciais do ensino fundamental, reconceituando o tempo no processo de alfabetização, estabelecendo, em função disso, a passagem automática da 1ª para a 2ª série, por meio do Decreto n. 21.833, de 1983. A jornada única foi implantada para os professores a partir de 1988 e era uma proposta pedagógica que implicava em aumento da jornada do professor para 5 horas com a criança das séries iniciais (OLIVEIRA, 1999).

> merenda escolar aos alunos do ensino de 1º grau, nos períodos diurno e noturno, das escolas estaduais, municipais e particulares que ofereçam ensino gratuito, vinculadas à rede oficial de ensino, durante o ano letivo e férias escolares (SÃO PAULO, 1985b).

O repasse financeiro era exclusivo para aquisição de alimentos. O governo estadual destinava recursos apenas para atender às escolas estaduais, seguindo, ainda, dessa forma. O Estado também adquiria os equipamentos e utensílios, mas as prefeituras tinham que manter equipe administrativa central, cozinheiras, combustível (gás) para o preparo da alimentação, transporte dos alimentos para todas as escolas e também equipamentos e utensílios para as escolas municipais. O financiamento ficou por conta da Quota Estadual do Salário Educação (QESE) e orçamento próprio da Secretaria de Estado da Educação. Cabia às Prefeituras prestar contas dos repasses recebidos.

A partir de 1987, a coordenação do Programa passou a ser do Departamento de Suprimento Escolar (DSE), órgão da Secretaria de Estado da Educação. Ele foi criado em substituição ao DAE, que passa a ser um órgão da Secretaria de Estado da Saúde, por meio do Decreto n. 26.962, de 22 de abril de 1987. Entretanto, a gestão do Programa no Estado fica sob a mesma organização técnica e operacional, embasando-se legalmente no Decreto n. 55.080, de 25 de novembro de 2009. O repasse trimestral e o recurso financeiro[10] de R$ 0,22 e R$ 0,36 *per capita* eram destinados a atender alunos de período parcial e integral, respectivamente. Os valores eram somente para as escolas estaduais dos municípios descentralizados, e não forneciam qualquer tipo de alimento ou outro subsídio ao Programa.

Em 2009, dos 645 municípios do estado, 20 pertenciam ao Sistema Centralizado (atendimento direto), recebendo gêneros alimentícios não perecíveis mais a verba do Programa de Enriquecimento da Merenda Escolar (PEME), que consiste no repasse financeiro diretamente às escolas para aquisição de frutas, verduras, legumes e ovos.

Os demais municípios do Estado, incluindo a Capital (São Paulo), estavam municipalizados, isto é, recebiam verbas para a gestão da escola diretamente do governo federal, incluindo a alimentação, não mantendo vínculo com o Estado.

O Programa de Alimentação Escolar no município de São Paulo

O Programa de Alimentação Escolar do município de São Paulo (PAE/SP) teve sua origem na década de 1930, com o fornecimento de um copo de leite para os alunos de 3 a 12 anos que frequentavam os parques infantis. Em 1967, com o objetivo de dar assistência integral aos alunos, foram criados o Departamento de Assistência Escolar e o Departamento de Ensino Municipal. Dentre suas diversas competências, destacava-se a assistência alimentar, e a alimentação dos alunos passou a ser responsabilidade da Divisão de Administração da Merenda Escolar. Em 1970, foi publicado o Decreto Municipal n. 8.852, de 1º de julho, e, pela primeira vez, foram estabelecidos os parâmetros para a quantidade de energia e proteínas fornecida na alimentação escolar. Os parâmetros variavam de acordo com o número de horas que os alunos permaneciam na escola, sendo um terço das necessidades para alunos com permanência de 4 horas e 1/2 para alunos que permaneciam 8 horas. Entretanto, com a publicação do Programa Nacional de

---

10 O repasse do governo federal foi alterado em 1996, de R$ 0,05 para R$ 0,06, permanecendo o mesmo até 2004.

Alimentação e Nutrição II (PRONAN II), o PAE/SP passou a atender às recomendações nacionais. (FARIA, 1999; MAGNO et al., 2013; STEFANINI, 1997; SME, 2015a).

No início da década de 1980, o Programa ampliou seu atendimento e passou a contemplar as Creches e Centros de Juventude e, posteriormente, classes de educação infantil e centros de juventude conveniados (SME 2015a, Decreto Municipal n. 22.743/86). A *expertise* adquirida com a evolução do PAE/SP levou à expansão desse atendimento para outros programas de alimentação do município, o que levou a gestão do Programa a transitar por diferentes Departamentos e Secretarias (SÃO PAULO, 2015a; STEFANINI, 1997).

Em 1995, o Programa de Vitaminização da Merenda Escolar introduziu alimentos previamente enriquecidos com ferro e vitaminas para atender a todos os Programas do Município. As Escolas Municipais de Ensino Fundamental (EMEF) e as Escolas Municipais de Educação Infantil (EMEI) funcionavam em turnos de 4 horas, e os estudantes recebiam um lanche ou uma refeição por turno de aula. As refeições salgadas passaram a ser prioridade no atendimento aos alunos em 2001 (SÃO PAULO, 2015a; STEFANINI, 1997; Decreto Municipal n. 11.726/1995).

A partir de 2009, a gestão da alimentação escolar de São Paulo retornou para a Secretaria Municipal de Educação (SME), e o Departamento de Merenda Escolar ficou responsável pelo programa. O atendimento passou a ser apenas para os educandos dessa secretaria. Neste período, ocorreram a reorganização das unidades educacionais e a alteração da carga horária que o aluno permanecia na escola. O atendimento das EMEI aumentou para 6 horas e das EMEF para 5 horas, enquanto dos Centros de Educação Infantil (CEI) reduziu de 12 para 10 horas. Com essas alterações, foi necessário adequar o cardápio, que passou a englobar duas refeições (lanche e refeição) em cada turno para a maioria das unidades escolares. No cardápio dos CEI, ficaram mantidas cinco refeições diárias (desjejum, colação, almoço, lanche da tarde e jantar) (SÃO PAULO, 2008a, 2008b).

A partir de 2013, o Departamento de Merenda Escolar teve seu nome alterado, e a execução do PAE/SP passou a ser realizada pelo Departamento de Alimentação Escolar (DAE) (SÃO PAULO, 2013). Nesse ano, montou-se um Grupo de Trabalho para implementar a política pública de compra da agricultura familiar, e dois servidores foram designados para trabalhar com essa política (ESPERANÇA, 2017). Em 2015, o DAE ficou responsável pela gestão de cerca de 100 milhões de reais repassados ao programa pelo governo federal. Devido à dimensão do PAE/SP, tanto o número de escolas e alunos atendidos quanto o orçamento executado, em 2016, o departamento passou por uma reestruturação, que o elevou ao *status* de coordenadoria. Portanto, a execução do Programa é realizada pela Coordenadoria de Alimentação Escolar (Codae) (SÃO PAULO, 2016).

Os alunos matriculados nas unidades escolares da Rede Municipal de Ensino recebem entre uma e cinco refeições diárias de acordo com o tempo de permanência na escola. Alunos de período integral têm, no mínimo, 70% de suas necessidades diárias de energia, macro e micronutrientes, atendidas por cinco refeições preparadas e fornecidas na escola (café da manhã, colação, almoço, lanche da tarde e jantar). Já alunos de período parcial têm de 20 a 30% das necessidades diárias de energia e nutrientes atendidas por uma ou duas refeições na escola (lanche e/ou refeição) (ESPERANÇA, 2017).

O cardápio, elaborado por Nutricionistas, prioriza a oferta de alimentos *in natura* ou minimamente processados. Dentre os alimentos oferecidos nas refeições, destacam-se por sua frequência e/ou variedade: frutas, verduras e legumes da época, carnes (bovina, suína, de frango e peixe), ovos, arroz, feijão, leite e produtos à base de leite, pães e biscoitos (convencionais e integrais). A redução gradual de gordura saturada, açúcares, sódio, gorduras trans e bebidas industrializadas e o aumento no teor de fibras foram medidas implementadas para a melhoria contínua do valor nutricional do cardápio (SÃO PAULO, 2015b; ESPERANÇA, 2017).

Atualmente, o Programa de Alimentação Escolar do município fornece em média 2,2 milhões de refeições por dia, atendendo aproximadamente 970 mil alunos matriculados nas mais de 3 mil unidades escolares da rede municipal (ESPERANÇA, 2017). Isto representa uma cobertura de 8,2% da população do município. De acordo com Esperança (2017), no Programa coexistem diferentes tipos de gestão nas unidades escolares:

- *Gestão direta:* manipuladores, técnicos, alimentos e logística são de responsabilidade da prefeitura;
- *Gestão mista:* manipuladores, técnicos, insumos, utensílios, equipamentos e mobiliário são de responsabilidade de terceiros. A CODAE fornece os alimentos e fiscaliza o serviço prestado pela empresa contratada;
- *Gestão conveniada:* manipuladores, técnicos, insumos, utensílios, equipamentos e mobiliário são de responsabilidade da entidade conveniada. A Codae fornece os alimentos, faz a transferência do repasse recebido do FNDE e acompanha a gestão da alimentação escolar;
- *Gestão terceirizada:* manipuladores, técnicos, alimentos e logística são de responsabilidade da empresa contratada e a Codae fiscaliza a prestação de serviço;

O PAE/SP possui profissionais com formações diversas no seu quadro técnico, entre eles estão nutricionistas, médicos veterinários, engenheiros agrônomos, professores de cargo efetivo designados, contadores, auxiliares técnicos de educação, assistentes de gestão de políticas públicas, agentes de apoio, assistentes de suporte técnico e assistentes técnicos de saúde (ESPERANÇA, 2017).

O PAE/SP tem se destacado no panorama brasileiro pela sua qualidade. Em uma avaliação realizada pela Codae, em 2015, com os gestores das escolas que acompanham a execução do PAE, a qualidade dos alimentos perecíveis e não perecíveis foi considerada boa ou ótima em 62 e 70% dos casos, respectivamente. Com relação às características sensoriais das preparações servidas (sabor, odor, textura, temperatura e aspecto visual), 93 a 96% dos gestores avaliaram-nas como boa ou ótima (SÃO PAULO, 2015c; ESPERANÇA, 2017).

Ressalta-se que uma importante alteração ocorreu na legislação do PAE/SP em 2015. Corroborando a obrigatoriedade de aquisição dos alimentos da Agricultura familiar, foi sancionada a Lei Municipal n. 16.140/2015, que tornou obrigatória a introdução progressiva de produtos orgânicos ou de base agroecológica, prioritariamente oriundos da agricultura familiar, na alimentação escolar do município, e o Decreto n. 56.913/2016, que regulamenta essa Lei. Com a publicação do novo Plano Diretor da cidade de São Paulo, que demarcou a zona rural, por exemplo, o bairro de Parelheiros, foi possível aos produtores acessarem financiamentos e incentivos para a região. Isso incluiu o incentivo para o agricultor do município fazer a transição da sua produção para agroecológica (SÃO PAULO, 2015).

Após 1990, o esgotamento do modelo de gestão do Programa Nacional de Alimentação Escolar e a descentralização

Vários episódios no contexto do PNAE ocorreram durante os anos de sua constituição e consolidação, de forma a impulsionar um novo rumo, uma vez que a alimentação escolar já fazia parte da agenda pública e necessitava de um modelo de gestão que atendesse a abrangência, a periodicidade e todas as demais características específicas deste Programa.

Todas as alterações de concepção e, consequentemente, de operacionalização que o PNAE sofreu, por conta dos vários períodos políticos, sociais e econômicos pelos quais passou, foram, sem dúvida, possibilidades para sua constituição em formato próprio e específico, traduzindo em muitos avanços na gestão como um todo, ainda que todos os seus objetivos não pudessem ser atingidos na integralidade.

A universalidade, assim como a continuidade, foram princípios que sempre o nortearam, porém com dificuldades de serem alcançados, principalmente por pressões externas, políticas, acadêmicas ou até mesmo pessoais. Porém, fatores não desejados para a consolidação do Programa fizeram com que a diretriz da FAE fosse a descentralização, dentre eles, a tendência de privilégio para regiões mais urbanizadas em detrimento das mais carentes, como Norte e Nordeste, e uma auditoria operacional, pelo Tribunal de Contas da União (TCU), no sistema de compras do PNAE, identificando irregularidades e desvios, comprometendo sua eficiência (SPINELLI, 1997).

Esse comprometimento da eficiência também ocorreu nos Estados e Municípios nos Estados e nos Municípios, incluindo entraves burocráticos dos processos licitatórios e, acima de tudo, a falta de planejamento adequado dos órgãos executores, fazendo com que, muitas vezes, os gêneros alimentícios fossem distribuídos aos municípios com prazos mínimos de validade, em quantidades inadequadas e, por vezes, fora do período letivo, ocasionando, pelo conjunto destas situações, perdas por deterioração. Apesar de a diretriz da FAE ser a descentralização, a prática era centralista, tornando ambígua e contraditória a sua execução, talvez até mesmo pelo jogo de pressões e interesses entre o governo e as indústrias de alimentos. As indústrias de alimentos desidratados ou formulados, durante muitos anos, tiveram forte envolvimento com o Programa de Alimentação Escolar, caracterizando-se como importante ator do setor privado no PNAE. Era um número reduzido de indústrias que atendiam exclusivamente à demanda do mercado institucional do Programa.

Os recursos da FAE para o Programa eram quase totalmente reservados para a aquisição desse tipo de alimento, ficando os alimentos básicos do hábito alimentar tradicional brasileiro, como arroz, feijão, farinhas, fubá, derivados de trigo como macarrão, bolachas e pão, para segundo plano (RELATÓRIO, 1996).

O Conselho Nacional de Secretários de Educação (CONSED) já vinha pressionando a FAE e aprovou a decisão de promover a descentralização do PNAE. Demonstrou que as atividades centralizadas do PNAE consumiam grande parte dos recursos e poderiam ser eliminadas: o transporte e armazenamento dos gêneros (compras centralizadas efetuadas pela FAE), os agentes de compras (Cobal), os testes de controle de qualidade e a manutenção das Representações Estaduais da Fundação de Assistência ao Estudante-FAE (REFAE). Os gêneros alimentícios adquiridos e distribuídos aos Municípios e/ou Estados eram inadequados aos hábitos regionais, pois geralmente a FAE abria o processo de compras de um mesmo produto para todas as regiões do país. Porém, as regiões norte e sul não têm o mesmo hábito alimentar, além do fato de que o alimento comprado poderia ser fabricado em uma indústria do sul para ser distribuído no nordeste, e assim por diante, encarecendo muito o produto pelo custo agregado do transporte (SPINELLI, 1997).

Este mesmo CONSED sugeriu o repasse dos recursos destinados ao PNAE para os municípios pela FAE, considerando a gestão uma contrapartida, medida de grande resistência da FAE e da Companhia Nacional de Abastecimento (Conab), pois estava em jogo o poder de decisão sobre a aquisição e distribuição de grandes volumes de gêneros alimentícios, poder este que seria, então, dos municípios.

Com todas essas constatações, a pauta no nível Federal, na década de 1990, era a descentralização do Programa, visando à garantia da regularidade do envio dos alimentos, melhoria da qualidade deles, respeito e valorização dos hábitos alimentares locais, diversificação na oferta de alimentos, incentivo à produção regional e diminuição dos custos operacionais do Programa. O que significava, de fato, a transferência das responsabilidades que viabilizavam a operacionalização do Programa: elaboração de cardápios, aquisição de gêneros, contratação de mão de obra técnica e operacional, instalação e manutenção da infraestrutura de cozinha necessária, para os níveis estadual e, principalmente, municipal.

A descentralização buscava também maior participação da comunidade na execução e fiscalização do Programa, daí a necessidade dos Conselhos Estaduais e Municipais de Alimentação Escolar (BRASIL, 1998b).

Em 1992, iniciou-se, novamente, pela FAE, o repasse de recursos financeiros para os Estados, e o universo de atendimento do PNAE a ser descentralizado, na época, era de 30,6 milhões de alunos matriculados no ensino fundamental e na pré-escola da rede pública de ensino e também na rede filantrópica, durante 200 dias letivos. O valor *per capita* repassado era de U$ 0,13 (cotação de U$ 1 (dólar) igual a R$ 1 (cruzeiro)), com o objetivo de atender a 15% das necessidades nutricionais diárias, sendo suprimido o limite superior de 30%, meta esta proposta pelo II Pronan e não atingida por questões burocráticas de liberação dos recursos aos municípios.

Houve uma proposta preliminar para a descentralização: ampliação da cobertura das necessidades nutricionais para 30%, gradativamente para o ensino fundamental e atendimento aos alunos de ensino médio – o que não passou de proposta. O atendimento aos alunos do ensino médio foi extremamente problemático para a gestão do Programa na escola, em que os dois níveis de ensino conviviam, e o município, na grande maioria das vezes, não suplementava o suficiente para poder atender a esta demanda, provocando no ambiente escolar exclusão e diferenciação entre os alunos.

Para a descentralização do PNAE, no início de 1993, foram submetidas à aprovação do Consed, União de Dirigentes Municipais de Educação (Undime), Frente Municipalista de Prefeitos, TCU, Instituto de Pesquisa Econômica Aplicada (IPEA) e Conab diretrizes e estratégias para a sua implementação.

Os recursos foram repassados para os municípios com população acima de 50 mil habitantes e para os que já haviam sido descentralizados na primeira tentativa entre 1986 e 1989 (BRASIL, 1994a). Estendendo-se aos demais municípios, em julho de 1994, quando a Lei Federal n. 8.913, que dispôs sobre a descentralização do Programa de Merenda Escolar, foi aprovada e cada Estado e Município passou, então, a gerenciar o seu Programa de Alimentação Escolar, mediante a celebração de convênio com os municípios e com as Secretarias Estaduais de Educação e do Distrito Federal, que tinham como competência atender aos alunos de suas redes e das redes municipais cujos municípios não haviam sido descentralizados (BRASIL, 1994b).

É interessante observar que, mesmo sendo um Programa de Alimentação com proposta de cobertura universal, e por mais que tenha havido evolução em toda a sua história, o financiamento ainda era insuficiente e mal planejado quanto à distribuição dos alimentos às escolas.

As diretrizes básicas traçadas para a descentralização foram o respeito ao princípio federativo, reconhecendo o município como gestor; adesão voluntária do município, com comprovação de estrutura compatível com a implantação do Programa; atendimento ao pré-escolar, ao ensino fundamental (municipal, estadual e federal) e às escolas filantrópicas particulares cadastradas na Secretaria de Estado da Educação; repasse antecipado de recursos financeiros aos estados e municípios para aquisição de gêneros; atendimento à legislação vigente quanto aos gêneros alimentícios destinados ao Programa e acompanhamento e avaliação da descentralização sob a responsabilidade da FAE e Secretarias Estaduais e Municipais de Educação (BRASIL, 1994a). Portanto, os Estados e Municípios precisavam implantar estruturas para aquisição de gêneros, além de se adequar à Lei Federal de Licitação n. 8.666, de junho de 1993, atualizada pela Lei n. 8.883, de 1994 (BRASIL, 1993), em substituição ao Decreto Lei n. 2.300, de 1986 (BRASIL, 1986).

As alternativas para a implementação da descentralização, verificadas na prática de alguns Estados, segundo a pesquisa do Ministério da Educação-Instituto Nacional de Estudos e Pesquisas Educacionais, Avaliação da descentralização de recursos do FNDE e da merenda escolar, foram: estadualização, municipalização e autonomização da escola, sendo estabelecidas para a descentralização competências dos governos federal, estadual e municipal.

A modalidade de autonomização, mais radical e de simultânea descentralização e desconcentração das atividades pertinentes ao Programa, dá-se quando os recursos financeiros para a execução do Programa dos Estados e/ou Municípios são transferidos para as escolas adquirirem seus gêneros alimentícios. Quando se estabelece a autonomização, estabelece-se, na verdade, a desconcentração da política pública.

Ao MEC coube a definição da política de descentralização: repasse dos recursos e prestação de contas ao Tribunal de Contas da União, estabelecimento da cobertura nutricional e indicadores para a distribuição dos recursos, assessoria e acompanhamento às Secretarias e Prefeituras na gestão do Programa. Às Secretarias Estaduais de Educação e às Prefeituras, basicamente, cabiam as mesmas ações: dispor de estrutura física, administrativa e operacional para todos os procedimentos de gestão tanto técnicos como administrativos, consignar orçamento para o funcionamento administrativo do Programa e criar o Conselho de Alimentação Escolar. Cabia também às Secretarias Estaduais de Educação assessorar os municípios que solicitassem (SPINELLI, 1997).

O fortalecimento da autonomia dos municípios por meio da descentralização possibilitou a integração do PNAE à escola, sendo uma conquista na história do Programa, embora ainda com várias dificuldades de operacionalização, pois objetivos como: respeito aos hábitos alimentares de cada região, estímulo à produção e à comercialização local, garantia de uma alimentação de melhor qualidade não foram observados na maioria dos municípios, principalmente nos de grande porte.

A partir de 1994 (Lei n. 8.913, de julho de 1994), vários Estados estavam recebendo recursos e, portanto, a tarefa centralizada de compra e distribuição dos alimentos estava sendo gradativamente encerrada no nível federal. Como resultado da descentralização, houve também o crescimento da participação dos municípios na gestão dos recursos totais do Programa. A descentralização iniciou-se com a estadualização seguida da municipalização.

A partir de 1997, com a extinção da FAE, o Fundo Nacional de Desenvolvimento da Educação (FNDE) passou a gerenciar o PNAE. Porém, a consolidação da descentralização, sob a gerência do FNDE, deu-se em dezembro de 1998. Em 1999, a transferência dos recursos financeiros passou a ser automática à entidade executora, que poderia ser as Secretarias de Educação dos Estados, do Distrito Federal, Prefeituras Municipais ou as Escolas Federais, sem a necessidade de firmar convênio, dando maior agilidade ao processo[11]. Nesta época, o valor diário *per capita* era de R$ 0,13, ou US$ 0,13.

Foram destinados ao Programa 590,1 milhões de reais para atender 33,2 milhões de alunos em 1995. O investimento financeiro após a descentralização teve um aporte importante, representando, em 10 anos, aproximadamente 50% de aumento, enquanto o número de alunos atendidos aumentou, nesse mesmo período, apenas 11%. Em 2005, o repasse foi de 1.266 milhões de reais e atendeu 36,4 milhões de alunos. Dados recentes mostram que, em 2015, o número de alunos atendidos passou para 41,5 milhões, e o investimento foi de cerca de 3,76 bilhões de reais.

Com essa dimensão, o PNAE é considerado um dos maiores programas de alimentação escolar do mundo (FNDE, 2015b). Sendo um programa suplementar à educação, o recurso financeiro repassado às entidades executoras é compreendido, no decorrer da análise, como um investimento para a população alvo, assim como o de saúde, transporte e o do livro, e não como gasto ou custo ao erário público.

O PNAE teve como base legal: Lei de Diretrizes e Bases da Educação, de dezembro de 1996, Lei n. 10.172, de janeiro de 2001, Plano Nacional de Educação que fixou metas para a década, Medida Provisória n. 2178-34, de agosto de 2001 (obrigatoriedade de que 70% dos recursos transferidos pelo governo federal fossem aplicados exclusivamente em produtos básicos e o respeito aos hábitos alimentares regionais e à vocação agrícola do município, fomentando o desenvolvimento da economia local), Resolução do FNDE/CD n. 32, de agosto de 2006, Portaria Interministerial n. 1.010, de maio de 2006 e a Resolução CFN n. 358, de maio de 2005.

Atualmente, o embasamento se dá mediante a Lei n. 8.666, de junho de 1993 – Lei de Licitações, Lei n. 9.394, de dezembro de 1996 – Lei de Diretrizes e Bases da Educação, Lei complementar n. 101, de maio de 2000 – Lei de Responsabilidade Fiscal, Resolução do CFN n. 465/2010, Portaria Interministerial n. 1.010/2006 (MS e MEC), Lei Orgânica de Segurança Alimentar e Nutricional (Losan), Lei n. 11.947/2009, Resolução CD/FNDE n. 26/2013.

A partir da promulgação da emenda constitucional n. 64/2010, o direito à alimentação passou a ser garantido na constituição brasileira, pois foi introduzido como direito social previsto no art. 6º (BRASIL, 2010). A partir desta data, mudam os paradigmas do PNAE, de uma visão assistencialista com transferência de recursos, para a visão do direito à alimentação e controle social. A responsabilidade da gestão não é apenas da União, pois é uma política pública de caráter educacional de responsabilidade do Estado (governos federal, estadual e municipal).

[11] Medida Provisória n. 1784, de 14 de dezembro de 1998, e Resolução n. 15, do FNDE, de 25 de agosto de 2000.

As suas diretrizes são claras e objetivas: estímulo ao exercício do controle social, respeito aos hábitos alimentares regionais e à vocação agrícola, oferta de alimentação de boa qualidade a todos os escolares e responsabilidade de todos os níveis de governo. Tendo como princípios a equanimidade, a universalidade, a continuidade, a descentralização e a participação social.

Os objetivos pretendidos anteriormente pelo Programa, como a contribuição para o crescimento e desenvolvimento, para o processo ensino-aprendizagem e, portanto, rendimento escolar, e para formação de hábitos alimentares saudáveis se mantiveram na descentralização, com exceção de ser a alimentação o estímulo à permanência do aluno na escola, bem como fator de diminuição da evasão e da repetência do aluno, que devem ser objetivos do projeto pedagógico da escola como um todo e não específico do Programa de Alimentação Escolar. Apesar disso, por outra abordagem, é possível entender o contexto socioeconômico dos alunos brasileiros e assumir que a alimentação servida na escola é, em muitos casos, a única do dia da criança. O Programa teve como objetivo, já nesta época, dinamizar a economia local e gerar emprego e renda.

O repasse do recurso financeiro, feito com base no censo escolar do ano anterior, é de caráter complementar, provém do Tesouro Nacional e está assegurado no Orçamento da União. É destinado para aquisição exclusiva de gêneros alimentícios, e sua transferência sistemática e tempestiva de dez parcelas que contemplam vinte dias de atendimento cada uma delas, supre, no seu objetivo de ser complementado pelos outros entes federados, os 200 dias letivos.

A regularidade no repasse permitiu, sem dúvida, melhor planejamento da operacionalização do Programa no nível municipal, tornando-se um filão de mercado para alimentos ainda mais interessante, pela abrangência do Programa, pelo volume das compras e pelo pagamento garantido.

O valor *per capita* de R$ 0,13 foi destinado ao ensino fundamental por mais de 10 anos sem alteração, passando, em 2004, para R$ 0,15 por aluno por dia. Para os alunos de pré-escola, em 2003, o valor *per capita* repassado foi igualado ao do ensino fundamental, de R$ 0,06 para R$ 0,13. Em 2004, iguala-se novamente ao valor repassado para o ensino fundamental, de R$ 0,15. Para as creches públicas e filantrópicas, por serem modalidades de ensino, regulamentadas pela Lei de Diretrizes e Bases, o repasse de R$ 0,18 *per capita*, para 870 mil alunos de zero a três anos, durante 250 dias no ano, iniciou-se em 2001.

Em outubro de 2003, o PNAE passou a atender todos os alunos das comunidades indígenas, pela parceria firmada pelo MEC com o Ministério Extraordinário de Segurança Alimentar e Combate à Fome (MESA). O valor diário *per capita* para 115 mil alunos foi de R$ 0,34 para 250 dias letivos.

Os valores *per capita* atuais repassados pela União estão descritos na Tabela 18.1 e devem ser empregados com vistas ao atendimento das diretrizes estabelecidas na lei vigente (Lei n. 11.947/2009): emprego da alimentação saudável, inclusão da educação alimentar e nutricional, universalidade, controle social, apoio ao desenvolvimento sustentável, direito à alimentação escolar.

Os agentes envolvidos na execução do PNAE são: FNDE, Entidades Executoras, Escolas Federais, Conselho de Alimentação Escolar (CAE), TCU, Secretaria Federal de Controle e Sistema de Controle Interno do Poder Executivo da União, Secretarias de Educação e de Saúde dos Estados, do Distrito Federal e dos Municípios, e órgãos como Ministério Público da União e Conselho Federal de Nutricionistas.

Tabela 18.1
Valores *per capita* repassados aos municípios para a operacionalização do PNAE, 2017

Etapas de ensino	Idade	Por dia letivo
Creche	0-3 anos	R$ 1,07
Pré-escola	4-5 anos	R$ 0,53
Ensino Fundamental	6-14 anos	R$ 0,36
Ensino Médio	15-18 anos	R$ 0,36
EJA	> 14 anos	R$ 0,32
Quilombola	0-18	R$ 0,64
Indígena	0-18	R$ 0,64
AEE		R$ 0,53
Novo Mais Educação – Complementação a fim de totalizar R$ 1,07		R$1,07
Ensino Médio – Tempo Integral – Complementação a fim de totalizar R$ 2,00		R$2,00
Estudantes matriculados em período integral		R$ 1,07

Fonte: Disponível em: <http://www.fnde.gov.br/programas/pnae>.

A publicação da Lei n. 11.947/2009 trouxe importantes avanços ao PNAE, reforçando o direto à alimentação escolar como promoção do direito humano à alimentação adequada e saudável para todos os alunos. Além disso, princípios como: a universalidade do atendimento, equidade, sustentabilidade e continuidade; e o respeito aos hábitos alimentares locais, considerando a cultura e preferências regionais, também foram valorizados na composição do cardápio. Os cardápios devem ser elaborados por nutricionistas habilitados, pautados pelas recomendações do Ministério da Saúde, e atender, no mínimo, 20% das necessidades nutricionais diárias dos alunos em geral e 30%, no mínimo, para os alunos indígenas, pelo estado de vulnerabilidade de saúde de várias tribos e quilombolas. Esta proposta visa suprir as necessidades nutricionais do aluno somente durante o período de permanência em sala de aula. Esta lei valorizou as atividades de Educação Alimentar e Nutricional no processo de ensino e aprendizagem, perpassando o currículo escolar, dentro do contexto da Segurança Alimentar e Nutricional. Há também a previsão na Lei dos testes de aceitabilidade dos alimentos que deverão compor o cardápio. Outro importante marco dessa regulamentação foi estabelecer que 30% do repasse do FNDE seja investido na aquisição de alimentos da agricultura familiar, unindo a produção e o consumo, sem intermediários, determinando também o aumento do atendimento do PNAE a toda rede pública de educação. A partir desta lei, foi publicada a Resolução 38, que inclui, dentre as responsabilidades do Nutricionista, a necessidade de fazer o diagnóstico e monitoramento nutricional dos estudantes, substituída posteriormente pela Resolução 26, de 2013 (BRASIL, 2009a; BRASIL 2009b, BRASIL, 2013).

O objetivo atual do programa é contribuir para o crescimento e o desenvolvimento biopsicossocial, aprendizado e o rendimento escolar e a formação de práticas alimentares saudáveis dos alunos. Isto deve ser alcançado por meio de ações de educação alimentar e nutricional e da oferta de refeições que atendam às suas necessidades nutricionais durante o período letivo. Portanto, o PNAE deve garantir o acesso de forma igualitária à alimentação escolar, e o atendimento deve ocorrer segundo os princípios do Direito Humano à Alimentação Adequada e de Segurança Alimentar e Nutricional (BRASIL, 2013). Atualmente, o PNAE atende todos os alunos da creche, educação infantil, ensino fundamental e médio, educação especial, educação de jovens e adultos e Programas como o Mais Educação e o Ensino Educacional Especial. Para ter acesso ao PNAE, o aluno deve estar matriculado em escolas públicas, federais, filantrópicas, comunitárias ou confessionais do país (BRASIL, 2013).

A entidade executora deve contar com a participação do Conselho de Alimentação Escolar para prestar contas anuais ao FNDE dos recursos recebidos para a execução do PNAE.

A Medida Provisória n. 1979-19, de julho de 2000, definiu a composição e as atribuições do CAE, que é um colegiado deliberativo e autônomo, composto por representantes dos Poderes Executivo e Legislativo, da sociedade civil, professores e pais de alunos, com mandato de dois anos (BRASIL, 2000b), revisada pela atual resolução CD/FNDE n. 26, de junho de 2013.

O principal objetivo do CAE consiste em zelar pela qualidade dos produtos, desde a compra até a distribuição nas escolas, prestando sempre atenção às boas práticas de higiene e sanitárias, além de fiscalizar a aplicação dos recursos transferidos. Essas ações são técnicas, e a grande maioria dos membros dos Conselhos são pessoas leigas, o que dificulta a principal ação proposta pelo Conselho. Além disso, os membros são trabalhadores, sem carga horária disponível para o seguimento de todas as etapas de operacionalização do Programa, fazendo com que cada município tenha sua atuação diferenciada, embora os objetivos estejam estabelecidos.

A não constituição do Conselho, a utilização dos recursos financeiros em desacordo com as normas estabelecidas para execução do PNAE, o não cumprimento das disposições contidas na Resolução quanto ao controle de qualidade, e o não encaminhamento da prestação de contas são situações que geram suspensão de repasse financeiro ao município. É fundamental para a execução eficaz do Programa a participação efetiva do conselheiro, fiscalizando, acompanhando e assessorando as Entidades Executoras na utilização dos recursos financeiros, assim, a sociedade assume sua parcela de responsabilidade. Atualmente são 5.570 Conselhos, um em cada município brasileiro, e mais 27 Conselhos Estaduais.

O Programa de Alimentação Escolar, no seu formato atual, é considerado referência para muitos outros países que estão em processo de implementação dessas políticas públicas. Desde 2011, o Brasil possui um Centro de Referência contra a Fome, parceria entre o governo e o Programa Mundial de Alimentos, e visa compartilhar as experiências de proteção social do PNAE como importante ferramenta social de luta contra a fome.

A Tabela 18.2 apresenta a cronologia do Programa Nacional de Alimentação Escolar para melhor visualização.

Tabela 18.2
Cronologia do Programa de Alimentação Escolar no Brasil, 1914 a 2017

Período	Principais acontecimentos
Pós-Guerra 1914-1918	• Valor do alimento passa a ser considerado • Surgiram escolas de nutrólogos em todo mundo • Brasil – críticas à falta de políticas de alimentação
Década de 1930	• Surgiram as Caixas Escolares: iniciativa particular e assistencialista
1935	• Necessidade de organizar a operação da Caixa Escolar com critérios científicos, início da Política de Alimentação Escolar
1938	• Início da escolarização obrigatória em 1934. O Município do Rio de Janeiro, em 1938, assumiu gradativamente a responsabilidade da Alimentação Escolar
1939	• Primeiro ato legislativo orientando a alimentação escolar – portaria 153, Ministério de Educação e Saúde – dispunha sobre o "regime higiênico dietético em internatos e semi-internatos"
1940 a 1950	• Serviço de Alimentação da Previdência Social (SAPS), criado em 1940, no Ministério do Trabalho, da Indústria e Comércio, primeiro órgão de política de alimentação instituído no estado brasileiro, em que a educação alimentar foi uma tônica sempre presente • Criação da Comissão Nacional de Alimentação (CNA), vinculada ao Ministério da Saúde • O Estado de São Paulo, em 1945, assumiu gradativamente a responsabilidade da Alimentação Escolar
1953	• Criação do Programa Nacional de Merenda Escolar (PNME), vinculado ao Ministério de Educação e Cultura
1954	• Unicef/FISI, proposta de financiamento do Programa por agências interacionais, assim os Estados Unidos têm a colocação do grande excedente da produção agrícola para o PNME
1955	• PNME sediado no Ministério da Educação e Cultura – Campanha da Merenda Escolar (CME)
1956	• Campanha Nacional de Merenda Escolar (CNME)
Década de 1960	• Campanha Nacional de Alimentação Escolar (CNAE)
1970	• INAN absorveu atribuições da CNA • I Plano Nacional de Desenvolvimento (PND) 1972-1974 / I Programa Nacional de Alimentação e Nutrição (Pronan). Diretriz básica: educação alimentar • O governo brasileiro assumiu os custos de operação do Programa • II Plano Nacional de Desenvolvimento (PND) 1975-1979 / II Programa Nacional de Alimentação e Nutrição (Pronan) • Merenda Escolar como uma suplementação alimentar para atender pelo menos 15% das necessidades nutricionais diárias • Programa Nacional de Alimentação Escolar (PNAE), a partir de 1979, e não mais Campanha Nacional de Alimentação Escolar (CNAE)
1981	• Criação do Instituto Nacional de Assistência ao Educando (INAE)
1983	• Criação da Fundação de Assistência ao Estudante (FAE), unificando o Instituto Nacional de Assistência ao Educando (INAE) e a Fundação Nacional de Material Escolar (FENAME), responsável pelo PNAE até 1997
1980-1985	• III Plano Nacional de Desenvolvimento (PND) • No Estado do Rio de Janeiro, o PNAE passou a ser coordenado pela Secretaria de Estado de Planejamento, com o apoio técnico do Instituto de Nutrição Annes Dias • O Governo do Estado de São Paulo, por meio da Secretaria de Estado da Educação – Departamento de Assistência ao Escolar, desenvolvia, coordenava e executava o Programa de Municipalização de Merenda Escolar (PMME) desde 1984

(continua)

(continuação)

Tabela 18.2
Cronologia do Programa de Alimentação Escolar no Brasil, 1914 a 2017

Período	Principais acontecimentos
1986	• Fundação de Assistência ao Estudante (FAE) criou o Programa de Alimentação dos Irmãos dos Escolares (PAIE) • Até 1986, FAE mantém gestão centralizada do PNAE, sendo responsável pelo Programa até 1997 • De 1986 a 1994, a FAE estimulou a descentralização da gestão
1987	• Coordenação do Programa, no Estado de São Paulo, passou a ser do Departamento de Suprimento Escolar, órgão da Secretaria de Estado da Educação criado em substituição ao Departamento de Assistência ao Escolar que passa a ser um órgão da Secretaria de Estado da Saúde
1988	• Promulgação da Constituição Federal, dando ao PNAE caráter de dever de Estado
1993	• FAE – oficializou-se a descentralização da gestão do PNAE
1994	• Compra de gêneros por transferência voluntária de recursos financeiros • Estudo para estabelecer valor *per capita* • Exigência de constituição do Conselho de Alimentação Escolar (CAE) no nível federal • Lei n. 8.913, de 12 de julho, art. 4º, atualmente revogada, apresentou pela primeira vez a necessidade de um nutricionista atuando no PNAE: "A elaboração dos cardápios dos programas de alimentação escolar, sob a responsabilidade dos Estados e Municípios, através de **nutricionista capacitado, será desenvolvida em acordo com o Conselho de Alimentação Escolar**..."
1998	• Extinção da FAE passando ao FNDE a responsabilidade das suas atividades
1999	• Transferência voluntária de recursos financeiros passa a ser transferência automática
2001	• Atendimento às creches com R$ 0,18 *per capita*, por ser modalidade de ensino pela LDB • Medida Provisória n. 2.178-36, de 24 de agosto, art. 6º, atualmente revogada, apresentou novamente a necessidade de um nutricionista atuando no PNAE: "Os cardápios do programa de alimentação escolar, sob a responsabilidade dos Estados, do Distrito Federal e dos Municípios, serão elaborados **por nutricionistas capacitados, com a participação do CAE**..."
2003	• Diferenciação do valor *per capita* das comunidades indígenas para R$ 0,34
2004	• Reajuste dos valores repassados às entidades executoras, para pré-escola e ensino fundamental • A Resolução FNDE n. 38, de 23 de agosto, art. 10, atualmente revogada, apresentou novamente a necessidade de um nutricionista atuando no PNAE: "O cardápio da alimentação escolar, sob a responsabilidade dos estados, do Distrito Federal e dos municípios, será **elaborado por nutricionista habilitado**, que deverá assumir a **responsabilidade técnica** do programa, com o acompanhamento do CAE..."
2006	• Publicação da Portaria Interministerial 1010, de 8 de maio, instituindo as diretrizes para a promoção da alimentação saudável nas escolas • Estabelecimento de parceria do FNDE com as Instituições Federais de Ensino Superior, criação dos Centros Colaboradores de Alimentação e Nutrição Escolar (Cecanes) – unidades de referência e apoio constituídas para desenvolver ações e projetos de interesse e necessidade do PNAE
2008	• Valores iguais para toda a educação básica de R$ 0,22 e para os quilombolas e indígenas R$ 0,44

(continua)

(continuação)

Tabela 18.2
Cronologia do Programa de Alimentação Escolar no Brasil, 1914 a 2017

Período	Principais acontecimentos
2009	• Promulgação da Lei n. 11.947, de 16 de junho, que dispõe sobre o atendimento da alimentação escolar e do Programa Dinheiro Direto na Escola aos alunos da educação básica; altera as Leis n. 10.880, de 9 de junho de 2004, 11.273, de 6 de fevereiro de 2006, 11.507, de 20 de julho de 2007; revoga dispositivos da Medida Provisória no 2.178-36, de 24 de agosto de 2001, e a Lei no 8.913, de 12 de julho de 1994. Possibilitou avanços para o PNAE: extensão para toda a rede pública de educação básica, inclusive aos alunos participantes do Programa Mais Educação, e de jovens e adultos; garantia de investimento de, no mínimo, 30% dos repasses do FNDE na aquisição de produtos da agricultura familiar • Reajustes dos valores de repasse, para a educação básica de R$ 0,30 e para os quilombolas e indígenas R$ 0,60, e para o Programa Mais Educação, R$ 0,90 • Apresentou novamente a necessidade de um nutricionista atuando no PNAE, art. 11 – "**A responsabilidade técnica** pela alimentação escolar nos Estados, no Distrito Federal, nos Municípios e nas escolas federais **caberá ao nutricionista responsável**, que deverá respeitar as diretrizes previstas nesta Lei e na legislação pertinente, no que couber, dentro das suas atribuições específicas" • Resolução FNDE/CD n. 38, art. 14, atualmente revogada, apresentou pela primeira vez o nutricionista como responsável técnico do PNAE: "**A coordenação das ações de alimentação escolar**, sob a responsabilidade dos Estados, do Distrito Federal e dos Municípios, será realizada **por nutricionista habilitado**, que deverá **assumir a responsabilidade técnica do Programa**..."
2012	• Reajuste do valor repassado aos alunos matriculados em creches e pré-escolas
2013	• Inclusão do atendimento para os alunos que frequentam o Atendimento Educacional Especializado – AEE, para os da Educação de Jovens e Adultos semipresencial e para aqueles matriculados em escolas de tempo integral • Publicada a Resolução FNDE n. 26, fortalecendo um dos eixos do Programa, a Educação Alimentar e Nutricional (EAN) e reiterando o nutricionista como responsável técnico do PNAE conforme o art. 12: "A coordenação das ações de alimentação escolar, sob a responsabilidade dos Estados, do Distrito Federal e dos Municípios e das escolas federais, será realizada por **nutricionista habilitado, que deverá assumir a responsabilidade técnica do Programa**... § 1º Compete ao nutricionista Responsável Técnico – RT pelo Programa e aos demais nutricionistas lotados no setor de alimentação escolar, entre outras atribuições estabelecidas na Resolução CFN n. 465/2010: I – realizar o diagnóstico e o acompanhamento do estado nutricional dos estudantes; II – planejar, elaborar, acompanhar e avaliar o cardápio da alimentação escolar de acordo com a cultura alimentar, o perfil epidemiológico da população atendida e a vocação agrícola da região, acompanhando desde a aquisição dos gêneros alimentícios, o preparo, a distribuição até o consumo das refeições pelos escolares; e III – coordenar e realizar, em conjunto com a direção e com a coordenação pedagógica da escola, ações de educação alimentar e nutricional"
2014	• Lei n. 12.982, de 28 de maio, altera a Lei n. 11.947/2009, para determinar o provimento de alimentação escolar adequada aos alunos portadores de estado ou de condição de saúde específica
2015	• Resolução n. 04, de 3 de abril de 2015, Altera a redação dos artigos 25 a 32 da Resolução/CD/FNDE n. 26, de 17 de junho de 2013, no âmbito do Programa Nacional de Alimentação Escolar (PNAE)
2017	• Resolução FNDE n. 1, de 8 de fevereiro, altera o valor *per capita* para oferta da alimentação escolar do Programa de Alimentação Escolar – PNAE

Fonte: Elaborada pelas autoras.

Referências

ABRANCHES, S. H. *Política social e combate à pobreza*: teoria da prática. Rio de Janeiro: Jorge Zahar, 1989.

ANDRADE, M. K. Experiências sobre alimentação escolar em países do 3° mundo. In: BRAGAGNOLO, N.; MORAES, R. M.; NOGUEIRA, R. M. (Org.). III Seminário de Alimentação Escolar, 1999, Campinas-SP. *Anais do III Seminário de Alimentação Escolar*. Campinas-SP: ITAL, 1999.

BRASIL. *Constituição de outubro de 1988*. Constituição da República Federativa do Brasil. 2. ed. atualizada. Coleção AD-COAS, 2000d.

BRASIL. Decreto-Lei n. 2300, de 1986, dispõe sobre licitações e contratos da Administração Federal. *Diário Oficial da União*, de 24 de novembro de 1986. Brasília-DF, 1986

BRASIL. Fundação de Assistência ao Estudante (FAE) – Diretoria de Apoio Alimentar (DAAN). *Relatório de atividades 1993/1994:* descentralização do Programa Nacional de Alimentação Escolar-PNAE. Brasília-DF, 1994a.

BRASIL. Lei Complementar n. 101, de maio de 2000, estabelece normas de finanças públicas voltadas para a responsabilidade na gestão fiscal. *Diário Oficial da União*, de 05 de maio de 2000. Brasília-DF, 2000a.

BRASIL. Lei de Diretrizes e Bases da Educação n. 9.394, de dezembro de 1996, estabelece as diretrizes e bases da educação nacional. *Diário Oficial da União*, de 23 de dezembro de 1996. Brasília-DF, 1996.

BRASIL. Lei Federal de Licitações e Contratos n. 8666, de junho de 1993, atualizada pela Lei n. 8883 de 1994. *Diário Oficial da União*, de 22 de junho de 1993. Brasília-DF, 1993.

BRASIL. Lei Federal n. 10172, de janeiro de 2001, aprova o Plano Nacional de Educação. *Diário Oficial da União*, de 11 de janeiro de 2001. Brasília-DF, 2001.

BRASIL. Lei Federal n. 8.069, 16 de julho de 1990, dispõe sobre o Estatuto da Criança e do Adolescente. *Diário Oficial da União*, de 16 de julho de 1990. Retificada em 27 de setembro de 1990. Brasília-DF, 1990.

BRASIL. Lei Federal n. 8.913, de julho de 1994, dispõe sobre a municipalização da merenda escolar. *Diário Oficial da União*, de 13 de julho de 1994. Brasília-DF, 1994b.

BRASIL. Medida Provisória n. 1784, de 15 de dezembro de 1998, dispõe sobre o repasse de recursos financeiros do Programa Nacional de Alimentação Escolar. *Diário Oficial da União*. Brasília-DF, 1998a.

BRASIL. Medida Provisória n. 1979-19, de 03 de junho de 2000, reedição da medida provisória 1784, de 14 de dezembro de 1998, dispõe sobre o repasse de recursos financeiros do Programa Nacional de Alimentação Escolar, dispõe sobre a responsabilidade técnica da elaboração do cardápio, e define a composição e as atribuições do Conselho de Alimentação Escolar – CAE. *Diário Oficial de União*. Brasília-DF, 2000b.

BRASIL. Medida Provisória n. 2178-36, de agosto de 2001, dispõe sobre o repasse de recursos financeiros do Programa Nacional de Alimentação Escolar. Brasília-DF, 2001.

BRASIL. Ministério da Educação e do Desporto/Instituto Nacional de Estudos e Pesquisas Educacionais – MEC/INEP. *Avaliação da descentralização de recursos do FNDE e da merenda escolar* – Síntese dos resultados. Brasília-DF, 1998b.

BRASIL. Resolução n. 15, do FNDE, de agosto de 2000, estabelece a transferência dos recursos financeiros automaticamente, sem mais a necessidade de firmar convênio, à entidade executora. Brasília-DF, 2000c.

BRASIL. Resolução n. 26 do FNDE/CD, de 17 de junho de 2013. Dispõe sobre o atendimento da alimentação escolar aos alunos da educação básica no âmbito do Programa Nacional de Alimentação Escolar – PNAE, 2013.

BRASIL. Resolução n. 38, do FNDE/CD, de agosto de 2004, estabelece critérios para a execução do Programa Nacional de Alimentação Escolar. Brasília-DF, 2004.

BRASIL. Resolução n. 38, do FNDE /CD, de julho de 2009, estabelece critérios para a execução do Programa Nacional de Alimentação Escolar. Brasília-DF, 2009.

COIMBRA, M. A. S. et al. *Comer e aprender:* uma história da alimentação escolar no Brasil. Belo Horizonte-MG: INAE/MEC, 1982.

DEPARTAMENTO DE SUPRIMENTO ESCOLAR – DSE. *Manual do Programa de Alimentação Escolar do Estado de São Paulo*. Secretaria de Estado da Educação, São Paulo, 1997.

DRAIBE, S. M. Descentralização das políticas sociais: o que ensinam as experiências recentes da merenda escolar, do dinheiro na escola e da tv escola. *Caderno de Pesquisa*, n. 36, Campinas-SP, Núcleo de Estudos de Políticas Públicas-NEPP/Unicamp, 1998.

EDUCAÇÃO, e os Municípios, objetivando o Fornecimento de Alimentação Escolar, mediante a transferência de recursos financeiros, destinados ao atendimento da prestação de serviços de alimentação escolar. Diário Oficial do Estado de 26 de novembro de 2009. *Diário Oficial do Estado*, de 26 de novembro de 2009.

ESPERANÇA, L. C. *A política de compra de alimentos da agricultura familiar para o Programa de Alimentação Escolar do município de São Paulo*. São Paulo: Biblioteca digital da USP, 2017. Disponível em: <http://www.teses.usp.br/teses/disponiveis/6/6138/tde-19072017-150156/pt-br.php>. Acesso em: 22 nov. 217.

FARIA, A. L.G. A contribuição dos Parques Infantis de Mario de Andrade para a construção de uma pedagogia da educação infantil. *Educ. Soc.*, v. 69, p. 60-91. 1999. Disponível em: <http://dx.doi.org/10.1590/S0101-73301999000400004>. Acesso em: 20 maio 2015.

FUNDO NACIONAL DE DESENVOLVIMENTO DA EDUCAÇÃO – FNDE. Dados estatísticos [internet]. Brasília; 2015 (b). Disponível em: <http://www.fnde.gov.br/programas/alimentacao-escolar/alimentacao-escolar-consultas/alimentacao-escolar-dados-estatisticos>. Acesso em: 10 jul. 2015.

L'ABBATE, S. *A política de alimentação no período de 1940 a 1964.* (Mimeo), 1988.

MAGNO, M. S. O.; CYRILLO, D. C.; SARTI, F. M. Evolução da alimentação escolar no município de São Paulo. *Nutrire: Rev. Soc. Bras. Alim. Nutr,* v. 38, n. 1, p. 83-96, 2013.

NÚCLEO DE ESTUDOS DE POLÍTICAS PÚBLICAS – NEPP. Brasil-1985: relatório sobre a situação social do País. Campinas-SP: Ed. Unicamp, 1987. v. II.

OLIVEIRA, C. et al. *Municipalização do ensino no Brasil*: algumas leituras. Belo Horizonte: Autêntica, 1999.

RELATÓRIO da Secretaria Municipal de Educação de Campinas – Coordenadoria de Nutrição. Campinas-SP, 1995.

RELATÓRIO do Núcleo de Estudos de Políticas Públicas NEPP. *Política de Alimentação e Nutrição.* In: Brasil-1985: relatório sobre a situação social do País. Campinas-SP: Ed. Unicamp, 1987. v. II.

RELATÓRIO do Programa Mundial de Alimentos no Brasil. *Estudo de Caso sobre o Programa Nacional de Alimentação Escolar-PNAE e seu processo de descentralização em áreas assistidas pelo Programa Mundial de Alimentos.* Brasília-DF, maio de 1996.

RUS PEREZ, J. R. *Avaliação do processo de implementação*: algumas questões.

SÃO PAULO (MUNICÍPIO). Secretaria Municipal da Educação. Decreto Municipal n. 56.793 de 4 de fev. de 2016. Dispõe sobre a organização, as atribuições e o funcionamento da Secretaria Municipal de Educação, bem como altera a denominação e a lotação dos cargos de provimento em comissão que especifica. *Diário Oficial da Cidade de São Paulo*, São Paulo, 2016.

SÃO PAULO. Decreto Estadual n. 22.379, de junho de 1984, dispõe sobre a municipalização da merenda escolar, regulamentando a Lei Estadual n. 4.021 de 22 de maio de 1984. *Diário Oficial do Estado,* de 20 de junho de 1984. São Paulo, 1984c.

SÃO PAULO. Decreto Estadual n. 22758, de outubro 1984, dispõe sobre a criação de Conselhos Municipais de Merenda Escolar. *Diário Oficial do Estado*, de 06 de outubro de 1984. São Paulo, 1984e.

SÃO PAULO. Decreto Estadual n. 23632, 05 de julho de 1985, estabelece novo regulamento para o cumprimento da Lei n. 4021, de 22 de maio de 1984, que dispõe sobre a municipalização da merenda escolar revogando os anteriores: Decreto n. 22379, de 19 de junho de 1984, Resolução SE n. 151, de 19 de junho de 1984 e Decreto n. 22758, de 05 de outubro de 1984. Diário Oficial do Estado de 06 de julho de 1985. *Diário Oficial do Estado,* de 06 de julho de 1985. São Paulo, 1985b.

SÃO PAULO. Decreto Estadual n. 55080, 25 de novembro de 2009, estabelece convênio que celebram o Estado de São Paulo, por intermédio da Secretaria da

SÃO PAULO. Decreto n. 26962, de abril de 1987, estabelece a coordenação do Programa, no Estado de São Paulo, para o Departamento de Suprimento Escolar, órgão da Secretaria de Estado da Educação criado em substituição ao Departamento de Assistência ao Escolar que passou a ser um órgão da Secretaria de Estado da Saúde. São Paulo, 1987.

SÃO PAULO. Lei Estadual n. 4.021, de maio de 1984, transfere às Prefeituras Municipais a prestação dos serviços de fornecimento de merenda escolar. *Diário Oficial do Estado*, de 23 de maio de 1984. São Paulo, 1984b.

SÃO PAULO. Lei Municipal n. 16.140 de 17 de março de 2015. Dispõe sobre a obrigatoriedade de inclusão de alimentos orgânicos ou de base agroecológica na alimentação escolar no âmbito do sistema municipal de ensino de São Paulo e dá outras providências. *Diário Oficial da Cidade de São Paulo*, São Paulo, 2015.

SÃO PAULO. Resolução SE 151/84 de junho de 1984, baixa normas para cumprimento do decreto n. 22379 de 19 de junho de 1984, e dispõe sobre a concessão de subvenção aos municípios para atender despesas com merenda escolar. *Diário Oficial do Estado,* de 20 de junho de 1984. São Paulo-SP, 1984d.

SÃO PAULO. Resolução SE 220/85, de outubro de 1985, baixa normas complementares ao Decreto n. 23632 de 05 de julho de 1985, trata principalmente da regulamentação do Conselho de Merenda Escolar. *Diário Oficial do Estado*, de 23 de outubro de 1985. São Paulo, 1985c.

SÃO PAULO. Secretaria de Estado da Educação – Departamento de Assistência ao Escolar (DAE). *Documento de implantação do Programa de Municipalização Merenda Escolar do Governo do Estado de São Paulo.* São Paulo, 1985a.

SÃO PAULO. Secretaria Municipal da Educação. Decreto Municipal n. 53.974 de 6 de junho de 2013. Altera a denominação do Departamento de Merenda Escolar – DME, da Secretaria Municipal de Educação, bem como dispõe sobre suas atribuições. Disponível em: <http://portalsme.prefeitura.sp.gov.br/Projetos/sitemerenda/Documentos/legislacao/decreto%20DAE%202013.pdf>. Acesso em: 15 jul. 2015.

SÃO PAULO. Secretaria Municipal da Educação. Decreto Municipal n. 50.362 de 30 de dezembro de 2008 (b). O Departamento da Merenda Escolar – DME, da Coordenadoria de Gestão de Bens e Serviços – CGBS, da Secretaria Municipal de Gestão, fica transferido para a Secretaria Municipal de Educação, com suas unidades, cargos, atribuições, bens patrimoniais, serviços, contratos, acervo e pessoal, mantida a atual estrutura organizacional [internet]. Disponível em: <http://www3.prefeitura.sp.gov.br/cadlem/secretarias/negocios_juridicos/cadlem/integra.asp?alt=31122008D%20503620000>. Acesso em: 20 jul. 2015.

SÃO PAULO. Secretaria Municipal da Educação. Departamento de Alimentação Escolar. Gestores da RME avaliam Programa de Alimentação Escolar, 2015 (b) [internet]. Disponível em: <http://portal.sme.prefeitura.sp.gov.br/Main/Page/PortalSMESP/Cardapio>. Acesso em: 20 ago. 2015.

SÃO PAULO. Secretaria Municipal da Educação. Departamento de Alimentação Escolar. Gestores da RME avaliam Programa de Alimentação Escolar, 2015 (c) [internet]. Disponível em: <http://portal.sme.prefeitura.sp.gov.br/Main/Noticia/Visualizar/PortalSMESP/Gestores-da-RME-avaliam-Programa-de-Alimentacao-Escolar>. Acesso em: 20 ago. 2015.

SÃO PAULO. Secretaria Municipal da Educação. Portaria 4618 de 18 de novembro de 2008 (a). Dispõe sobre a organização das Unidades de Educação Infantil, de Ensino Fundamental, de Ensino Fundamental e Médio e dos Centros Educacionais Unificados da Rede Municipal de Ensino para o ano de 2009, e dá outras providências. *Diário Oficial da Cidade,* de São Paulo. São Paulo, SP. 2008.

SÃO PAULO. Secretaria Municipal de Educação. Departamento de Alimentação Escolar. O Programa de Alimentação Escolar na cidade de São Paulo: do passado ao presente [internet]. São Paulo. 2015 (a). Disponível em: <http://portal.sme.prefeitura.sp.gov.br/Main/Page/PortalSMESP/PAE-no-municipio-de-Sao-Paulo>. Acesso em: 10 jun. 2015.

SILVA, R. N.; CRUZ, N. Política educacional: redefinição de competências e novos modelos de gestão. In: AFFONSO, R. B. (Org.). *Descentralização e políticas sociais.* São Paulo: Fundap, 1996.

SPINELLI, M. A. S. *Alimentação escolar:* da centralização à descentralização. Faculdade de Ciências Médicas. Dissertação (Doutorado) – Saúde Pública. Universidade Estadual de Campinas (Unicamp), 1997.

STEFANINI, M. L. R. *Merenda escolar:* história, evolução e contribuição no atendimento das necessidades nutricionais da criança. Tese (Doutorado) – Universidade de São Paulo, 1997.

TELLES, V. S. Sociedade civil e a construção de espaços públicos. In: Dagnino, E. (org.). Anos 90. Política e sociedade no Brasil. São Paulo-SP. Editora Brasiliense, 1994.

VIANA, A. L. Abordagens metodológicas em políticas públicas. *RAP – Revista de Administração Pública*, Rio de Janeiro, Fundação Getúlio Vargas, v. 30, n. 2, mar./abr. 1996.

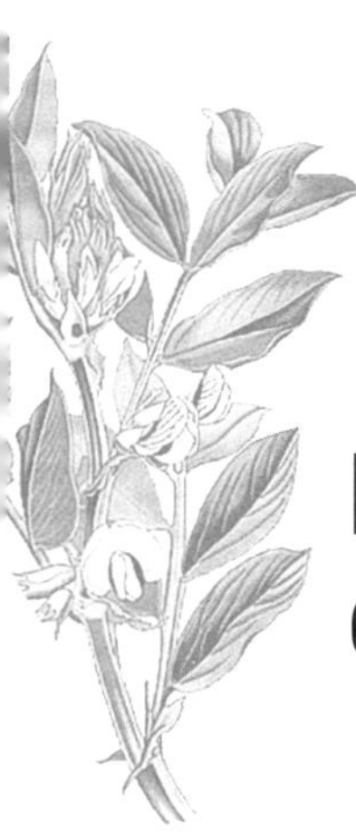

19

Programa de Alimentação do Trabalhador (PAT)

■ Daniel Henrique Bandoni

O Programa de Alimentação do Trabalhador (PAT) é uma das mais antigas políticas de alimentação e nutrição em vigor no Brasil. Criado em 1976, o PAT é um programa governamental de adesão voluntária, com base na parceria entre governo federal, empresa beneficiária e trabalhadores, e tem como objetivo melhorar as condições nutricionais dos trabalhadores, por meio da oferta de alimentação nutricionalmente adequada, por meio da concessão de incentivos fiscais. Ao longo da sua história, o Programa passou por uma série de transformações, aumentando seu alcance e abrangência. O PAT é considerado uma das políticas sociais de maior êxito no país, pelo grande número de trabalhadores beneficiados e sua aceitação junto aos atores envolvidos. Entretanto, apesar da sua trajetória, ainda não há estudos de caráter nacional que avaliaram o impacto do PAT e o alcance dos seus objetivos.

Trajetória das políticas de alimentação para o trabalhador até o PAT

A trajetória das políticas e programas de alimentação voltados para o trabalhador no Brasil começa na década de 1930, com a ascensão de Getúlio Vargas à presidência do Brasil e o fim do controle do Estado pelas oligarquias agrícolas de São Paulo e Minas Gerais. Assim, inicia-se uma série de mudanças socioeconômicas no país, com a implementação do sistema industrial e uma nova conformação urbana para a sociedade, com educação, saúde, previdência, habitação e alimentação se tornando alvo de políticas públicas (HOCHMAN, 2005; VASCONCELOS, 2005).

Um dos mais importantes marcos para o desenvolvimento de políticas de alimentação do trabalhador é a pesquisa coordenada por Josué de Castro, "As condições de vida das classes operárias no Recife". Realizado em 1933 (posteriormente publicado em 1935), o estudo, considerado o primeiro inquérito nutricional do país, teve ampla divulgação, alertando para as relações entre alimentação, saúde e trabalho. A partir deste momento, começa a construção de políticas de alimentação para a população trabalhadora, principalmente focada para os incipientes centros urbanos como: a regulamentação da lei do salário mínimo (1934); formulação da chamada ração essencial mínima (1938) e o decreto-lei (1939) que obrigava os estabelecimentos onde trabalhavam mais de quinhentos funcionários a destinar local higiênico e devidamente aparelhado para os trabalhadores fazerem suas refeições (VASCONCELOS, 2007).

Em 1940, nasce o Serviço de Alimentação da Previdência Social (SAPS), com o objetivo principal de propiciar aos trabalhadores alimentação adequada e com baixo custo, mediante instalação e funcionamento de restaurantes a eles destinados. O SAPS surge como uma política complementar ao salário mínimo, procurando alcançar grande parte da população trabalhadora. Ao longo da sua existência, os Serviços de Alimentação assumiram outras funções, como a promoção de educação nutricional junto à classe trabalhadora e sua família (L'ABBATE, 1988; VASCONCELOS, 2005).

Em 1964, o Brasil, após um período de intensa turbulência política, sofreu um golpe militar e retornou à ditadura. Imediatamente, os gastos federais em saúde pública e políticas sociais decresceram. O SAPS foi operacionalizado até o início de 1967. No período inicial da ditadura militar, praticamente não ocorreram políticas de alimentação e nutrição, houve uma censura do saber, das universidades e das pesquisas (L'ABBATE, 1988b).

Após uma grave crise econômica, com o crescente aumento da desigualdade social e do desemprego, o governo militar decide retomar políticas de alimentação e nutrição, recriando o Instituto de Nutrição e Alimentação (INAN), que foi responsável por elaborar o Programa Nacional de Alimentação e Nutrição (Pronan). Finalmente, como parte do Pronan II, foi instituído o PAT, criado pela Lei n. 6.321, de 14 de abril de 1976 (BRASIL, 1976; L'ABBATE, 1988b; VASCONCELOS, 2005).

A criação do PAT ocorre em um momento de crescente mobilização sindical, e, diante desse cenário, o Estado procurou garantir controle sobre a classe trabalhadora para amenizar conflitos. Neste mesmo período, é elaborada uma série de regulamentações sobre saúde e segurança do trabalhador (ARAUJO et al., 2010).

Tabela 19.1
Principais marcos legais do PAT

1989 Portaria n. 3.282, de 27/09/1989 – criação da Comissão Especial do PAT para agilizar o cadastro de empresas beneficiárias	**2004** Portaria n. 101, de 12/11/2004 – divulga relatório de avaliação do PAT
1991 Decreto n. 5, de 14/01/1991 – regulamenta o Programa de Alimentação do Trabalhador, revogando as diferentes portarias existentes até aquele momento	**2005** Portaria Interministerial n. 6, de 13/05/2005 – dispõe sobre o funcionamento da Comissão Tripartite e altera sua composição
1997 Portaria Interministerial n. 1, de 28/01/1997 – institui a Comissão Tripartite para acompanhar a execução do Programa de Alimentação do Trabalhador	**2006** Portaria Interministerial n. 66, de 25/08/2006 – altera os parâmetros nutricionais do PAT
1999 Portaria Interministerial n. 5, de 30/11/1999 – permite redução ou acréscimo de 200 calorias no valor mínimo de referência para as refeições principais	**2017** Instrução Normativa n. 135, de 31/08/2017 – atualiza os procedimentos para divulgação e fiscalização do cumprimento da legislação
2002 Portaria n. 3, de 01/03/2002 – atualiza instruções para execução do PAT e sua fiscalização, definindo penalidades	

Fonte: BRASIL, 2017.

O PAT nasce com o objetivo de enfrentar a desnutrição e má alimentação, com prioridade na suplementação alimentar dos trabalhadores (SANTOS et al., 2007). Assim, no mesmo ano de 1976, é estabelecido que, no âmbito do PAT, o almoço, jantar ou ceia deveriam fornecer um mínimo de 1.400 calorias e NDpCal% superior a 6; o desjejum ou merenda deveria conter um mínimo de 300 calorias e NDpCal% superior a 6 (Portaria n. 652, de 22 de dezembro de 1976).

Apesar de ter suas origens dentro do Pronan II, o PAT foi implementado pelo Ministério do Trabalho, que deveria se articular com o INAN para desenvolver sua execução e diretrizes, o que, de fato, nunca ocorreu. O PAT é considerado uma das mais exitosas políticas de alimentação e nutrição, sendo uma das mais antigas em vigor no Brasil (COLARES, 2005).

Aspectos atuais do PAT

O PAT é um programa do governo federal, gerido pelo Ministério do Trabalho e Emprego (MTE), de adesão voluntária, que busca estimular os empregadores (denominados empresa beneficiária) a fornecer alimentação aos trabalhadores, por meio da concessão de incentivos fiscais, tendo como prioridade o atendimento aos trabalhadores de baixa renda, definidos como trabalhadores que recebem até cinco salários mínimos.

O PAT tem como objetivo melhorar as condições nutricionais dos trabalhadores, com repercussões positivas para a qualidade de vida, a redução de acidentes de trabalho e o aumento da produtividade. As empresas, ao realizarem seu cadastro, são obrigadas a incluir como beneficiários do Programa todos os trabalhadores que recebem até cinco salários mínimos; acima desta faixa salarial, a participação dos trabalhadores é facultativa.

O acompanhamento e avaliação do Programa são realizados pela Comissão Tripartite (CTPAT), criada em 1997, composta atualmente por representantes dos Ministérios do Trabalho e Emprego (que preside a CTPAT), da Fazenda, da Saúde, da Previdência Social, do Desenvolvimento Social e do Planejamento, além de seis representantes dos trabalhadores e seis dos empregadores, indicados pelas entidades representativas de âmbito nacional. A CTPAT também tem como função propor o aperfeiçoamento da legislação do PAT (BRASIL, 2005).

O PAT é um programa de complementação alimentar no qual governo, empregadores e trabalhadores partilham responsabilidades. As empresas beneficiárias do PAT poderão deduzir até o dobro de todas as despesas, comprovadamente realizadas com alimentação, desde que não exceda o limite de 4% do Imposto de Renda (pessoa jurídica) do lucro tributável devido em cada período de apuração. A participação financeira do trabalhador no Programa é facultativa e fica limitada a, no máximo, 20% do custo direto da refeição.

Para realizar sua adesão, as empresas beneficiárias podem escolher duas modalidades de execução do Programa:

1. *Serviço próprio:* modalidade também conhecida como autogestão, na qual o empregador responsabiliza-se pela seleção e aquisição de gêneros alimentícios, podendo ser preparados em Unidades de Alimentação e Nutrição e servidos aos trabalhadores (refeições) nos refeitórios das empresas ou entregues devidamente embalados para transporte individual (cestas de alimentos);
2. *Terceirização:* em que a empresa beneficiária contrata de terceiros o fornecimento de refeições e/ou as cestas de alimentos e/ou os documentos de legitimação para troca por alimentos e refeições. A empresa beneficiária só poderá contratar uma empresa fornecedora ou prestadora de serviço em alimentação coletiva devidamente registrada no PAT.

Ao aderir a essa modalidade, o empregador poderá escolher as seguintes opções para fornecer benefícios aos seus empregados:

a. *Fornecimento de alimentação coletiva:* o empregador contrata empresa terceirizada registrada no PAT para: administrar a cozinha e o refeitório localizados nas suas instalações (modalidade de administração de cozinha); administrar a cozinha industrial que produz refeições prontas, posteriormente transportadas para o local de refeição dos trabalhadores (refeição transportada); produzir e/ou entregar cestas de alimentos convenientemente embaladas para transporte individual (cesta de alimentos);
b. *Prestação de serviço de alimentação coletiva:* o empregador contrata empresa terceirizada registrada no PAT para operar o sistema de documentos de legitimação (tíquetes, vales, cupons, cheques, cartões eletrônicos) nos seguintes modos: refeição-convênio ou vale-refeição, no qual os documentos de legitimação podem ser utilizados apenas para a compra de refeições prontas na rede de estabelecimentos credenciados (restaurantes e similares); alimentação-convênio ou vale-alimentação, no qual os documentos de legitimação podem ser utilizados apenas para a compra de gêneros alimentícios na rede de estabelecimentos credenciados (supermercados e similares).

Destaca-se que é permitida a adoção de mais de uma modalidade pela mesma empresa beneficiária e suas filiais, assim a mesma empresa pode fornecer mais de um benefício para os seus trabalhadores.

Parâmetros nutricionais do PAT

Na criação do PAT, o foco do Programa foi no baixo acesso do trabalhador a refeições durante o horário de trabalho e na desnutrição e carências nutricionais. Com as mudanças no perfil nutricional e epidemiológico da população brasileira, em 2005, quando o PAT estava próximo de completar seus 30 anos, foi instituído Grupo Técnico para proceder à revisão dos parâmetros nutricionais, no âmbito da Comissão Tripartite.

Após etapa de consulta técnica, em 2006, foi lançada a portaria que alterou os parâmetros nutricionais do PAT, definindo que as empresas beneficiárias tinham obrigação de oferecer alimentação saudável, entendida como:

> o direito humano a um padrão alimentar adequado às necessidades biológicas e sociais dos indivíduos, respeitando os princípios da variedade, da moderação e do equilíbrio, dando-se ênfase aos alimentos regionais e respeito ao seu significado socioeconômico e cultural, no contexto da Segurança Alimentar e Nutricional (BRASIL, 2006).

A portaria estabeleceu que as refeições principais (almoço, jantar e ceia) deverão conter de 600 a 800 calorias, e as refeições menores (desjejum e lanche) deverão conter de 300 a 400 calorias, admitindo-se um acréscimo de vinte por cento deste valor em caso de trabalhadores com atividade de maior gasto energético (BRASIL, 2006).

Se, anteriormente, os parâmetros nutricionais do PAT apenas contemplavam energia e o NDPCal%, a partir da nova portaria, foram acrescidos outros nutrientes (Tabela 19.2). Os valores foram estabelecidos tendo como base um trabalhador com necessidade energética diária de 2.000 Kcal.

Tabela 19.2
Parâmetros nutricionais do PAT para a distribuição de calorias, macronutrientes, fibra, sódio e NPCal%

Nutriente	Refeições menores*	Refeições principais*
Calorias	300 a 400 Kcal	600 a 800 Kcal
Proteínas	15%	15%
Gorduras	25%	25%
Gorduras saturadas	<10%	<10%
Fibras (g)	4-5 g	7-10 g
Sódio (mg)	360-480	720-960
NDPCal %	6-10	6-10

* Refeições menores correspondem ao desjejum e lanche e as refeições principais ao almoço, jantar e ceia.

Fonte: Portaria Interministerial n. 66, de 25/08/2006.

Um importante avanço da Portaria foi a inclusão de grupo de alimentos nos parâmetros nutricionais, definindo que os cardápios deverão oferecer pelo menos uma porção de frutas e uma porção de legumes ou verduras nas refeições principais, e pelo menos uma porção de frutas nas refeições menores. Essa inclusão facilita o acompanhamento dos atores envolvidos no PAT da qualidade das refeições oferecidas.

A partir da portaria, as empresas também foram obrigadas a garantir aos trabalhadores portadores de doenças que necessitam de modificação quanto a consistência ou nutrientes refeições adequadas para tratamento de suas patologias. Também incluiu, entre os compromissos das empresas beneficiárias, a promoção de educação alimentar e nutricional, inclusive mediante a disponibilização de sugestão de cardápio saudável aos trabalhadores.

Evolução do PAT

O PAT registra um crescente aumento no número de empresas e trabalhadores beneficiados. Em 1977, em seu primeiro ano de funcionamento, beneficiou 760 mil trabalhadores de 1.300 empresas, enquanto no ano de 2016, ao completar 40 anos, o Programa alcançou 20.134.807 trabalhadores de 239.670 empresas.

Na Figura 19.1, observa-se a evolução do número de empresas e trabalhadores beneficiados pelo PAT a partir de 1992. Observa-se que o crescimento é constante, exceto nos anos de 2004 e 2008, em que o MTE realizou o recadastramento das empresas inscritas no programa e, dessa forma, os dados foram corrigidos, com a exclusão de empresas inativas (BRASIL, 2003; BRASIL, 2007). Assim, o PAT registra um crescimento médio de quase 6% ao ano no número de trabalhadores beneficiados e superior a 8% no número de empresas.

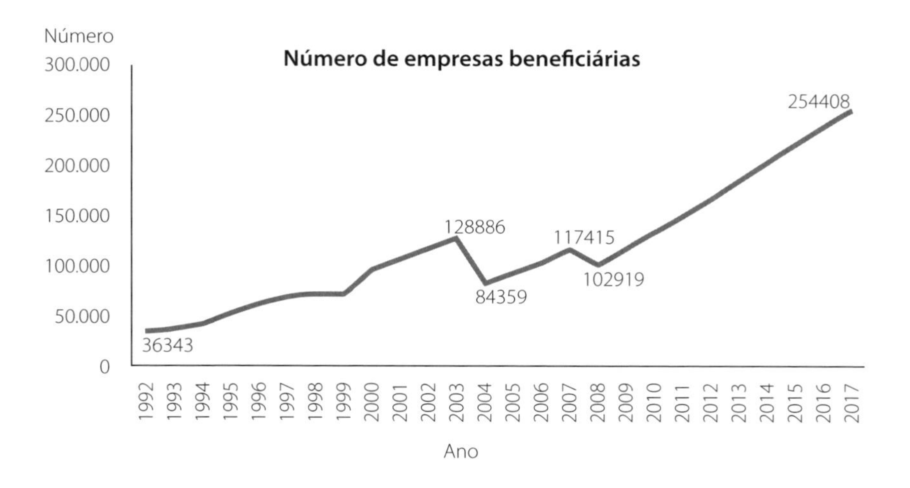

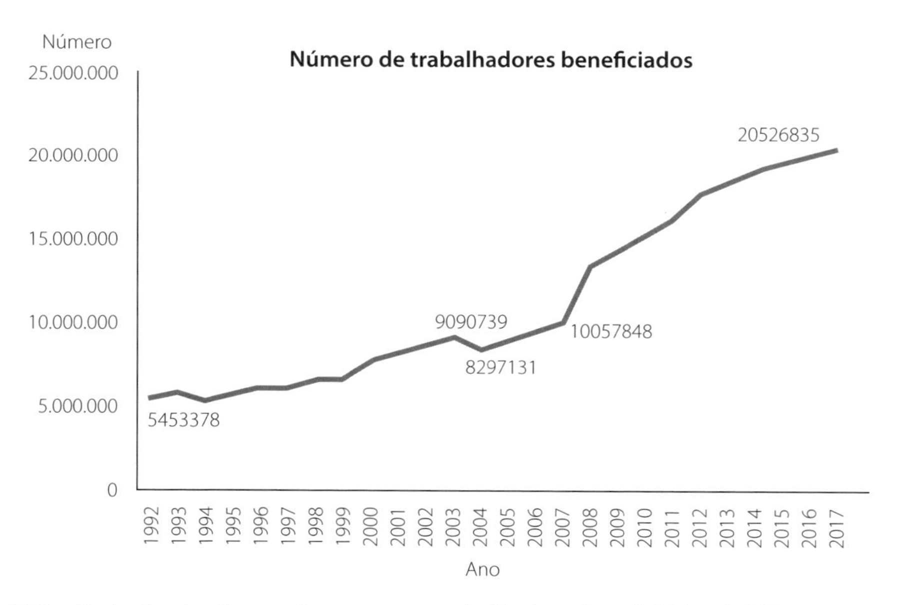

Figura 19.1 – *Evolução do número de empresas e trabalhadores beneficiários do PAT.*

Fonte: DIEESE, 2013 para os dados até 2008 e Atlas do PAT. Disponível em: <http://trabalho.gov.br/pat>.

Com relação à população-alvo do PAT, trabalhadores de baixa renda, observa-se o aumento da cobertura nas últimas décadas, enquanto em 1995, cerca de 52% dos trabalhadores recebiam até cinco salários mínimos, e, em 2017, o Programa alcançou 84%. Essa distribuição é semelhante em todas as regiões do país (Tabela 19.3), demonstrando, assim, que o PAT alcança seu objetivo, de beneficiar prioritariamente os trabalhadores de menor renda.

Do total de trabalhadores beneficiados pelo PAT em 2017, 60,72% trabalham na região Sudeste, seguidos pelos trabalhadores do Sul (17,16%), Nordeste (12,42%), Centro-Oeste (6,20%) e

Tabela 19.3
Evolução no número e percentual de trabalhadores beneficiados pelo PAT, segundo faixa salarial e região do país

Região	Número e % de trabalhadores que recebem até 5 salários mínimos				Número e % de trabalhadores que recebem mais que 5 salários mínimos			
	2008		2017		2008		2017	
	N	%	N	%	N	%	N	%
Norte	339.972	84,43	634.079	88,73	62.707	19,43	80.533	11,27
Nordeste	1.291.824	80,01	2.169.488	85,08	322.681	15,57	380.461	14,92
Sudeste	6.517.253	78,32	10.244.017	82,17	1.804.444	19,99	2.222.616	17,83
Sul	2.003.563	87,25	3.149.738	89,41	292.765	21,68	373.101	10,59
Centro-Oeste	645.547	84,25	1.118.758	87,93	120.641	12,75	153.586	12,07
BRASIL	10.799.885	80,57	17.320.387	84,36	2.603.657	19,43	3.210.968	15,64

Fonte: Atlas do PAT. Disponível em: <http://trabalho.gov.br/pat>.

Norte (3,48%). Essa distribuição pouco se modificou nos últimos dez anos, com uma pequena redução da participação do Sudeste (64% em 2008), e aumento principalmente nas Regiões Norte e Centro-Oeste.

Apesar de a região Sudeste concentrar a maior parte da população economicamente ativa e de trabalhadores do mercado formal (aproximadamente 50%), há um grande volume de trabalhadores de outras regiões que não são beneficiados. Um dos fatores que pode explicar esta concentração é o próprio incentivo fiscal do programa, que favorece empresas de maior porte e estrutura, que estão em maior proporção nessas regiões, em detrimento das pequenas e microempresas (DIEESE, 2013).

Com relação às modalidades de benefício alimentar aos trabalhadores, os dados disponíveis do período anterior a 2008 apresentam informações contraditórias, com oscilações, não sendo possível, assim, analisar a evolução no período posterior. Os dados disponíveis demonstram que quase dois terços dos trabalhadores recebem o benefício nas modalidades alimentação e refeição-convênio (40,06 e 24,01%, respectivamente). A evolução entre 2008 e 2017 mostra que há uma redução das modalidades que oferecem alimentação dentro do local de trabalho (administração de cozinha e serviço próprio), que representam apenas um quinto dos benefícios recebidos pelos trabalhadores (Figura 19.2). Essa preferência, em parte, reflete o desejo dos próprios trabalhadores, que entendem que estas modalidades atuam como um complemento de renda, dando mais autonomia à decisão sobre o que comer (MAZZON, 2016).

Destaca-se que muitas empresas optam por oferecer documentos de legitimação para troca de refeições e/ou alimentos e cesta de alimentos, por falta de espaço e estrutura para instalar Unidades de Alimentação e Nutrição nas suas dependências. Colabora com essa hipótese o declínio no número médio de trabalhadores por empresas beneficiárias ao longo dos anos, caindo de cerca de 150 em 1992 para 80 em 2017, reforçando que há uma expansão de empresas de menor porte. Atualmente, 78,16% das empresas beneficiárias estão cadastradas nas modalidades alimentação e refeição-convênio (42,67 e 35,49%, respectivamente) e apenas 8,44% nas modalidades de oferta de alimentação no local de trabalho (3,98% refeição transportada, 3,28% administração de cozinha e 1,27% serviço próprio).

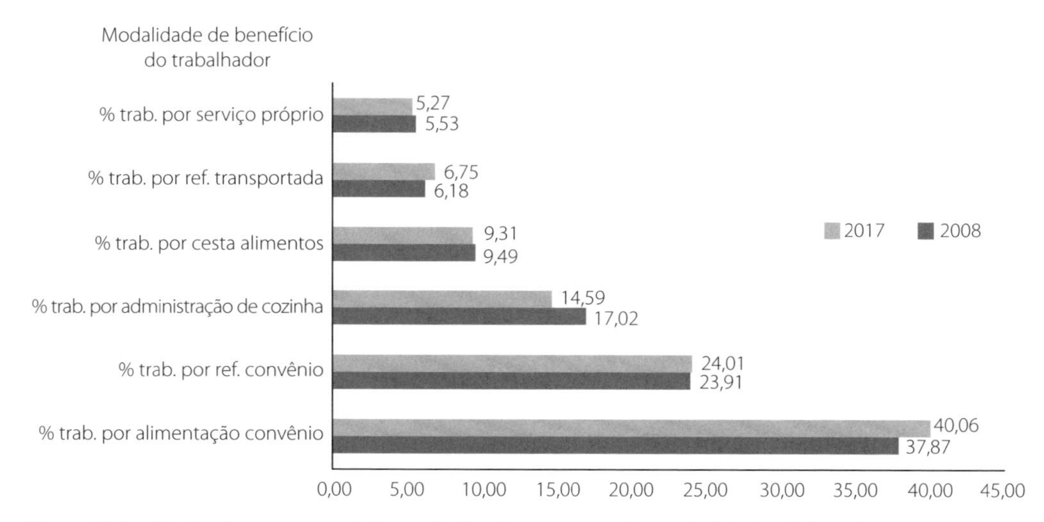

Figura 19.2 – *Evolução percentual dos trabalhadores, segundo modalidade de benefício do PAT.*
Fonte: Atlas do PAT. Disponível em: <http://trabalho.gov.br/pat>.

Impacto do PAT

Mensurar os impactos do PAT sobre a saúde dos trabalhadores não é tarefa simples. Inúmeros fatores sociais, epidemiológicos e econômicos se modificaram ao longo das últimas décadas, tornando difícil a avaliação dos efeitos isolados do Programa.

Com relação aos acidentes de trabalho, em 2015, o número foi 63% menor que em 1975, ano anterior à criação do Programa, apesar do aumento na população economicamente ativa. Análise de regressão realizada para verificar a associação entre a evolução dos acidentes de trabalho e o número de trabalhadores beneficiados pelo PAT demonstrou que o aumento de 1% no percentual de trabalhadores beneficiados está associado a uma queda de 0,77 acidentes de trabalho a cada 100 trabalhadores (MAZZON, 2016). Nesses dados, temos que considerar que muitos fatores evoluíram positivamente e estão associados à redução dos acidentes de trabalho, como: regulamentações e legislações sobre segurança e saúde do trabalho, automatização, crescimento de empregos em setores de atividade econômica que envolvem menor risco ocupacional; mas a contribuição do acesso à alimentação não deve ser subestimada (MAZZON, 2016).

Para análise do efeito do PAT sobre a produtividade, é necessário observar as mesmas ressalvas dos dados de acidentes de trabalho. Entretanto, observa-se que a cada aumento de 1% no percentual de trabalhadores beneficiados está associado um acréscimo de 78 centavos de dólares à produtividade, e que setores com maior participação no Programa são os que mais aumentaram a produtividade da mão de obra nos anos recentes (MAZZON, 2016).

Outro importante aspecto na evolução do PAT é a renúncia fiscal. Estima-se que, para cada R$1 que o governo deixa de arrecadar, o Programa proporciona a arrecadação de R$15,71 apenas com os negócios diretos. O valor da renúncia fiscal do PAT por trabalhador/mês no ano de 2016 foi de R$3,77, sendo que este valor sempre foi inferior a R$5. O valor médio da renúncia fiscal é R$734 milhões, representando apenas 0,43% do total da renúncia do governo federal (MAZZON, 2016).

Entretanto, quando analisamos o principal objetivo do PAT, que é melhorar as condições nutricionais dos trabalhadores pela oferta de alimentação saudável, não é possível mensurar o impacto do Programa. Apesar da sua longevidade, não foram realizados estudos nacionais que avaliaram o efeito das diferentes modalidades na alimentação e saúde dos beneficiados.

Estudos realizados anteriormente à revisão dos parâmetros nutricionais do Programa demonstraram que os trabalhadores do Programa tiveram maior taxa de incidência de ganho de peso, que as refeições oferecidas não tinham boa qualidade, com presença de alimentos e nutrientes marcadores de uma alimentação não saudável (VELOSO; SANTANA, 2002; SAVIO et al., 2005; BANDONI; JAIME, 2008).

A Tabela 19.4 apresenta a síntese dos principais estudos publicados sobre o Programa de Alimentação do Trabalhador a partir do ano 2000.

Tabela 19.4
Características e principais resultados dos estudos selecionados sobre o Programa de Alimentação do Trabalhador, que analisaram o estado nutricional e/ou as refeições oferecidas

Autores	Local/ano de realização do estudo	Casuística	Variáveis de estudo	Principais resultados
VELOSO; SANTANA, 2002	Bahia, 1996-2000	Coorte retrospectiva, de população dinâmica, realizado com dados de exames admissionais e periódicos de trabalhadores (n = 8.454)	Analisou o aumento de peso de trabalhadores de três categorias: beneficiados pelo PAT, beneficiados por auxílio--alimentação em empresas não cadastradas no PAT e trabalhadores sem nenhum programa de alimentação	Receber benefício alimentação (PAT ou não) foi associado positivamente ao aumento de peso, principalmente entre os trabalhadores de baixo nível socioeconômico
SAVIO et al., 2005	Brasília, 2000-2001	Amostra representativa de trabalhadores que se alimentavam em restaurantes cadastrados no PAT (n = 1.044)	Consumo alimentar no almoço e estado nutricional dos trabalhadores	Prevalência de excesso de peso de 43% e baixa oferta de hortaliças cruas e frutas.
VELOSO; SANTANA; OLIVEIRA, 2007	Bahia, 1995-2000	Coorte retrospectiva de trabalhadores atendidos pelo Serviço Social da Indústria do estado da Bahia (n = 10.604)	Existência ou não de programa de alimentação: empresas registradas no PAT, empresas que oferecem auxílio-alimentação e não são cadastradas no PAT e nenhum programa Duas variáveis de resposta: ganho de peso e sobrepeso dos trabalhadores	Trabalhadores de empresas que forneciam benefício alimentação (cadastradas ou não no PAT) apresentaram maiores taxas de incidência de ganho de peso e de sobrepeso quando comparados com os trabalhadores de empresas sem nenhum programa

(continua)

(continuação)

Tabela 19.4
Características e principais resultados dos estudos selecionados sobre o Programa de Alimentação do Trabalhador, que analisaram o estado nutricional e/ou as refeições oferecidas

Autores	Local/ano de realização do estudo	Casuística	Variáveis de estudo	Principais resultados
BANDONI; JAIME, 2008	São Paulo, 2003-2004	Estudo transversal com amostra aleatória de 72 empresas cadastradas no PAT que forneciam refeição no local de trabalho	Qualidade global das refeições (determinada pelo Índice de Qualidade da Refeição). Características das empresas beneficiárias	As refeições oferecidas pelo PAT não estavam adequadas, e as empresas de micro e pequeno porte que não tinham nutricionista tiveram refeições de pior qualidade quando comparadas às demais
SARNO, BANDONI e JAIME	São Paulo, 2006-2007	Estudo transversal cuja população foi constituída por trabalhadores (n = 1.339) de 30 empresas cadastradas no PAT	Níveis de pressão arterial, IMC, prevalência de hipertensão e estado nutricional	A prevalência de excesso de peso foi de 45,6% e de hipertensão, de 30,3%. Os trabalhadores do sexo masculino apresentaram prevalências significativamente maiores
CANELLA, BANDONI e JAIME	São Paulo, 2006-2007	Estudo transversal que avaliou 21 empresas cadastradas no PAT	Densidade energética das refeições por dois métodos: inclusão de todos os alimentos (sólidos e bebidas); e inclusão apenas dos alimentos sólidos. Análise das calorias totais e participação dos macronutrientes e fibras	As refeições oferecidas pelas empresas cadastradas no PAT apresentavam alta densidade energética e elevada oferta de gordura total

Fonte: Elaborada pelo autor.

Apesar de os trabalhos apresentarem diferentes desenhos de estudo, as amostras representavam cidades ou um determinado estado. Não há estudos que compararam diferentes estados ou regiões e as diferentes modalidades de adesão ao PAT, assim, não é possível construir um panorama da efetividade do Programa no país.

Após a revisão dos parâmetros, estudo realizado com trabalhadores da cidade de São Paulo comparou, por meio de recordatório alimentar, o efeito do local de alimentação sobre a qualidade do almoço consumido pelos trabalhadores. Os resultados demonstraram que os trabalhadores que consumiram as refeições no local de trabalho (preparadas e distribuídas em UAN no próprio local) consumiram maior quantidade de fibras e alimentos dos grupos das hortaliças, frutas e leguminosas, consumindo refeições com menor densidade energética, quando comparadas às refeições realizadas em casa ou em restaurantes comerciais. Destaca-se, ainda, que o almoço realizado em casa apresentava uma pior qualidade geral (BANDONI et al., 2013). Assim, o acesso ao PAT pode beneficiar os trabalhadores, com uma refeição melhor do que a consumida no domicílio.

Desafios para o PAT

O PAT, apesar de consolidado no cenário nacional e contar com importantes resultados, ainda é uma política centralizada, essencialmente normativa, que foi elaborado em um cenário epidemiológico, social e econômico diferente do atual. Podemos afirmar que, apesar de avanços importantes, por exemplo, as mudanças nos parâmetros nutricionais e a instituição da Comissão Tripartite de gestão, o Programa não introduziu estratégias inovadoras que pudessem torná-lo mais adequado ao atual contexto (ARAUJO, 2010).

Um dos principais aspectos debatidos no âmbito do PAT é a ampliação do benefício para micro e pequenas empresas, uma vez que grande parte dos trabalhadores de baixa renda, população-alvo do Programa, é empregada nestas empresas (DIEESE, 2013). Atualmente, o benefício fiscal só se aplica a empresas que utilizam como regime de tributação o Lucro Real (lucro como base para apuração do imposto sobre a renda da pessoa jurídica e contribuição social sobre a renda, após adições e exclusões previstas por lei), ficando, hoje, excluídas da isenção fiscal empresas que possuem como regime de tributação o Simples Nacional ou o Lucro Presumido (sistemática de apuração do imposto de renda da pessoa jurídica com base na receita bruta aferida), justamente as modalidades nas quais concentram as menores empresas (DIEESE, 2013; MAZZON, 2016). A adesão dessas empresas contribuiria para o fortalecimento e a ampliação do Programa.

Outra pauta que se faz urgente é a revisão dos parâmetros nutricionais do PAT, que foram embasados na versão anterior do Guia Alimentar para a População Brasileira e ainda focados em calorias e nutrientes. Apesar da sua importância para o planejamento dos cardápios, há dificuldade para os atores envolvidos de acompanhar o cumprimento dos atuais parâmetros nas refeições consumidas pelos trabalhadores.

A incorporação do nível de processamento dos alimentos nos parâmetros nutricionais do PAT, conforme as diretrizes da segunda edição do Guia Alimentar brasileiro, pode representar uma substancial melhoria na qualidade da alimentação dos trabalhadores. Estudos vêm demonstrando o impacto negativo do consumo de alimentos ultraprocessados na composição nutricional da dieta e sua associação com a obesidade. Assim, novos parâmetros nutricionais para o Programa, que façam dos alimentos *in natura* e minimamente processados a base das refeições e da aquisição de alimentos e evitem a oferta de ultraprocessados no ambiente de trabalho, são fundamentais.

O PAT também pode ser um agente importante no desenvolvimento do sistema alimentar brasileiro e para a segurança alimentar e nutricional, podendo incorporar normas semelhantes a outras políticas públicas, como o Programa Nacional de Alimentação Escolar, com diretrizes para a compra de alimentos da agricultura familiar e inclusão de alimentos da sociobiodiversidade nas refeições.

Ainda se constitui um grande desafio fomentar estudos sobre o PAT e seus impactos na alimentação e saúde, principalmente para conhecer o acesso a alimentos/refeições e o consumo dos trabalhadores beneficiados nas modalidades que não ofertam as refeições no ambiente de trabalho, uma vez que não há na literatura estudos com amostras representativas que investigaram esses trabalhadores.

Por fim, o PAT é uma das mais importantes políticas de alimentação e nutrição do país, considerando sua abrangência, execução e longevidade. A valorização do Programa como parte importante das políticas de segurança alimentar e promoção de saúde, bem como a aproximação de diferentes atores, como pesquisadores, Conselho Nacional de Segurança Alimentar e Nutricional, agricultores familiares, na sua gestão, são pontos fundamentais para o avanço do PAT.

Referências

ARAÚJO, M. P. N.; COSTA-SOUZA, J. Trad. LNB. A alimentação do trabalhador no Brasil: um resgate da produção científica nacional. *Hist Cienc Saude Manguinhos,* 17:975-992, 2010.

BANDONI, D. H.; CANELLA, D. S.; LEVY, R. B.; JAIME, P. C. Eating out or in from home: analyzing the quality of meal according eating locations. *Rev. Nutr.,* 26:625-632, 2013.

BANDONI, D. H.; JAIME, P. C. A qualidade das refeições de empresas cadastradas no Programa de Alimentação do Trabalhador na cidade de São *Paulo. Rev Nutr,* 21:177-184, 2008.

BRASIL. *Lei n. 6.321 de 14 de abril de 1976.* Dispõe sobre a dedução do lucro tributável para fins de imposto sobre a renda das pessoas jurídicas, o dobro das despesas realizadas em Programas de Alimentação do Trabalhador. *Diário Oficial da União,* 19 abr. 1976.

BRASIL. Portaria Interministerial n. 06, de 13 de maio de 2005. Dispõe sobe a Comissão Tripartite para acompanhar a execução do Programa de Alimentação do Trabalhador (PAT). *Diário Oficial da União,* 16 maio 2005.

BRASIL. Portaria Interministerial n. 66 de 25 agosto de 2006. Altera os parâmetros nutricionais do Programa de Alimentação do Trabalhador – PAT. *Diário Oficial da União,* 28 ago. 2006.

BRASIL. Portaria n 34, de 07 de dezembro de 2007. Dispõe sobre o recadastramento das pessoas jurídicas fornecedoras, prestadoras de serviços de alimentação coletiva e beneficiárias do Programa de Alimentação do Trabalhador (PAT). *Diário Oficial da União,* 10 dez. 2007.

BRASIL. *Portaria n. 66, de 19 de dezembro de 2003.* Dispõe sobre o recadastramento das pessoas jurídicas beneficiárias, fornecedoras e prestadoras de serviços de alimentação coletiva do Programa de Alimentação do Trabalhador (PAT). *Diário Oficial da União,* 22 dez. 2003.

BRASIL. Portaria n. 66, de 19 de dezembro de 2003. Dispõe sobre o recadastramento das pessoas jurídicas beneficiárias, fornecedoras e prestadoras de serviços de alimentação coletiva do Programa de Alimentação do Trabalhador (PAT). *Diário Oficial da União,* 22 dez. 2003.

CANELLA, D. S.; JAIME, P. C.; BANDONI, D. H. Densidade energética de refeições oferecidas em empresas inscritas no programa de alimentação do Trabalhador no município de São Paulo. *Rev. Nutr.,* 24:715-724, 2011.

COLARES, L. G. T. Evolução e perspectivas do programa de alimentação do trabalhador no contexto político brasileiro. *Nutrire,* 29:141-158, 2005.

DIEESE. Relatório *Final sobre o Programa de Alimentação do Trabalhador* (PAT). São Paulo: Dieese; 2013.

HOCHMAN, G. Reformas, instituições e políticas de saúde no Brasil (1930-1945). *Educar em Revista,* 25:127-141, 2005.

L'ABBATE, S. As políticas de alimentação e nutrição no Brasil I – Período de 1940 a 1964. *Rev Nutr.,* 1:87-138, 1988.

L'ABBATE, S. As políticas de alimentação e nutrição no Brasil II A partir dos anos setenta. *Rev Nutr.,* 2:7-54, 1988b.

MAZZON, J. A. *40 anos do PAT* – conquistas e desafios da política de alimentação com foco em desenvolvimento econômico e social. São Paulo: Blucher, 2016.

SANTOS, L. M. P. et al. Avaliação de políticas públicas de segurança alimentar e combate à fome no período 1995-2002. 2– Programa de Alimentação do Trabalhador, *Cad Saúde Pública,* 23:1931-1945, 2007.

SARNO, F.; BANDONI, D. H.; JAIME, P. C. Excesso de peso e hipertensão arterial em trabalhadores de empresas beneficiadas pelo Programa de Alimentação do Trabalhador (PAT). *Rev Bras Epidemiol,* 11:453-62, 2008.

SAVIO, K. E. O.; COSTA, T. H. M.; MIAZAKI, E.; SCHMITZ, B. A. S. Avaliação do almoço servido a participantes do programa de alimentação do trabalhador. *Rev Saúde Pública,* 39:148-155, 2005.

VASCONCELOS, F A. G. Combate à fome no Brasil: uma análise histórica de Vargas a Lula. *Rev Nutr.,* 18:439-457, 2005.

VASCONCELOS, F. A. G. Tendências históricas dos estudos dietéticos no Brasil. *História, Ciências, Saúde,* Manguinhos 14:197-219, 2007.

VELOSO, I. S.; SANTANA, V. S. Impacto nutricional do programa de alimentação do trabalhador no Brasil 1. *Rev Panam Salud Pública,* 11.1:25, 2002.

VELOSO, I. S.; SANTANA, V. S.; OLIVEIRA, N. F. Programas de alimentação para o trabalhador e seu impacto sobre ganho de peso e sobrepeso. *Rev Saúde Pública,* 41.5:769-76, 2007.

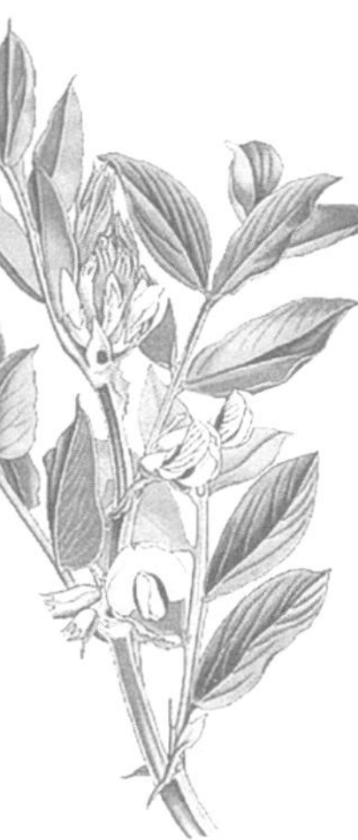

20

Programas de acesso à alimentação e os equipamentos públicos de segurança alimentar e nutricional

■ Nádia Rosana Fernandes de Oliveira

Introdução

A realização plena da segurança alimentar e nutricional (SAN) implica garantir o acesso à alimentação adequada e saudável (AAS), e existem alguns modos de garantir esse acesso, por meio de políticas públicas. Cada um desses modos está relacionado com determinadas opções políticas e econômicas, como já nos afirmava Josué de Castro (1984).

Nas primeiras políticas públicas de alimentação, o Brasil experimentou práticas de acesso à alimentação por meio da distribuição de alimentos às comunidades em situação de vulnerabilidade social. Nesses períodos, foram privilegiados mecanismos de doações diretas (que continham, entre outros alimentos, carne moída enlatada, salsichas em conserva e preparados lácteos tipo mingaus).

Nos últimos 15 anos, especialmente, tivemos opções políticas e econômicas que favoreceram o acesso à AAS, de modo a tornar acessível o alimento, especialmente o alimento culturalmente referenciado. Os equipamentos públicos de segurança alimentar (EPSAN) e a aquisição de alimentos da agricultura familiar (AF) foram estratégias importantes de garantia do acesso à AAS e de SAN.

A partir de 2003, construiu-se uma série de programas e ações, executada por diversos órgãos e coordenados pelo Ministério do Desenvolvimento Social (MDS), que passou a ter uma Secretaria Nacional de Segurança Alimentar e Nutricional (Sesan). A Sesan responsabiliza-se por programas que apoiam tanto a produção e a venda de alimentos pelos agricultores familiares quanto o consumo de alimentos saudáveis pela população.

São programas e ações de responsabilidade da Sesan:

a. Programa Cisternas;
b. Programa de Aquisição de Alimentos (PAA);
c. Programa de Fomento às Atividades Produtivas Rurais;
d. Ação de Distribuição de Cestas de Alimentos a Grupos Populacionais Específicos (como famílias acampadas, comunidades indígenas, quilombolas e de terreiros, pescadores artesanais e famílias atingidas pela construção de barragens);

e. Equipamentos públicos de segurança alimentar e nutricional; e
f. Ações de Educação Alimentar e Nutricional.

Cada um desses programas atende a um público específico e possui formas de participação diferentes. Para executá-los, a Sesan firma parceria com os estados, municípios, consórcios públicos e organizações da sociedade civil (REDE INTEGRADA, 2011).

Equipamentos públicos de segurança alimentar e nutricional

Os equipamentos públicos de segurança alimentar e nutricional configuram-se como estruturas de auxílio para a garantia da AAS e como ação concreta da Política Nacional de Segurança Alimentar e Nutricional. Fazem parte da rede de EPSAN: os restaurantes populares (RP), as cozinhas comunitárias (CC), os bancos de alimentos (BA) e as feiras livres. A implementação dos EPSAN foi uma das iniciativas integradas à rede de ações da Estratégia Fome Zero[1].

Feiras e mercados populares

São estruturas públicas que visam facilitar a comercialização dos produtos agropecuários, artesanatos e das agroindústrias dos agricultores familiares, assentados e acampados da reforma agrária. Esses equipamentos são construídos em locais urbanos, a fim de ampliar os sistemas locais de abastecimento a partir do acesso aos alimentos *in natura* e minimamente processados e que se refiram também à valorização das culturas locais.

> Os Equipamentos Públicos de Segurança Alimentar e Nutricional são estruturas físicas e espaços destinados, no todo ou em parte, à provisão de serviços públicos ao cidadão, com vistas à garantia do Direito Humano à Alimentação Adequada (DHAA), destinados à oferta, à distribuição e à comercialização de refeições ou de alimentos.

A comercialização em feiras e mercados populares é incentivada por meio de disponibilidade de recursos estruturais e prediais. O governo federal disponibiliza editais públicos para que os municípios façam adesão à solicitação de toldos, quiosques e estruturas metálicas, por exemplo.

Restaurantes populares

A expectativa de ação dos restaurantes populares foi criar uma rede de proteção alimentar nos centros e periferias urbanas, em áreas com grande circulação de pessoas em situação de insegurança alimentar e nutricional (IAN) e vulnerabilidade social, e que realizavam suas refeições fora do domicílio.

Os RP podem ser geridos pelo setor público municipal ou estadual diretamente, ou por meio de parceria com organizações sem fins lucrativos. Para instalar um RP, o município ou esta-

[1] A Estratégia Fome Zero foi uma política de combate à fome e exclusão social construída a partir de 2003, com parceria entre o Governo Federal, estados e municípios. A implantação da Rede de Equipamentos Públicos de Alimentação e Nutrição se deu por meio de editais públicos de seleção, lançados anualmente pelo Ministério do Desenvolvimento Social e Combate à Fome (MDS), que, desde 2016, é nominado Ministério do Desenvolvimento Social e Agrário.

do recebem recursos para construir, ampliar, reformar instalações prediais, adquirir equipamentos, materiais permanentes e de consumo novos, realizar formação e capacitação profissional de equipe de trabalho.

A implantação se dá em municípios com mais de 100 mil habitantes, com a produção diária podendo variar entre 400 e 1.000 refeições. Os RP são, portanto, unidades de alimentação e nutrição que se caracterizam pela produção e comercialização de refeições prontas, nutricionalmente adequadas, constituídas com produtos regionais, a preços subsidiados e acessíveis[2], servidas em locais apropriados e confortáveis, de forma a garantir a dignidade ao ato de se alimentar.

Grupos de indivíduos em situação de rua, ou mesmo aqueles que realizam suas refeições fora do domicílio, que passam por restrições de renda, e não têm acesso ao mercado tradicional de refeições prontas configuram-se como população-alvo dos RP. Assim, indivíduos que não possuem condições de preparar sua comida podem ter acesso à refeição pronta. São indivíduos que acessam os RP: idosos domiciliados em situação de vulnerabilidade e fragilidade; estudantes e trabalhadores que residem em áreas distantes de seus locais de estudo e trabalho, que têm o custo da refeição e o tempo necessário ao deslocamento como obstáculos para acessar uma alimentação adequada e saudável. Sendo assim, os RP cumprem os requisitos de garantir acesso à refeição pronta e de qualidade.

Uma das características dos RP é a localização estratégica. Eles foram planejados para estar em regiões com grande circulação de pessoas, como em centros e periferias urbanas, próximos aos locais de transporte de massa e/ou de outros equipamentos públicos voltados à assistência social e promoção da saúde. Os RP devem também estar articulados com outras ações de SAN, como educação alimentar e nutricional, ações de inclusão social e compras diretas de produtores da agricultura familiar local, por exemplo.

Cozinhas comunitárias

As cozinhas comunitárias visam contribuir com um ambiente alimentar saudável, onde seja possível acessar refeições prontas e reduzir o número de pessoas em situação de IAN. As CC são semelhantes aos RP, porém com estrutura menor, e também podem ser geridos pelo setor público diretamente ou por meio de parceria com organizações sem fins lucrativos.

Estes equipamentos públicos são, portanto, unidades de alimentação e nutrição que podem ser instalados em municípios com mais de 50.000 habitantes e devem atender exclusivamente famílias urbanas devidamente cadastradas em programas socioassistenciais e que estejam em situação de vulnerabilidade social. As CC visam contribuir para o processo de conscientização alimentar e inserção social. Cada unidade deve viabilizar uma produção mínima em torno de 200 refeições diárias, com funcionamento de, no mínimo, cinco dias por semana. As refeições produzidas devem ser gratuitas ou comercializadas a um preço acessível.

Bancos de alimentos

Os bancos de alimentos visam contribuir para o abastecimento e o combate ao desperdício de alimentos oriundos da cadeia agroalimentar. Este equipamento arrecada os alimentos que estão em condições adequadas para o consumo humano, por meio da articulação com a rede

[2] Custo das refeições: R$ 1,00 – valor divulgado até 2011 pelo MDS.

convencional de comercialização, armazenagem e processamento de alimentos. É responsabilidade dos BA analisar, classificar e embalar os alimentos. Em muitos municípios, os BA também podem ser responsáveis pela distribuição de alimentos oriundos tanto do PAA quanto aqueles oriundos da Central de Abastecimento (Ceasa). A distribuição dos alimentos é realizada aos restaurantes populares e às cozinhas comunitárias, além de outras entidades cadastradas na rede socioassistencial dos municípios.

Os BA, portanto, arrecadam alimentos provenientes de doações, estimulando o aproveitamento dos alimentos e o combate ao desperdício, prioritariamente. Esses equipamentos podem ser implantados em municípios com mais de 100 mil habitantes, em locais urbanos e metropolitanos.

Até 2011, existiam 89 restaurantes populares em funcionamento e 60 em implantação; 410 cozinhas comunitárias em funcionamento e 212 em implantação e 68 bancos de alimentos funcionando, enquanto 35 estavam sendo implantados (CÂMARA INTERMINISTERIAL, 2011).

O Plano Nacional de SAN de 2011 (vigência para 2012/2015) estabeleceu mais de 20 metas prioritárias que tratavam exclusivamente dos EPSAN. Entre elas, estavam o fomento à aquisição de gêneros alimentícios da agricultura familiar, de assentamentos de reforma agrária, de comunidades tradicionais indígenas e de comunidades quilombolas para a alimentação escolar; apoio à instalação de 188 novos EPSAN em todo o território nacional para o atendimento preferencial a comunidades e bairros periféricos em situação de vulnerabilidade social e insegurança alimentar; ampliação da participação dos EPSAN nos territórios de referência dos equipamentos sociais de assistência social, educação, saúde e outros, de forma a garantir o atendimento integral de pessoas inscritas no Cadastro Único.

No Plano Nacional de SAN de 2015 (CÂMARA INTERMINISTERIAL, 2016) (vigência para 2016/2019) nota-se redução da menção dos EPSAN e da caracterização específica das ações. No item 6.4 dos Desafios, está: "promover o abastecimento e o acesso regular e permanente da população brasileira à alimentação adequada e saudável". Nesse quesito, estão inseridos sete grandes campos de ação, sendo eles 1) Compras públicas; 2) Abastecimento; 3) Legislação sanitária; 4) Economia solidária; 5) Perdas e desperdício de alimentos; e, finalmente, 6) Equipamentos públicos de segurança alimentar e nutricional e 7) Agricultura urbana.

No campo de perdas e desperdício de alimentos, a implementação de uma rede de banco de alimentos foi definida como a ação relacionada. No campo de equipamentos públicos de SAN, foi identificada a meta de apoiar a estruturação de EPSAN para o recebimento de alimentos saudáveis, incluindo os da Agricultura Familiar. Para a concretização da meta, foram identificadas duas ações relacionadas: a) elaboração de estudos sobre a capacidade de a população acessar alimentos saudáveis; e b) apoio à estruturação e gestão de espaços de comercialização da AF, tais como feiras, mercados públicos e Centrais de Abastecimento (Ceasa).

Nos Planos de SAN, foi proposta a realização de Mapeamento de Segurança Alimentar e Nutricional (MapaSAN) (BRASIL, 2015), com o objetivo de coletar, no âmbito dos estados, Distrito Federal e municípios, informações sobre a gestão da PNSAN, os componentes do Sisan e as ações e equipamentos públicos de Segurança Alimentar e Nutricional. O MapaSAN teve participação voluntária, e somente 2.089 municípios responderam ao questionário.

Os resultados do MapaSAN mostram que:

- Em 37,5% (783) dos municípios respondentes, existem um ou mais mercados públicos ou populares, totalizando 1.408 deste tipo de EPSAN.

- Em 5,6% (116) dos municípios foram mapeados sacolões públicos ou quitandas.
- 74,3% dos municípios (1.552) contam com um total de 5.505 feiras livres. Do total de feiras livres registradas, 71,8% (3.341) são convencionais e 28,2% (2.164) são feiras que comercializam total ou parcialmente produtos alimentares de origem orgânica ou de base agroecológica (Figura 20.1).
- 5,7% (119) dos municípios mapeados no MapaSAN contam com pelo menos um restaurante popular, sendo mapeados 185 no Brasil.
- Em 7,5% (156) dos municípios, foram registradas 276 cozinhas comunitárias.
- Em 6,4% (133) dos municípios, existem um ou mais bancos de alimentos, totalizando 149.
- Em 17,9% (374) dos municípios respondentes, foram registradas 610 Unidades de distribuição da AF (Figura 20.2).

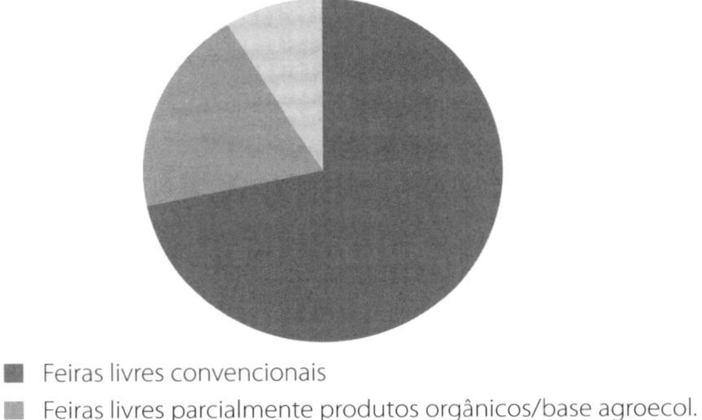

Figura 20.1 – *Feiras livres que comercializam parcial ou exclusivamente produtos orgânicos ou de base agroecológica – MapaSAN, 2014.*

Fonte: Brasil (2015).

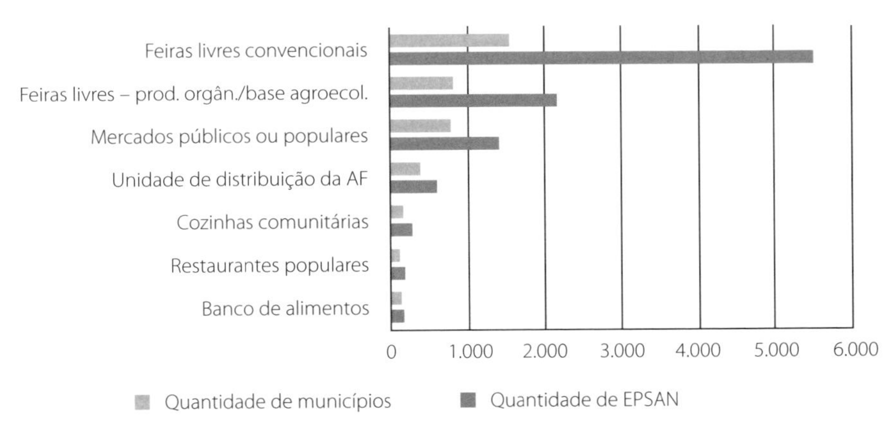

Figura 20.2 – *Quantidade de EPSAN e de municípios respondentes ao MapaSAN, 2015, por tipo de equipamento.*

Fonte: Brasil (2015).

Programa de Aquisição de Alimentos da Agricultura Familiar

O Programa de Aquisição de Alimentos (PAA) foi criado pela Lei n. 10.696, de 2 de julho de 2003. Esta Lei foi alterada pela Lei n. 12.512, de 14 de outubro de 2011, e regulamentada por diversos decretos, e o que está em vigência é o Decreto n. 7.775, de 4 de julho de 2012 (BRASIL, 2012).

O PAA possui duas finalidades básicas: promover o acesso à alimentação e fortalecer a produção de alimentos pela agricultura familiar[3]. O fortalecimento da AF depende, entre outros aspectos, da ampliação de oportunidades para comercialização da produção (principal problema enfrentado pelos agricultores familiares), e a criação de mercado institucional se propõe a esse fim.

A agricultura familiar, de acordo com o censo agropecuário, é a principal responsável pela produção de alimentos no Brasil. Os dados apresentam que 76,8% do feijão, 83,8% do feijão fradinho, 86,7% da mandioca, 55% do café, 58% do leite de vaca, 67% do leite de cabra, 50% das aves e 59% dos suínos produzidos no país têm origem na produção familiar (IBGE, 2006). Perante esse cenário, o PAA visa ampliar o acesso à biodiversidade de alimentos brasileiros, incentivando a aquisição de produtos agropecuários, bem como a distribuição de alimentos para as pessoas em estado de vulnerabilidade social e insegurança alimentar e nutricional.

Para o alcance de seus objetivos, o Programa compra alimentos produzidos com dispensa de licitação. A partir da compra, podem ocorrer três tipos de destinos:

1. Parte dos alimentos é adquirida pelo governo diretamente dos agricultores familiares para a formação de estoques estratégicos e distribuição à população em maior vulnerabilidade social.
2. Os produtos podem ser destinados à doação e oferecidos para entidades da rede socioassistencial, pelos equipamentos públicos de segurança alimentar e nutricional e pela rede pública e filantrópica de ensino.
3. Os alimentos podem ser adquiridos pelas próprias organizações da agricultura familiar, para formação de estoques próprios. Assim, é possível comercializá-los no momento mais propício, em mercados públicos ou privados, permitindo maior agregação de valor aos produtos.

A Figura 20.3 mostra, a partir dos dados coletados pelo MapaSAN, proporção de EPSAN beneficiados pelo PAA no ano de 2014.

A execução do programa pode ser feita por meio de seis modalidades: Compra com Doação Simultânea, Compra Direta, Apoio à Formação de Estoques, Incentivo à Produção e ao Consumo de Leite, Compra Institucional e Aquisição de Sementes.

---

[3] Considera-se agricultor familiar aquele que não detenha área maior do que quatro módulos fiscais; utilize mão de obra da própria família; obtenha renda mínima relativa às atividades econômicas rurais desenvolvidas; e seja o diretor do seu estabelecimento (BRASIL, 2006).

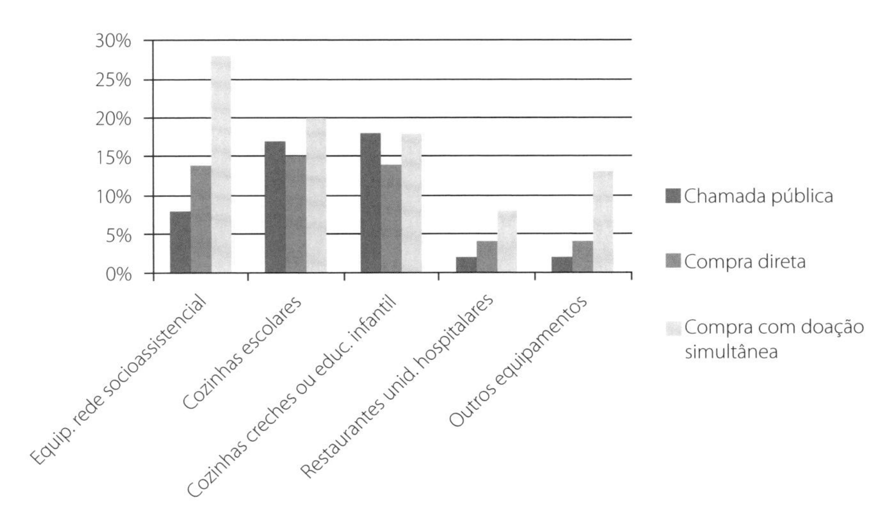

Figura 20.3 – *Distribuição de equipamentos públicos de segurança alimentar e nutricional beneficiados pelo Programa de Aquisição de Alimentos, segundo a modalidade de compras.*

Fonte: Brasil (2015).

- **Quem acessa**: agricultores familiares, assentados da reforma agrária, comunidades indígenas e demais povos e comunidades tradicionais ou empreendimentos familiares rurais portadores de Declaração de Aptidão ao Pronaf (DAP). Cada agricultor pode acessar até um limite anual, e os preços não devem ultrapassar o valor dos preços praticados nos mercados locais.
- **Quem executa**: a execução do Programa é realizada com recursos da Secretaria Especial de Agricultura Familiar e do Desenvolvimento Agrário (Sead) e do Ministério do Desenvolvimento Social e Agrário (MDSA), em parceria com estados, municípios e com a Companhia Nacional de Abastecimento (Conab).
- **Quem são beneficiários**: os próprios agricultores familiares e as entidades da rede socioassistencial (centro de apoio psicossocial, hospitais, associações socioassistenciais), equipamentos públicos de segurança alimentar e nutricional (banco de alimentos, restaurantes populares e cozinhas comunitárias) e a rede pública e filantrópica de ensino (escolas).

Considerações finais

A experiência dos últimos anos mostra que a implantação de equipamentos públicos em um determinado estado ou município representa a sua entrada no Sistema Nacional de SAN. Os EPSAN são meios de qualificar o ambiente alimentar brasileiro, sendo uma oportunidade de garantir o direito humano à alimentação adequada. É importante ressaltar que a possibilidade de oferecer serviços públicos de alimentação e nutrição que tenham os aspectos sanitários atendidos, adequação nutricional dos cardápios e custo acessível impulsiona uma rede de circulação de alimentos referenciados na cultura local e que são produzidos localmente por agricultores familiares que detêm os saberes dessa produção. Sendo assim, os EPSAN e o PAA conformam-se enquanto instrumentos construídos para minimizar os contraditórios existentes nos sistemas de abastecimento e de acesso à alimentação, fundamentalmente no que tange às situações de desperdício de alimentos e da obesidade da população por um lado, e as situações de insegurança alimentar e nutricional e as dificuldades de compra de frutas e hortaliças por outro lado, por exemplo.

Assim, para romper com o ciclo de vulnerabilidade e IAN, é necessário modificar substancialmente os sistemas agrário e agrícola excludentes. A inserção de camponeses e agricultores familiares nos sistemas de produção, em que se privilegie a produção de comida de verdade, e não de *commodities* agrícolas, é propulsora para o fortalecimento de um sistema alimentar saudável. Os programas de acesso à alimentação – PAA e EPSAN – permitem maximizar o acesso aos alimentos *in natura* e minimamente processados, bem como às preparações culinárias na forma de refeições.

Referências

BRASIL. Ministério do Desenvolvimento Social e Combate à Fome. *MAPASAN 2014*: Mapeamento de Segurança Alimentar e Nutricional. Brasília, DF: MDS; Secretaria de Avaliação e Gestão da Informação; Secretaria Nacional de Segurança Alimentar e Nutricional, 2015.

BRASIL. Presidência da República. Casa Civil. Subchefia para Assuntos Jurídicos. *Decreto n. 7.775, de 4 de julho de 2012*. Regulamenta o art. 19 da Lei n. 10.696, de 2 de julho de 2003, que institui o Programa de Aquisição de Alimentos, e o Capítulo III da Lei n. 12.512, de 14 de outubro de 2011, e dá outras providências. Disponível em: <http://www.planalto.gov.br/ccivil_03/_ato2011-2014/2012/decreto/d7775.htm>. Acesso em: 29 out. 2017.

BRASIL. Presidência da República. Casa Civil. Subchefia para Assuntos Jurídicos. *Lei n. 11.326, de 24 de julho de 2006*. Estabelece as diretrizes para a formulação da Política Nacional da Agricultura Familiar e Empreendimentos Familiares Rurais. Disponível em: <http://www.planalto.gov.br/ccivil_03/_ato2004-2006/2006/lei/l11326.htm>. Acesso em: 29 out. 2017.

CÂMARA INTERMINISTERIAL DE SEGURANÇA ALIMENTAR E NUTRICIONAL. *Plano Nacional de Segurança Alimentar e Nutricional*: 2012/2015. Brasília, DF: CAISAN, 2011.

CÂMARA INTERMINISTERIAL DE SEGURANÇA ALIMENTAR E NUTRICIONAL. *Plano Nacional de Segurança Alimentar e Nutricional*: 2016/2019. Brasília, DF: CAISAN, 2016.

CASTRO, J. *Geografia da fome*: o dilema brasileiro: pão ou aço. 10. ed. Rio de Janeiro: Antares Achiamé, 1984.

REDE INTEGRADA DE SEGURANÇA ALIMENTAR E NUTRICIONAL. *Equipamentos públicos de segurança alimentar e nutricional*. Porto Alegre: Evangraf, 2011.

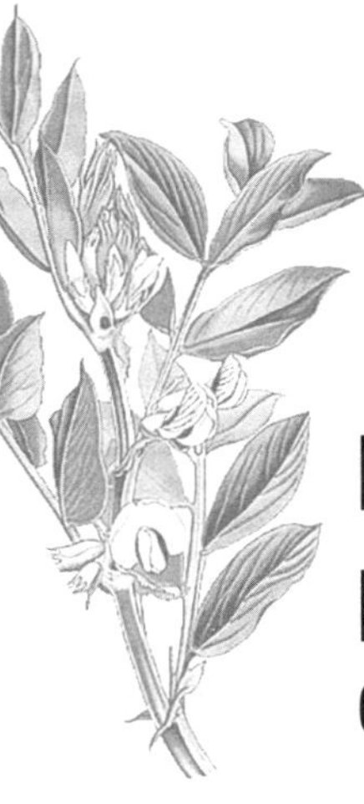

21

Formação da força de trabalho para as Políticas Públicas de Alimentação e Nutrição

- Tarsis de Mattos Maia
- Cláudia Raulino Tramontt

Introdução[1]

A formação da força de trabalho em saúde voltada às necessidades da população é pauta de discussões que remetem à Reforma Sanitária Brasileira, sendo assumida enquanto dever constitucional do Sistema Único de Saúde (SUS) (PIERANTONI et al., 2012). Os desafios à prática profissional inerentes às aceleradas mudanças no perfil epidemiológico e nutricional da população, que assume a tríplice carga de doenças, com atenção aos índices crescentes de sobrepeso e obesidade, bem como das doenças crônicas não transmissíveis, demandam uma qualificação dos profissionais voltada a atender a esse complexo cenário, resultado de uma etiologia multifatorial (BRASIL, 2013).

Isso posto, assume-se que o nutricionista, por si só, não deve ser o único profissional qualificado para atender às demandas da agenda de Alimentação e Nutrição, mas, sim, deve trabalhar na ótica do compartilhamento de saberes e responsabilidades com outros profissionais da saúde, em articulação com demais setores, no cumprimento ao princípio da integralidade do cuidado em saúde (ELLERY; PONTES; LOIOLA, 2013).

Partindo de uma compreensão constitucional da interdependência entre o direito à saúde e o direito à alimentação, tratar da força de trabalho em Políticas Públicas de Alimentação e Nutrição (PPA&N) é abordar, ao mesmo tempo, uma formação que garanta a articulação estabelecida entre o SUS (que está concretizado na Política Nacional de Alimentação e Nutrição – PNAN) e o Sistema de Segurança Alimentar e Nutricional – Sisan, por meio da Política Nacional de Segurança Alimentar e Nutricional – PNSAN (ALVES; JAIME, 2014). Nesse sentido, a ordenação da formação para as ações, programas e estratégias – instrumentos das políticas públicas – que, direta ou indiretamente, estejam ligadas à atenção nutricional, à vigilância alimentar e nutricional, à promoção da alimentação adequada e saudável e também da segurança alimentar e nutricional tornam-se elementos-chave a serem discutidos.

---

[1] Neste capítulo, usamos os termos Nutrição em Saúde Pública e Nutrição em Saúde Coletiva como equivalentes.

Dito isso, o presente capítulo tratará, em um primeiro momento, da formação para as PPA&N, enfatizando os cursos de Nutrição e as experiências de educação interprofissional/interdisciplinar com os demais cursos. A escolha pelo recorte deu-se pela própria responsabilidade técnica – estabelecida na regulamentação da profissão do nutricionista – e pelas orientações fixadas nas suas diretrizes curriculares, para, em seguida, ampliar a discussão, ao trazer as experiências de ensino em saúde que potencializam uma aproximação da formação em PPA&N aos demais cursos. Em um segundo momento, serão discutidos o alinhamento das diretrizes da formação pelo serviço dos diversos trabalhadores da saúde no contexto das PPA&N e as iniciativas existentes que auxiliam no fortalecimento e qualificação das ações em alimentação e nutrição.

Formação na graduação: as Diretrizes Curriculares Nacionais (DCN) em Nutrição e a formação em Políticas Públicas de Alimentação e Nutrição

No Brasil, os cursos de graduação em Nutrição são orientados pelas DCN, por meio da Resolução CES/CNE n. 5/2001, que foram consideradas um avanço ao adotar uma linguagem comum para os cursos em todo o território nacional. Como prática incorporada nos currículos dos cursos, observa-se que a formação na graduação em Nutrição em PPA&N está, em grande parte, vinculada ao conjunto de disciplinas e outras atividades curriculares que compõem a área de Nutrição em Saúde Pública e inserida pontualmente nas demais áreas. Propõe-se, portanto, no decorrer do capítulo, um olhar ampliado para a interseção da nutrição em saúde pública com outros campos do conhecimento da nutrição, fortalecendo a formação em PPA&N ao longo de todo o currículo, numa proposta voltada para o SUS e às suas interfaces com a Segurança Alimentar e Nutricional, atendendo aos propósitos das DCN.

As DCN explicitam que os conteúdos da formação do nutricionista devem abordar o processo saúde-doença considerando o cidadão e seu contexto, devendo contemplar as necessidades sociais de saúde, com foco no SUS. Na prática, para atender aos pressupostos das DCN, há necessidade, portanto, que as instituições de ensino incorporem, nos projetos pedagógicos, o arcabouço teórico do SUS (RECINE et al., 2012) e explorem a sua interseção com a Política de Segurança Alimentar e Nutricional. É preciso que se reafirme que essa abordagem percorra de forma transversal o currículo, por meio das disciplinas e, especialmente, seja trabalhada nas atividades que envolvem a inserção do estudante nos diferentes campos de atuação profissional.

Conjugada a essa visão ampliada do conjunto de políticas públicas em que o nutricionista deve ser formado para atuar, as DCN ressaltam também que a formação desse profissional deve dotá-lo de competências e habilidades específicas para atuar em políticas e programas de educação, segurança e vigilância nutricional, alimentar e sanitária, visando à promoção da saúde em âmbito local, regional e nacional.

O próprio SUS, em sua rede de serviços, deve ser pensado como um lócus de produção de conhecimento. Seus espaços devem ser pactuados como reforços à indissociabilidade da tríade ensino, pesquisa e extensão, assim como abertas as possibilidades para desenvolvimento das atividades complementares. Dessa forma, a relação teoria-prática na e para a formação em PPA&N poderá intencionalmente promover o diálogo entre a área de Saúde Pública e as outras áreas, a exemplo da Nutrição Clínica e Alimentação Coletiva.

As DCN apresentam também as competências e habilidades gerais, comuns a outras profissões da saúde, que contribuem para pensar a formação em PPA&N. No que se refere à "Atenção à saúde", por exemplo, dado que o sistema de saúde organiza-se em uma rede cujos pontos se comunicam cada vez mais fora do setor de saúde, ampliam-se os espaços e oportunidades de atuação e formação em PPA&N, como escolas, serviços de alimentação, centros esportivos, espaços para atividade física ao ar livre, bancos de alimentos, hortas comunitárias, entre outros disponíveis.

Competências como "liderança" e "administração e gerenciamento" permitem deslocar o olhar da formação para fora dos referenciais biomédicos e exigem que os cursos se apropriem de terminologias e processos comuns ao contexto da gestão e administração de políticas e programas e, com auxílio da "tomada de decisão", realizar uma análise criteriosa e com base em evidências.

O ensino das PPA&N prevê um relacionamento horizontal entre professores e estudantes, que estimule o desenvolvimento da "Comunicação", apropriado ao uso de metodologias crítico-reflexivas, que fomentem o aprender continuamente, na perspectiva da "Educação permanente". Exige também um espaço de aprendizagem aberto ao debate e traz para o centro da discussão a necessidade de desenvolvimento, nos estudantes, de competências políticas cuja formação passa pelo incentivo a sua participação e voz nos espaços de decisão dentro e fora das universidades (CONSELHO FEDERAL DE NUTRICIONISTAS, 2016).

Uma abordagem intersetorial e interdisciplinar das PPA&N nos currículos de Nutrição é ainda um desafio mesmo dentro dos trabalhos que investigam as disciplinas consideradas da Saúde Pública, encontrando, desde uma ausência nas disciplinas de uma abordagem para fora do setor de saúde, até mesmo de referências à abordagem da "liderança" e "educação permanente" em ementas de disciplinas (RECINE et al., 2012; ALVES; MARTINEZ, 2016).

Reconhece-se, todavia, nos últimos anos, em atendimento às orientações das próprias DCN, que propostas curriculares diferenciadas têm possibilitado construir uma formação integral, em oposição à tradicional organização do ensino em grandes áreas de atuação, que consideram a criação de disciplinas interáreas e a inserção em cenários de prática diversos (FRUTUOSO; JUNQUEIRA, 2017; DAS NEVES; VASCONCELOS, 2014). Tais experiências contribuem para a ampliação e integração do olhar das PPA&N na formação do nutricionista, sendo potencializadas ao interagir com o conjunto de cursos da área da saúde.

Assim, em paralelo ao estabelecimento das DCN, iniciativas conjuntas entre os Ministérios da Saúde e da Educação, em parceria com as instituições de ensino superior e os serviços, foram tomadas para impulsionar a reestruturação do ensino em saúde (DIAS; LIMA; TEIXEIRA, 2013). Um movimento mais recente e reconhecido internacionalmente também assumiu que apenas a reestruturação dos currículos dos cursos de graduação não seria suficiente para transformar as práticas de atuação em serviço. Por isso, em 2010, a OMS difundiu a Educação Interprofissional em Saúde (EIP), entendida como uma proposta onde "estudantes de dois ou mais cursos são colocados juntos para aprender em um processo colaborativo sobre e com o outro, e entre si, refletindo na melhoria da efetividade do cuidado na saúde", estimulando iniciativas nesse sentido (OMS, 2010).

Na EIP, são priorizados o trabalho em equipe, a integração e a qualificação da força de trabalho, com um amplo reconhecimento e respeito às especificidades de cada profissão. Ao considerar experiências reais no contexto dos serviços, a EIP incide sobre o aprendizado de cada aluno sobre outras profissões e benefícios para as políticas de saúde, gerando aumento da confiança dos trabalhadores, melhoria das práticas e da produtividade no trabalho, bem como melhoria dos resultados, segurança e acesso à assistência dos usuários do serviço (OMS, 2010).

No Brasil, destacam-se alguns programas e projetos condizentes com as DCN e que estariam mais próximos dessa perspectiva de formação, como as iniciativas VerSUS e PET[2] Saúde. Criado em 2003 e relançado em 2011, o projeto Vivências e estágios na realidade do SUS (VerSUS) se propõe a realizar uma imersão teórico-prática-vivencial de estudantes de diversos cursos, inclusive fora da saúde, na realidade dos serviços e seus territórios. Nessa mesma perspectiva, o PET Saúde é também desenvolvido dentro dos serviços de saúde e traz a participação de preceptores do serviço e tutores das universidades no fomento a grupos interprofissionais de aprendizagem tutorial e no desenvolvimento de projetos de intervenção que abrangem o ensino, a pesquisa e a extensão em áreas estratégicas para o SUS (DIAS; LIMA; TEIXEIRA, 2013; COSTA et al., 2015).

Outra experiência exitosa e que merece referência ao possibilitar uma formação de diferentes estudantes no campo da alimentação e nutrição está presente na Alimentação Escolar, no Programa Nacional de Alimentação Escolar (PNAE), a partir da parceria com os Centros Colaboradores em Alimentação e Nutrição do Escolar (Cecanes). Dentre as competências dos Cecanes, além da assessoria aos municípios, está o desenvolvimento de atividades que incluam estágios extracurriculares, projetos de extensão e pesquisas vinculadas ao PNAE, com envolvimento de acadêmicos de diferentes áreas de conhecimento, apoiando uma prática interdisciplinar (BRASIL, 2006; 2009).

Qualificação profissional

A base orientadora principal para a qualificação da formação no trabalho para profissionais de saúde no país é a Política Nacional de Educação Permanente em Saúde (PNEPS), instituída pela Portaria n. 198/GM, em 13 de fevereiro de 2004, que visa formar e desenvolver os trabalhadores para o SUS. Suas diretrizes e estratégias para a implementação foram definidas em 2007, por meio da Portaria GM/MS n. 1.996, de 20 de agosto, de forma a adequá-las às diretrizes operacionais do SUS.

A Educação Permanente em Saúde está direcionada à aprendizagem no trabalho, na qual o aprender e o ensinar se incorporam ao cotidiano das organizações e ao serviço, baseando-se na aprendizagem significativa, transformando e qualificando a atenção e as práticas de educação em saúde, além de incentivar a organização das ações e dos serviços numa perspectiva intersetorial (CECCIM, 2005).

Mediante a necessidade emergente de reorganizar, qualificar e aperfeiçoar as ações de alimentação e nutrição no SUS, foi publicada, em 2011, a Política Nacional de Alimentação e Nutrição (PNAN), descrita com detalhes no Capítulo 6, que considera, em uma de suas nove diretrizes, a "Qualificação da Força de Trabalho" um eixo estratégico e estruturante para a organização da formação de trabalhadores, devendo estar em consonância com as necessidades de saúde, alimentação e nutrição da população, reafirmando a educação permanente em saúde como a principal estratégia para qualificar as práticas de cuidado, gestão e participação popular.

Dessa maneira, a reorganização da atenção nutricional no sistema de saúde, orientada por uma política de educação permanente dos seus trabalhadores, contribui para a cooperação

---

[2] Sobre o VerSUS consultar: FERLA, A. A.; RAMOS, A. S.. LEAL, M. B. et al. *VER-SUS Brasil:* cadernos de textos/ Associação Brasileira da Rede Unida. Porto Alegre: Rede Unida, 2013. 106 p. Sobre o PET – Saúde consultar: Portaria interministerial n. 421 de março de 2010; Portaria Interministerial n. 2.101 de 3 de novembro 2005.

e garantia da Segurança Alimentar e Nutricional, no contexto dos diversos determinantes da saúde. Para que a SAN seja de fato consolidada em seu conceito amplo de garantir o acesso à alimentação adequada em quantidade e qualidade, de forma a respeitar a diversidade cultural, ambiental e social sustentáveis, é necessário que a articulação intersetorial seja estimulada, para que diversos setores operem juntos em corresponsabilização em prol da garantia do direito humano à alimentação adequada e saudável. O planejamento integrado desses setores possibilita melhor identificação e resolução de problemas de forma mais efetiva, sendo imprescindível ter profissionais qualificados que percebam e assumam o trabalho interdisciplinar pautado na perspectiva da educação permanente, para obtenção de melhores resultados no cuidado à saúde.

No que se refere à qualificação dos trabalhadores em Políticas Públicas de Alimentação e Nutrição, no âmbito do Ministério da Saúde, identifica-se um conjunto de iniciativas dirigidas para os profissionais ligados diretamente à assistência e gestão na saúde, educação, desenvolvimento social e no campo da SAN, assim como propostas de cursos de pós-graduação, ou de livre acesso com base na educação a distância (EaD), com o uso das tecnologias de informação e comunicação (TICs). São ofertadas ações direcionadas aos trabalhadores tanto de nível técnico como superior e que possibilitam tratar a temática da alimentação e nutrição seja como tema transversal, dentro da perspectiva da integralidade do cuidado, seja como eixo principal, indutor de mudanças e qualificador da abordagem na rotina dos serviços. Alguns exemplos são trazidos no presente capítulo, a título de ilustração.

Os profissionais de saúde podem optar pela realização de residências, nas modalidades uni e multiprofissional, que se constituem ensino de pós-graduação *lato sensu*, sob a forma de curso de especialização. Esse tipo de residência caracteriza-se pelo desenvolvimento de atividades teóricas e práticas nos serviços da RAS e prioriza conteúdos, estratégias e cenários de aprendizagem para favorecer a inserção qualificada dos profissionais no SUS. As residências são fruto de parceria entre os Ministérios da Educação e da Saúde.

Também no âmbito da formação na própria rede de serviços, uma experiência que merece destaque é a Estratégia Nacional para Promoção do Aleitamento Materno e Alimentação Complementar Saudável no Sistema Único de Saúde – Estratégia Amamenta e Alimenta Brasil (EAAB). Essa estratégia tem como objetivo qualificar as ações e aprimorar as competências e habilidades dos profissionais de saúde da AB para a promoção do aleitamento materno e da alimentação complementar saudável. A EAAB chama atenção pela proposta em consonância com as diretrizes e princípios da Educação Permanente em Saúde ao articular as esferas de gestão federal, estadual e municipal, empoderar os serviços em sua autonomia para identificar e capacitar possíveis potencializadores das ações nos territórios, considerando suas especificidades.

Na educação, a parceria entre PNAE e Cecanes, citada anteriormente, ultrapassa o âmbito da formação na graduação ao estender a formação em Alimentação e Nutrição às atividades de assessoria aos municípios brasileiros para qualificação do programa. Isso é colocado por meio do desenvolvimento de ações de formação para nutricionistas e merendeiras atuantes na rede de ensino escolar, membros do Conselho de Alimentação Escolar (CAE), e demais profissionais ligados aos setores de finanças, órgãos de Assistência Técnica e Extensão Rural (Ater), e agricultores familiares, a fim de atender às exigências das chamadas públicas para aquisição de gêneros alimentícios.

No campo das experiências a distância, uma das recentes propostas de formação via parceria com universidade pública (UFRGS) utilizou o recurso do Telessaúde Brasil Redes para a qualificação das orientações alimentares prestadas no âmbito da atenção básica, oferecendo estratégias para o manejo da alimentação, sob a forma de curso EaD, direcionado aos profissionais da atenção básica, estudantes de graduação e pós-graduação da saúde.

Também a Rede de Nutrição do Sistema Único de Saúde – RedeNutri – disponibiliza uma ampla oferta de cursos *on-line*. A RedeNutri funciona como uma plataforma digital colaborativa, operada regional e globalmente pelo Centro Latino Americano de Informação em Ciências da Saúde (Bireme/OPAS/OMS), por meio da Biblioteca Virtual de Saúde (BVS). Caracteriza-se como uma rede social, composta por profissionais envolvidos na implementação de ações de alimentação e nutrição em diferentes esferas de governo e áreas. Os cursos são diversificados e abrangem a maioria dos programas e estratégias de A&N em vigor no Brasil, alcançando também programas vinculados a outras áreas.

Outro curso *on-line* recente proposto pelo Ministério do Desenvolvimento Social, direcionado a gestores e técnicos das três esferas, conselheiros da sociedade civil e demais interessados, foi o "Orienta Plansan", cuja proposta inova ao direcionar os esforços para a formação na gestão e sua capacitação para a construção de planos de segurança alimentar e nutricional.

Como forma de qualificar as iniciativas em Educação Alimentar e Nutricional (EAN), incorporada ao Plansan 2012/2015, a Coordenação Geral de Educação Alimentar e Nutricional (CGEAN/MDSA), núcleo do Ministério do Desenvolvimento Social e Agrário, desenvolveu, em parceria com o Observatório de Políticas de Segurança Alimentar e Nutrição da Universidade de Brasília (OPSAN/UnB), a rede virtual Ideias na Mesa. O Ideias na Mesa foi criado para promover a troca de experiências de EAN vivenciadas no Brasil e estabelecer referenciais técnicos, conceituais e metodológicos, fortalecendo e valorizando o tema.

Percebe-se pelos exemplos apontados que há um direcionamento das experiências de formação para a atenção básica, espaço prioritário para desenvolvimento de ações de promoção da alimentação saudável e de prevenção dos agravos em nutrição, como há também uma diversificação dos espaços onde tais ações se desenvolvem, como o Desenvolvimento Social e a Educação, demonstrando mais uma vez o caráter intersetorial presente nas Políticas Públicas de Alimentação e Nutrição.

Apontamentos finais

A agenda da alimentação e nutrição reconhece o indivíduo e coletividades em sua integralidade, numa perspectiva de interdependência de direitos para os quais são desenvolvidas ações, programas e estratégias que possibilitam o envolvimento de estudantes e trabalhadores em diversos contextos, sob o olhar da intersetorialidade.

O alcance de uma força de trabalho qualificada para atender a essa agenda passa pela incorporação, nos currículos de graduação, de um olhar ampliado sobre as PPA&N, problematizando-as nos diversos espaços de atuação profissional e que considere o desenvolvimento, no processo ensino-aprendizagem, de ações conjuntas entre os diferentes cursos da saúde como proposta de aproximação e integração da formação: estudantes aprendendo em sinergia, criando formas comuns e, ao mesmo tempo, inovadoras e eficazes de intervenção em saúde.

Para além das mudanças curriculares na graduação, é preciso também qualificar os trabalhadores para a perspectiva de educação interprofissional que reitera as orientações das DCN e que possibilita uma abordagem das ações, programas e estratégias voltadas direta ou indiretamente ao escopo do seu trabalho em saúde, nas diferentes esferas de intervenção e gestão de políticas, ao mesmo tempo em que se fortalecem tais ações. A parceria com universidades e o uso das tecnologias de informação e comunicação têm se mostrado estratégias potenciais nesse sentido, a fim de assegurar um cuidado integral, buscando acessar os diversos pontos da Rede.

As experiências de formação em PPA&N exploradas no presente capítulo têm em comum o fato de abordarem iniciativas no campo da graduação e qualificação profissional considerando a perspectiva de uma Educação Permanente em Saúde que passa da formação para a prática interprofissional, em resposta à complexidade e ao dinamismo da agenda de alimentação e nutrição no país.

Referências

ALVES, C. G. L.; MARTINEZ, M. Lacunas entre a formação do nutricionista e o perfil de competências para atuação no Sistema Único de Saúde (SUS). *Interface (Botucatu)*, 56:159-69, 2016.

ALVES, K. P. S.; JAIME, P. C. A Política Nacional de alimentação e Nutrição e seu diálogo com a Política Nacional de Segurança alimentar e Nutricional. *Cien. Saude Colet.*, 11:4331-4340, 2014.

BRASIL. Lei n. 11.346, de 15 de setembro de 2006. Cria o Sistema Nacional de Segurança Alimentar e Nutricional – SISAN com vistas em assegurar o direito humano à alimentação adequada e dá outras providências, 2006.

BRASIL. Lei n. 8.234, de 17 de setembro de 1991. Regulamenta a profissão de Nutricionista e determina outras providências, 1991.

BRASIL. Ministério da Educação. Resolução CNE/CES n. 5, de 7 de novembro de 2001. Institui Diretrizes curriculares Nacionais do Curso de Graduação em Nutrição. Diário Oficial da União 09 nov 2001.

BRASIL. Ministério da Saúde. Secretaria de Atenção à Saúde. Departamento de Atenção Básica. *Política Nacional de Alimentação e Nutrição*. Brasília: Ministério da Saúde, 2013. 84 p.

BRASIL. Portaria Interministerial MEC/MS n. 1.077, de 12 de novembro de 2009. *Diário Oficial da União*, 13 nov. 2009.

BRASIL. Portaria Interministerial n. 1.010 DE 8 DE MAIO DE 2006. Institui as diretrizes para a Promoção da Alimentação Saudável nas Escolas de educação infantil, fundamental e nível médio das redes públicas e privadas, em âmbito nacional. *Diário Oficial União* 9 maio 2006.

BRASIL. Resolução CD/FNDE n. 38/2009. Dispõe sobre o atendimento da alimentação escolar aos alunos da educação básica no Programa Nacional de Alimentação Escolar – PNAE. *Diário Oficial União*, 17 jul. 2009.

CECCIM, R. B. Educação Permanente em Saúde: desafio ambicioso e necessário. *Interface – Comunic, Saúde, Educ.* 9:161-77, 2005.

CONSELHO FEDERAL DE NUTRICIONISTAS (CFN). Relatório do II Encontro Nacional de Formação Profissional. Brasília, 2016.

COSTA, M. V.; PATRÍCIO, K. P.; CÂMARA, AMCS et al. Pró-Saúde e PET-Saúde como espaços de educação interprofissional. *Interface (Botucatu)*, 19:709-20, 2015.

DAS NEVES, J.; SOUSA, A. A.; VASCONCELOS, F. A. G. Formação em Nutrição em Saúde Coletiva na Universidade Federal de Santa Catarina: reflexões sobre o processo de ensino para fortalecer o Sistema Único de Saúde. *Rev. Nutr.*, 6:761-773, 2014.

DIAS, H. S.; LIMA, L. D.; TEIXEIRA, M. A trajetória da política nacional de reorientação da formação profissional em saúde no SUS. *Cien Saude Colet.*, 6:1613-1624, 2013.

ELLERY, A. E. L.; PONTES, R. J. S.; LOIOLA, F. A. Campo comum de atuação dos profissionais da Estratégia Saúde da Família no Brasil: um cenário em construção. *Physis Revista de Saúde Coletiva*, Rio de Janeiro, 2:415-437, 2013.

FRUTUOSO, M. F. P.; JUNQUEIRA, V.; CAPOZZOLO, A. A. A experiência de formação (em) comum de nutricionistas na Unifesp, campus Baixada Santista. *Saúde Debate*, 41:298-310, 2017.

ORGANIZAÇÃO MUNDIAL DA SAÚDE – OMS. *Marco para ação em educação interprofissional e prática colaborativa*. Genebra, 2010.

PIERANTONI, C. R.; FRANÇA, T.; GARCIA, A. C. et al. Saúde e recursos humanos: o panorama internacional. In: __________. *Gestão do trabalho e da educação em saúde*. Rio de Janeiro: CEPESC: IMS/UERJ: ObservaRH; 2012.

RECINE, E. et al. A formação em Saúde Pública nos cursos de graduação de Nutrição no Brasil. *Rev Nutr.*, 1:21-33, 2012.

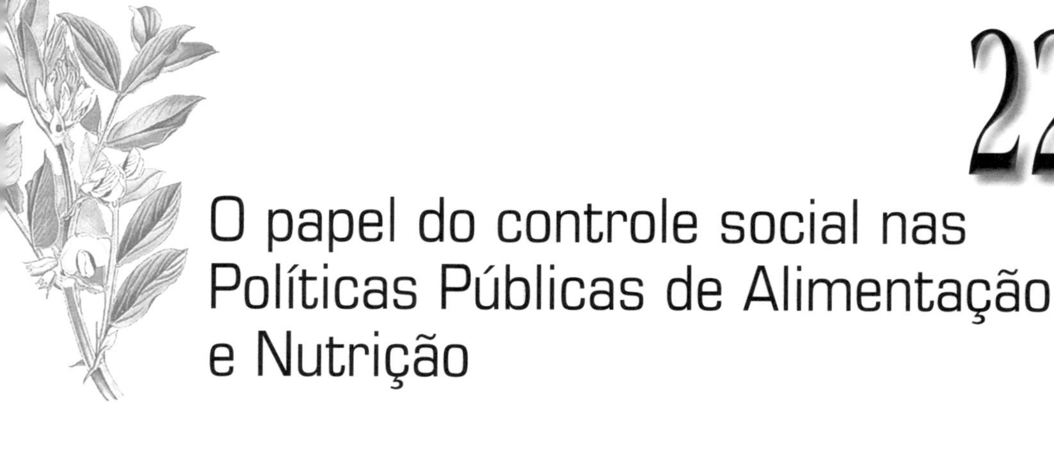
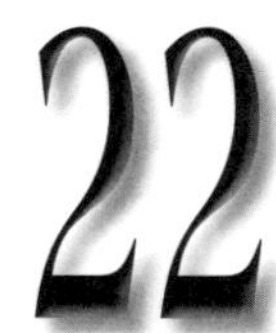

22

O papel do controle social nas Políticas Públicas de Alimentação e Nutrição

■ Daniela Sanches Frozi

Este capítulo tratará a abordagem do controle social no contexto de consolidação da democracia. Para explicar melhor o termo "controle social", é preciso entender o contexto democrático do país, no caso brasileiro recentemente retomado a partir da constituição de 1988, que estabeleceu os direitos civis, sociais e políticos dos brasileiros. Há uma compreensão de que a democracia brasileira necessitaria de um aprimoramento maior da participação social, acompanhado da consolidação do crescimento dos direitos sociais como direito à alimentação, saúde, educação, seguridade social entre outros. Nesse cenário, os conselhos participativos foram inaugurados no cenário nacional como um espaço para a realização do controle social.

O controle social poderia ser definido como um mecanismo de diálogo, incidência e articulações político-institucionais que se preocupam com o desenvolvimento da comunidade em direção ao direito social que seja evocado por temática ou por outra forma de organização. A ideia seria que o controle social pudesse ser capaz de contribuir mais substancialmente para a construção do Bem Público do Direito Social, objeto do controle social em exercício no presente.

Um governo em estado democrático poderia ser compreendido em três diferentes formas de poderes, seja do executivo, legislativo ou do judiciário, podendo ser entendidas como instituições políticas que exercem controle em diferentes formas de poder, e que um poder controla as ações do outro para que haja funções protetoras dos direitos econômicos, civis, políticos e sociais. O desenvolvimento de espaços e mecanismos institucionais de disponibilização de informações e transparência permitiria que a sociedade civil organizada pudesse, por meio do Controle Social, verificar o bom desempenho e impacto do trabalho realizado por cada poder (legislativo, judiciário e executivo) relacionado ao Estado Democrático. Assim, a importância do controle social pode ser identificada como a participação do cidadão brasileiro na gestão pública: fiscalização, monitoramento e controle das ações da Administração Pública. Representando um mecanismo político e institucional para o fortalecimento da cidadania em ambiente democrático de participação social que contribui na aproximação da sociedade com os governos para o fortalecimento do Estado de Direitos Democrático, que é diferente de aproximar a sociedade a governos para fins de cooptação política e ideológica.

A concepção de Estado é constituída quando a sociedade, em diálogo de construção com os governos, elabora e incide para construção de políticas públicas capazes de providenciar os chamados direitos fundamentais, como o direito à Alimentação Adequada. A sociedade civil organizada alimenta um ciclo virtuoso, com dinâmicas e fluxos próprios, que providencia informações da realidade social que permitem ajustar e corrigir novos planejamentos de políticas e ações sociais que incidam sobre programas de governo. O controle social nesse sentido concede ao cidadão participante dessa construção de Estado de direito um lugar de plena cidadania ou cidadania plena no processo administrativo de gestão pública e de sua responsabilidade na incidência política.

Cabe à sociedade civil organizada atuar no controle social como corresponsável pelo aprofundamento do regime democrático, ambiente político primordial para identificar novas formas de atuar para consolidar direitos fundamentais ainda não alocados pela constituição de 1988. A saber, o direito humano à alimentação adequada foi inserido como direito social no Brasil por meio de emenda constitucional no início da última década, em 2010. Daquele momento em diante, a alimentação passou a ser um direito social a ser oferecido pelo Estado democrático de Direitos a todos os cidadãos brasileiros, independentemente de sua condição de raça, gênero, classe social ou religião. O direito humano à alimentação adequada foi requerido pela sociedade em um primeiro momento e, historicamente, tornou-se direito social inegociável no seu provimento a qualquer pessoa. Os valores da solidariedade estão implícitos dentro da participação social porque todo ser humano é um ser político capaz de agir em prol do bem comum ou bem social, para que haja ampliação das liberdades individuais e coletivas dentro do processo de construção da democracia participativa.

O controle social é a arena de ação política ligada à participação cidadã para a promoção de uma gestão pública que promova e garanta os direitos sociais e demais direitos da população que foram pactuados por uma carta constitucional. É necessário consolidar o bem-estar social, abrindo canais de acesso da participação social, formar novos atores da sociedade civil organizada para que haja um crescente processo de inclusão social. Participação social significa ir na direção do bem comum e vencer os interesses individuais para que a participação social promova justiça social para beneficiar diretamente a comunidade. A constituição de 1988 criou mecanismos de participação e controle sociais na gestão pública e das políticas públicas. Um dos mecanismos criados são os espaços formados a partir dos Conselhos que, ora podem ser deliberativos e consultivos em municípios e estados, ora junto à gestão federal.

Para que haja uma boa e ampla participação social para o controle social, é necessário providenciar condições convidativas para os atores da sociedade civil. Ambientes institucionais não abertos à participação social torna impraticável a participação social da sociedade civil. O poder é algo que precisa ter uma concepção de partilha coletiva que permite a participação social de baixo para cima e não autoritária. A sociedade civil tem se organizado no Brasil em busca de uma sociedade mais justa e equânime, na qual a realidade das desigualdades sociais pode ser transformada pela colaboração e pela solidariedade social que promova a troca dos saberes populares, técnicos e políticos para a produção do bem público geradores do desenvolvimento sustentável e dos direitos da comunidade. As diferentes interfaces da promoção do bem público exigem participação popular pela presença de base comunitária e de populações específicas e tradicionais sempre produtoras de utopias e de pleitos ainda não concretizados pela realidade das políticas públicas.

Como é criado e como funciona o controle social? Acontece apenas a partir dos conselhos de direitos e políticas públicas? Geralmente, os conselhos são formados por atos legais com leis específicas, que definem mandatos e ações das funções dentro dos diferentes entes federativos. O controle social se torna promissor quando seus conselheiros possuem uma ligação de vida, com boa formação técnica e política. Os conselheiros são atores fundamentais que darão o tom ao processo de controle social. Quanto maior a formação técnica/temática/saber sobre o objeto do controle social, maior a participação colaborativa e comunicativa junto aos gestores públicos.

O tema da Alimentação e Nutrição é extremamente técnico e exige não só um conhecimento, em tese, dos temas e seus objetos, mas também um conjunto de saberes populares e políticos sobre os aspectos que envolvem as especificidades de cada ação e programa e de cada necessidade comunitária.

Fatores que promovem o adequado papel do controle social para as políticas públicas de alimentação e nutrição:

- **Aprofundar democracia**: maior inclusão de atores sociais que permitem horizontalizar as correlações de forças da sociedade em diálogo com os atores de governo, procurando dar voz às minorias e a atores sociais que sofrem com o problema das inadequações alimentares e nutricionais de hoje.
- **Cidadania alimentar:** consciência dos direitos sociais e dos deveres. Afastando o assistencialismo, o paternalismo e a ideia da caridade. Desenvolvendo capacidades em relação ao conhecimento do direito constitucional da alimentação e dos deveres do Estado e da Sociedade ante o cumprimento do Direito à Alimentação. O entendimento das leis que envolvem o campo da Alimentação Saudável é fundamental para a promoção do papel do controle social, apropriação intersetorial da Política de Alimentação e Nutrição pela interface com o conceito da Segurança Alimentar e Nutricional, oriundo da Losan (2006). Entendimento do significado do Direito Humano à Alimentação Adequada, fugindo da abordagem centrada para ampliar a ideia dos direitos sociais ligados à dignidade humana a uma alimentação que englobe as dimensões socioculturais, aproximando-se da comida de verdade e de sua referência ao *Guia Alimentar da População Brasileira*.
- **Cultura participativa:** a Constituição Cidadã garantiu a participação popular nas políticas públicas, bem como outras formas de participação política. Desta forma, o governo federal garante o direito das pessoas de exercitar o controle social sobre ações governamentais. Quanto maior tempo histórico dos conselhos de direitos, maior diversidade na presença das organizações da sociedade civil no diálogo pela defesa dos direitos constitucionais consolida a cultura participativa e de fiscalização dos órgãos públicos. Uma maior familiaridade sobre os mecanismos técnicos e institucionais, além dos políticos relacionados ao Orçamento Público da Alimentação e Nutrição desde o Plano Nacional de Segurança Alimentar e Nutricional, demonstra uma maior possibilidade de atuar para a realização do controle social. Fazer com que os cidadãos possam participar diretamente desse processo de construção de uma agenda em Alimentação e Nutrição mais democrática não é uma tarefa fácil, mas é essencial para a construção de uma sociedade

mais justa e igualitária e livre da fome, no caminho da construção de uma alimentação saudável e justa. Esse controle pode ser feito por qualquer cidadão e, para ajudar a sociedade no exercício desse controle, foram criados os Conselhos Municipais, Estaduais e Nacionais (Conselhos de segurança alimentar e nutricional, conselhos de saúde etc.). Participar de conselhos consultivos e deliberativos providencia, para os gestores de políticas públicas, um lugar de rica troca de experiências técnicas e práticas da realidade, contribuindo para o aprofundamento da relação Estado e Sociedade. De acordo com a Controladoria-Geral da União, as funções desempenhadas pelos Conselhos são:

- **Função fiscalizadora**: pressupõe o acompanhamento e o controle dos atos praticados pelos governantes (os Conselhos fiscalizam quando: discutem sobre a movimentação e a transferência, em si, dos recursos financeiros no âmbito de sua respectiva atuação, bem como a execução da política da instância correspondente, acompanhando e controlando os repasses Fundo a Fundo);
- **Função mobilizadora**: refere-se ao estímulo à participação popular na gestão pública e às contribuições para a formulação e disseminação de estratégias de informação para a sociedade sobre as políticas públicas;
- **Função deliberativa**: refere-se à prerrogativa dos conselhos de decidir sobre as estratégias utilizadas nas políticas públicas de sua competência (quando o Conselho realiza conferências para efetuar avaliações e formulações da política setorial, quando define e aprova propostas orçamentárias, diretrizes, transferências de recursos financeiros, ele está deliberando sobre um determinado assunto/política);
- **Função consultiva**: relaciona-se à emissão de opiniões e sugestões sobre assuntos que lhes são correlatos (por meio de recomendações e moções, os conselhos exercem sua atribuição de caráter consultivo. Recomendações ou moções são manifestações de advertência ou o resultado de um assunto discutido em plenário que requer posicionamento do Conselho, mas que não é possível deliberar, pois ultrapassa o poder do Conselho) (CGU, 2012, p. 21).

Considerações finais

Apesar de o Brasil possuir uma constituição cidadã, a cultura do Controle Social das Políticas Públicas é considerada baixa, e ainda mais em um contexto de retrocesso político e democrático. Dentre os possíveis fatores que podem explicar esse não processo participativo em todo o tecido social, é a formação histórica, na qual as elites econômicas e políticas, aliadas à ideia generalizada de que não se deve discutir e não deve se envolver com políticas públicas no país, havendo certo conformismo com as improbidades administrativas, políticas e institucionais. No entanto, caso não nos apropriemos e participemos das tomadas de decisões que configuram os rumos da Alimentação e Nutrição no país, nunca teremos um caminho para a consolidação do Direito Humano à Alimentação e Nutrição Adequadas da população. Algumas perguntas ficam para serem respondidas pelas demais gerações, como: quais as potencialidades e as limitações para a execução do Controle Social nas Políticas Públicas de Alimentação e Nutrição no Brasil? Como o controle social poderá mediar e vencer a correlação de forças dos interesses privados dentro das Políticas Públicas de Alimentação e Nutrição?

Referências

BRASIL. MINISTÉRIO DA SAÚDE. Secretaria de Gestão Estratégica e Participativa. *Política Nacional de Gestão Estratégica e Participativa no SUS* – ParticipaSUS. 2. ed. Brasília – DF: Editora do Ministério da Saúde, 2009 (Série B. Textos Básicos de Saúde). Acesso em: 1 ago. 2015.

BRASIL. *Constituição da República Federativa do Brasil*. 48. ed. Brasília: Câmara dos Deputados, Edições Câmara, 2015.

BURLANDY, L.; MAGALHÃES, R.; FROZI, D. S. Políticas públicas de segurança alimentar e nutricional. In: ROCHA, Cecília; BURLANDY, Luciene; MAGALHÃES, Rosana (Org.). *Segurança alimentar e nutricional:* perspectivas, aprendizados e desafios para as políticas públicas Rio de Janeiro: Fiocruz, 2013. p. 89-110.

CONTROLADORIA-GERAL DA UNIÃO – CGU. Controle social: orientações aos cidadãos para participação na gestão pública e exercício do controle social. Brasília, DF, 2012 (Coleção Olho Vivo no Dinheiro Público). Acesso em: 1 ago. 2015.

CUNHA, Eleonora Schettini M. *Aprofundando a democracia:* o potencial dos Conselhos de Políticas e Orçamentos Participativos. Dissertação (Mestrado) – Ciência Política. Faculdade de Filosofia e Ciências Humanas. Universidade Federal de Minas Gerais. Belo Horizonte, 2004.

MORONI, José Antônio. O direito à participação no governo Lula. In: AVRITZER, Leonardo (Org.). *Experiências nacionais de participação social*. São Paulo: Cortez, 2009 (Coleção Democracia Participativa).

RAICHELIS, Raquel. Articulação entre os conselhos de políticas públicas: uma pauta a ser enfrentada pela sociedade civil. *Serviço Social e Sociedade*, São Paulo, ano XXVII, n. 85, p. 109-116, 2006.

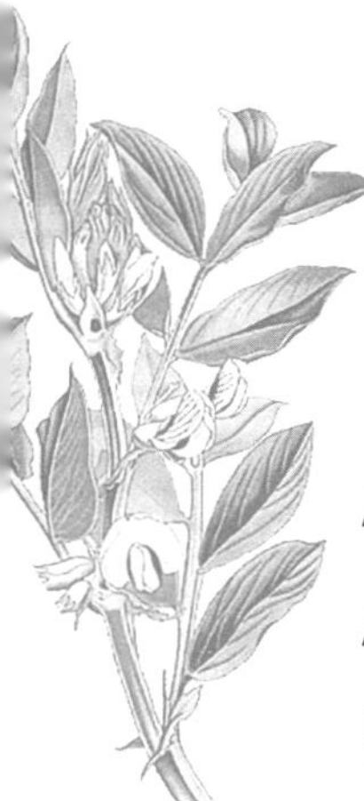

23

Agenda local das Políticas Públicas de Alimentação e Nutrição: o município, os territórios e a intersetorialidade

- Helvécio Miranda Magalhães Júnior
- Patricia Constante Jaime

O município inventado e a intersetorialidade necessária nas políticas públicas

A Constituição dita Cidadã de 1988, fecho do processo da redemocratização política, instituiu o Município como ente federado, cravou o marco legal da Saúde Pública brasileira ao criar o Sistema Único de Saúde – SUS e, posteriormente, instituiu o Direito Humano à Alimentação Adequada como um dos direitos constitucionais. Isto não é pouco, é fruto da luta política de mais de uma geração de brasileiros e brasileiras, devendo ser considerada uma conquista civilizatória de nosso país no seu caminho para outro patamar de nação soberana. Entretanto, parece que este descortinar de um novo tempo apenas abre uma nova arena para um sem número de desafios e inquietações no caminho de concretizar estes diversos direitos e mandamentos constitucionais no cotidiano dos homens e mulheres comuns e em todo o território nacional, com suas histórias diversas, seus acúmulos, suas necessidades sociais, sua desigualdade econômica e sua disparidade no acesso a bens e serviços. Sem dúvida, foi um ponto de partida extraordinário e do qual o país precisa se orgulhar e defender cotidianamente, buscando superar os desafios e barreiras, fazendo avançar seus preceitos e não retroceder simplistamente ao menor sinal de crise econômica estrutural e conjuntural.

Mais do simples divisões territoriais dos Estados, vindos do conceito colonial e imperial de Províncias, os Municípios passaram a ser um ente federado autônomo e em igualdade de posição com os Estados e a União Federal, como definido no primeiro artigo da Constituição Federal de 1988. Assim, fica instituído formalmente como lócus de operação de um conjunto de políticas e ações, citadas formalmente ou não na Constituição Federal de 1988, relacionadas diretamente à vida das pessoas, em contato direto com elas, como o caso da saúde, da educação, do saneamento, da assistência social, da habitação, do ordenamento urbano, do transporte, e também as políticas de alimentação e nutrição. Várias destas políticas tiveram sua responsabilidade, total ou compartilhada, transferida para a gestão municipal. É aí que as diversas ações das políticas públicas podem e devem interagir, se somar, ganhar sinergia e ter a participação de diversos setores da gestão pública, de diferentes disciplinas e origens, com o objetivo de obter os melhores resultados na melhoria da vida das suas populações (SOARES; ESPINOSA, 2013; MANUAL DO PREFEITO, 2016).

É um dito comum que as pessoas vivem nas cidades, e não no Estado e na União, e esta imagem de figuração é forte no sentido de reafirmar a importância do território real dos municípios para a operação da agenda local das políticas públicas. E a proximidade dos gestores com os cidadãos é um fator importante para o sucesso dos seus resultados, quando há compromisso e competência e sabem mobilizar os diversos setores para ações integradas e sinérgicas, tendo como alvo os mesmos grupamentos populacionais, que precisam ser conhecidos, diagnosticados nas suas necessidades, ouvidos e participar ativamente no cotidiano das políticas. E apoio técnico e financiamento devem vir dos outros entes federados, a União e os Estados. Esta defesa da precedência da atuação municipal nas políticas sociais não é naturalmente unânime entre os estudiosos do tema, mas parece haver um predomínio da posição de que o município tende a operar melhor e com mais propriedade as políticas, sendo esta a opção orientadora deste texto (FILGUEIRAS, 2006), por atuar em escala menor, ser menos burocratizado, estruturas formais menos dispendiosas, mais ágeis e flexíveis e mais sujeitas à sensibilidade diante dos problemas reais dos cidadãos, que acessam com mais facilidade os dirigentes políticos locais. Além disso, tendem a ser transparentes e sujeitos ao controle social, podendo também mais facilmente mobilizar recursos comunitários, financeiros ou não, para se somar aos recursos oficiais estatais, e ampliar, dessa forma, a prestação de serviços.

Como destacado por Filgueiras (2006), não são, contudo, automáticas a realização das promessas e a confirmação de todas as virtudes das administrações locais, sendo sempre bom lembrar que também neste nível político, há, como marca na América Latina e no Brasil, práticas clientelistas, favoritismo e patrimonialismo na gestão dos bens públicos. Nada que um somatório de progressiva prática democrática, controle social, melhoria dos níveis educacionais e de consciência política, implantação por conquista e por pressão externa da sociedade organizada e de órgãos de controle não possa melhorar progressivamente. Outro elemento que exige reflexão e que também impacta resultados de políticas públicas no nível local é a falta de estrutura e capacidade técnica e gerencial que ainda predomina em boa parte dos municípios. Isso tem clara explicação. Primeiro, que a maior parte dos municípios brasileiros é de pequeno porte, algo como de população menor do que dez mil habitantes. Por si só, este fato mostra, por exemplo, a dificuldade de atrair, agregar, manter e dar sentido adequado a equipes de profissionais para as várias políticas temáticas. Pioram este quadro a rigidez da legislação brasileira para a gestão de recursos humanos e a vigilância às vezes exagerada e perversa dos órgãos de controle. Segundo, que a transferência progressiva, nas últimas três décadas, de responsabilidades de operação de políticas para os municípios não teve, de acordo com várias evidências, a mesma contrapartida de aporte de recursos financeiros, principalmente vindos da União, que detém a maior parte do bolo tributário. Independentemente de fatores conjunturais da chamada crise fiscal brasileira, há um impacto forte nos municípios também por ser o ente federado de mais fácil acesso à pressão dos cidadãos pela expansão dos serviços e das ações públicas.

Portanto, essas questões político-institucionais ocupam lugar de destaque dentre os fatores limitantes da atuação dos governos locais, em especial na agenda social. Pela sua complexidade ao abordar problemas intrincados, de múltipla determinação, como a questão da pobreza e da exclusão de grupamentos populacionais, estes desigualmente distribuídos nos territórios e que devem, por esta condição, ser objeto primeiro das políticas sociais. Quando se fala de um pequeno município, há uma tendência de maior homogeneidade da condição social da sua população, mas, nos maiores e nos grandes municípios, há que se recortar a dimensão municipal em vários territórios de distribuição diferente dos indicadores sociais e econômicos, com vistas a melhor e mais acurada focalização das políticas públicas. Esta é a chance de atingir de forma mais contundente quem mais precisa de acesso a serviços e apoio das ações públicas. Para cumprir estas tarefas e superar suas limitações, fica evidente que o sucesso municipal, além dos fatores internos, depende de cooperação técnica, política e financeira dos Estados e da União. A cooperação interfederativa, prevista em várias legislações de políticas setoriais e na própria Constituição, por vezes fica insuficientemente estruturada e operativa, deixando mais fragilizados os municípios, especialmente os menores e em regiões de piores indicadores socioeconômicos.

A corriqueira sobreposição dos mapas de exclusão de grupos ou indivíduos numa população de determinado território, como déficits de acesso às ações e serviços de saúde, de educação pública de qualidade, de proteção social, de estrutura urbana, de saneamento e habitação, exige políticas integradas e ação coordenada por parte do Poder Público. Nesse campo é que se insere a necessidade de concretizar o conceito da intersetorialidade. Os diversos problemas da população, independentemente do tema, sempre têm explicações multidimensionais, e estas dimensões costumam ter origens semelhantes na sua explicação. A mortalidade infantil, por exemplo, está diretamente relacionada à baixa escolaridade da mãe, ao acesso a serviços básicos de saúde, à questão da oferta de alimentação adequada, à existência ou não de saneamento, e é sempre maior em estratos populacionais de menor renda e em territórios onde a violência é maior do que a média naquele município. O mesmo se pode afirmar, com características próprias, na questão da desnutrição ou da insegurança alimentar. Ou seja, um determinado problema tem explicações multicausais e de diferentes ordens. Portanto, o seu enfrentamento exige atuação de mais de um setor de forma integrada, ou seja, semanticamente uma intersetorialidade. Ao mesmo tempo, um mesmo determinante está na origem de mais de um problema concreto no mesmo grupo ou indivíduo.

Essa visão holística e integral necessária de um lado, dialoga, por outro lado, com a exigência de uma espécie de *zoom* no foco das políticas, com ênfase a determinados grupos e indivíduos. Mesmo em políticas universais, esta visão de foco especial não é contraditória por si mesma, como será observado mais à frente, ao abordar o tema das políticas de alimentação e nutrição na agenda local. Esse conceito intersetorial é fundante para o desenvolvimento de políticas sociais que abordam situações complexas e que têm na visão de integração coordenada sua grande chance de sustentabilidade e de sucesso de resultados. A intersetorialidade apresenta-se estratégica na condução e operacionalização dos serviços ofertados e na reorganização da gestão, viabilizando a ocorrência de uma nova relação entre o munícipe, os técnicos e os gestores, levando em consideração as peculiaridades locais em diferentes recortes territoriais e populacionais. O Estado passa a ser um articulador potente e um provedor de serviços e ações, diretamente ou em parcerias legalmente constituídas (VAZ et al., 2006). E é nesse ambiente que vem se desenvolvendo, nos espaços municipais, a política de alimentação e nutrição como caminho para o alcance dos direitos constitucionais à alimentação adequada e à saúde.

Políticas de alimentação, nutrição e segurança alimentar e nutricional

Como apresentado em capítulos anteriores, a alimentação é, por um lado, reconhecida como um determinante e condicionante de saúde, e, por outro, um direito social que, uma vez violado, coloca indivíduos e coletividades em situação de insegurança alimentar.

O conceito de Segurança Alimentar e Nutricional traz o desafio do exercício da intersetorialidade:

> Segurança Alimentar e Nutricional consiste na realização do direito de todos ao acesso regular e permanente a alimentos de qualidade, em quantidade suficiente, sem comprometer o acesso a outras necessidades essenciais, tendo como base práticas alimentares promotoras de saúde que respeitem a diversidade cultural e que sejam ambiental, cultural, econômica e socialmente sustentáveis (Art. 3º da Lei n. 11.346/2006 – Losan).

Dessa forma, a promoção da segurança alimentar e nutricional passa por um conjunto de políticas e programas que envolve diferentes elos do Sistema Alimentar, tais como unidades produtoras de alimentos, sejam rurais ou urbanas, de abastecimento, de distribuição, de comercialização ou oferta de alimentos e/ou refeições até os domicílios das famílias. Por fim, é necessário considerar os efeitos da alimentação sobre a saúde humana e a consequente demanda de oferta de um conjunto de ações, no campo da saúde, voltadas à promoção de práticas alimentares saudáveis e de atenção para prevenção e controle de agravos nutricionais.

A Política Nacional de Alimentação e Nutrição – PNAN, ao trazer diretrizes gerais para intervenções no âmbito do SUS, reconhece as múltiplas singularidades dos contextos locais e aponta que a organização da atenção nutricional deve ser guiada pelo perfil epidemiológico do território, assim como por critérios de risco e vulnerabilidades, que orientarão a definição de prioridades para ação (BRASIL, 2012). Porque é no município, esse espaço vivo que abriga o cotidiano das pessoas e que envolve as diversas dimensões do comer, que os indivíduos se deparam com ambientes mais ou menos promotores de alimentação saudável e de saúde e com a capacidade de resposta do Poder Público de atender às necessidades dos cidadãos relacionadas à alimentação e à saúde.

O caso de Belo Horizonte nas políticas de alimentação e nutrição e a articulação territorial para a promoção da saúde como exemplo de intersetorialidade praticada

Belo Horizonte é uma jovem capital de 120 anos, planejada no início do século XX para ser a capital de Minas Gerais, no bojo do movimento republicano vitorioso e no ambiente positivista, como marca de deixar para trás a velha Vila Rica (atual Ouro Preto) e suas marcas do colonialismo e do Império. Planejada, esquadrinhada no papel e construída numa região de águas e montanhas, para ser a sede do Governo regional, Província e depois Estado, sediando o poder político e administrativo e uma cidade de servidores públicos e de serviços. Como várias outras experiências anteriores e posteriores, no Brasil e no mundo, o planejado, em pouco tempo, foi superado por uma cidade que cresceu rapidamente e de forma desordenada e desigual. Isso traz até hoje uma marca de diferenças territoriais e populacionais bastante evidentes e que tem impacto na implementação das diversas políticas públicas. Estas, ao abordarem todos e a cada um, precisam, para seu sucesso, reconhecer e operar de forma diferente sobre as várias "belo horizontes".

Com uma população de aproximadamente 2,5 milhões de habitantes, sedia uma região metropolitana que tem o dobro da sua população e foi crescendo de forma ainda mais desordenada e desigual. Existem bolsões de pobreza na região metropolitana de Belo Horizonte com indicadores similares aos das regiões mais pobres de Minas Gerais, do norte e do Vale do Jequitinhonha (PNUD; IPEA; FJP, 2013).

Ainda que este aspecto não seja explorado neste capítulo, importante fazer referência que a conturbação intensiva de regiões metropolitanas impacta diretamente as políticas sociais e urbanas, pelo intenso fluxo de pessoas entre os vários municípios e as várias possibilidades de acesso às redes de serviços, independentemente do local de residência. Isso dificulta eventualmente até a correta definição do denominador populacional que servirá de base para cálculos de impactos de políticas com as ações e resultados brutos na posição de numerador de uma fração avaliativa de resultados.

Belo Horizonte vem, ao longo de sua história, experimentando a implantação de várias políticas públicas na área social e de infraestrutura, algumas que viraram referência nacional. Tem uma divisão territorial recortada em nove regiões administrativas e que servem de referência a todas as políticas públicas e de ação administrativa da Prefeitura Municipal, aproximando a gestão mais dos cidadãos, com movimentos ao longo do tempo de mais descentralização, com outros de recentralização, como é próprio de gestões públicas.

Por exemplo, ainda no final da década de 1990, recém-instituído pela Constituição Federal de 1988, o Sistema Único de Saúde teria na cidade iniciativas importantes e inéditas de territorialização nos chamados Distritos Sanitários, com a mesma divisão das regiões administrativas. Estabeleceu-se, assim, uma coordenação distrital de unidades de saúde com gerência local profissionalizada, algo inédito em todo o país e que deu a base, além de outras iniciativas, para o avançado estágio de desenvolvimento do SUS no município e com alto impacto nos indicadores de saúde e de acesso à rede de serviços.

No caso da política de segurança alimentar e nutricional, uma marca histórica é a gestão municipal iniciada em 1993, com características democráticas populares, eleita a partir de demandas de ampliação de políticas sociais e, em especial, de inclusão de parcelas populacionais historicamente excluídas do acesso a bens e serviços da cidade. A criação da Secretaria Municipal de Abastecimento foi um marco, com diversas iniciativas sendo implantadas, várias sustentadas até o presente. Tem início também uma aproximação da recém-instituída Política Municipal de Abastecimento com as políticas municipais de saúde, com os primeiros passos na implantação do SUS real, da educação pública, no recorte da alimentação escolar e das políticas de assistência e proteção social. A partir de então, diversos programas foram implantados, como o Direto da Roça, Comboio do Trabalhador, Programa Abastecer, Campanha da Safra, o incentivo às feiras urbanas, a Central de Abastecimento Municipal, os Restaurantes Populares, o Banco de Alimentos, a remodelação da alimentação escolar e programas para públicos vulneráveis, como idosos, crianças, gestantes e nutrizes, em parceria com a Secretaria Municipal de Saúde (SANTOS, 2000). Merece destaque o Programa Abastecer, que é estruturado em uma rede de estabelecimentos de venda de hortifrutigranjeiros por permissão da Secretaria de Abastecimento, com preços e qualidade controlados de uma cesta de produtos, similar aos diversos sacolões públicos de outros municípios. Além do efeito direto da redução de preços finais aos consumidores de baixa renda, facilitando o seu acesso aos alimentos de qualidade, houve o efeito indireto de regulação de preços da rede privada de oferta de gêneros alimentícios na região. Projeções do Centro de Desenvolvimento e Planejamento Regional da UFMG – Cedeplar (CUNHA; LEMOS, 1997) indicavam que 13 unidades analisadas desse Projeto tinham um potencial de comercialização anual de mais de 13.000 toneladas de produtos hortifrutigranjeiros, atendendo, nesse período, mais de 2.244.000 consumidores com dados de fluxo. Com o conceito de economia popular agregada, comparando o valor total comercializado nessa rede e o equivalente na rede privada da cidade, o valor estimado atingiria quase US$ 4,6 milhões e US$ 1,7 milhão nas unidades do Projeto Comboio do Trabalhador, que é semelhante ao Abastecer, mas com unidades móveis. Esse exemplo singelo demonstra certamente a principalidade da atuação do gestor local na geração e operação de uma política social, com contornos de intervenção urbana, relevante e impactante, mas que seria impossível de ser executada diretamente pelos outros entes federados.

A existência dessa política territorializada e liderada por uma gestão municipal foi avaliada em diversas pesquisas e trabalhos, como o Projeto Conexão Local Fundação Getúlio Vargas (ARAÚJO; ALESSIA, 2005) e estudos de Cunha e Lemos (1997). Como demonstrado neste relato referente à Belo Horizonte, há a possibilidade de intervenção ampliada em diversos segmentos da cadeia agroalimentar da cidade, apontando, dentre outros, para os efeitos diretos sobre a organização intraurbana. Parte do reconhecimento das desigualdades intraurbanas no acesso aos alimentos, referentes tanto a preços, da estruturação urbana de equipamentos de comercialização e dos níveis de renda diferenciados.

Muito relevante é o fato de esse conjunto de políticas ter continuidade nas diferentes gestões subsequentes, completando 25 anos em 2018, fato raro na história das políticas públicas brasileiras nas diferentes esferas. Esse fato foi decisivo para o reconhecimento da política municipal de abastecimento de Belo Horizonte, conferido pelo Painel Internacional de Especialistas em Sistemas Alimentares Sustentáveis – *The International Panel of Experts on Sustainable Food Systems* (IPES-Food 2017).

Essa secretaria, no início dos anos 2000, passou a ser uma secretaria adjunta da Secretaria Municipal de Políticas Sociais, integrando a Câmara Intersetorial de Políticas Sociais, que será abordada a seguir. Posteriormente, sua nomenclatura foi modificada para Secretaria Adjunta de Segurança Alimentar e Nutricional e, mais recentemente, integrando, como secretaria-adjunta, a Secretaria Municipal de Assistência Social, Segurança Alimentar e Cidadania.

Paralelamente a esse movimento no campo específico da segurança alimentar e nutricional, no mesmo momento político, a Prefeitura de Belo Horizonte tomou a decisão de reorganizar o seu sistema municipal de saúde. No arcabouço da Constituição Federal de 1988, Belo Horizonte foi o primeiro grande município, em 1994, a assumir a gestão plena do SUS, da atenção básica até a alta complexidade, da rede estatal e da rede privada contratada ainda pelo antigo Inamps, permitindo a expansão de serviços próprios, implementação de várias ações de saúde coletiva e de mecanismos inéditos de controle, avaliação e regulação do setor privado. Passa a desenhar um completo sistema de saúde, com portas de entrada, padrões de assistência, fluxos organizados, protocolos de regulação e avaliação, num movimento progressivo, e também, ainda que com alguns refluxos, em mais de duas décadas de aperfeiçoamento e em diferentes períodos da gestão municipal.

Dentre essas ações, há um destaque especial para o tema da Promoção da Saúde. Para discorrer sobre ela, é fundamental recorrer ao conceito de saúde advindo do movimento sanitário brasileiro e que constou do histórico documento final da VIII Conferência Nacional de Saúde, em que saúde é "resultante das condições de **alimentação**, habitação, educação, renda, meio ambiente, trabalho, transporte, emprego, lazer, liberdade, acesso e posse da terra e acesso aos serviços de saúde. É, assim, antes de tudo, o resultado das formas de organização social da produção, as quais podem gerar desigualdades nos níveis de vida" (grifo nosso). Este conceito, referendado depois na própria Constituição Federal de 1988, quebra com a perspectiva individualizante e, às vezes, culpabilizante do adoecer e morrer, ampliando o olhar da gestão da saúde para além dos seus muros. O entendimento do conceito de promoção da saúde como braço do modelo de atenção integral à saúde vem avançando em sua concepção e, nas últimas décadas, a determinação social do processo saúde-doença tem sido sustentada pelo estudo dos determinantes sociais em saúde (DSS).

A abordagem desses determinantes tem aprofundado as discussões sobre os diversos fenômenos sociais, políticos, econômicos, culturais, comportamentais e individuais que influenciam a qualidade de vida e a saúde da população. Citando Villar (2007), que utiliza o marco conceitual de Irvin y Solar para a abordagem do reflexo dos DSS na saúde e para a construção de políticas que efetivamente transformem a qualidade de vida da população, políticas públicas precisam intervir na cadeia dos Determinantes Sociais da Saúde. Elas se classificam em macropolíticas, que abordam os macrodeterminantes e a estratificação social das suas classes: as setoriais, que interferem em determinantes intermediários, diminuindo a vulnerabilidade das populações menos favorecidas, e as intersetoriais, que atuam reduzindo as consequências desiguais no estado de saúde e compensando os efeitos sociais e econômicos dos DSS e são fortemente influenciadas pelo nível de participação popular. E, como já dito, os governos locais são os operadores preferenciais das políticas setoriais e intersetoriais, no espaço real e concreto de seu território, e potencializadas se em estreita colaboração interfederativa com os outros dois entes federados.

A lógica do trabalho intersetorial e, como consequência, das ações de promoção da saúde e da qualidade de vida, tiveram, em Belo Horizonte, um espaço propício para existir e crescer a partir de muita determinação política e institucional. E as já mais amadurecidas e testadas políticas de saúde e segurança alimentar e nutricional foram, ao mesmo tempo, constituintes e resultantes nos seus efeitos deste pensar e agir, junto evidentemente das demais políticas setoriais. A ideia forte de territorialidade marcou todas as políticas públicas no município e, tendo o território como base, as iniciativas de integração destas políticas encontraram respaldo no fato de operarem, ainda que fragmentadamente, sobre os mesmos grupamentos populacionais. Já a partir de 2001, um projeto de reforma administrativa na Prefeitura teve por princípios a descentralização mais radical da gestão política e administrativa das políticas sociais e urbanas, da territorialidade comprometida com a inversão de prioridades para os territórios mais vulneráveis e com garantia de equidade na distribuição de bens e serviços, da participação cidadã na definição de prioridades e da intersetorialidade das políticas sociais e urbanas. Foram criadas uma Secretaria de Coordenação de Políticas Sociais e uma Câmara Intersetorial de Políticas Sociais. Essa estratégia foi fundamental para o estímulo ao pensar e fazer intersetorial e para a diminuição da fragmentação e disputas setoriais (DIAS, 2010).

No que se refere à saúde, a construção ou reafirmação de um modelo de atenção que incluísse e priorizasse recursos para a promoção da saúde foram fundamentais. O apoio de normativos e dispositivos de gestão do Ministério da Saúde foram muito importantes para alicerçar esta disposição política municipal, reafirmando a grandeza da colaboração interfederativa. Devem ser referenciados a Política Nacional de Promoção à Saúde, Política Nacional de Alimentação de Nutrição, a Política Nacional de Atenção Básica, o Pacto de Gestão pelo SUS em Defesa da Vida e o Programa Saúde na Escola, esse último uma parceria dos Ministérios da Saúde e da Educação.

A partir desta disposição política e instrumentalizada pelas diretrizes citadas e os acúmulos dos últimos anos, a Política Municipal de Saúde teve a intersetorialidade como um dos seus eixos estruturadores e foram pactuados indicadores para os projetos prioritários da gestão neste eixo: BH Cidadania, Bolsa Família e BH Mais Saudável (DIAS, 2010).

O Programa BH Cidadania inaugurou em Belo Horizonte um novo formato de gestão de políticas sociais, coordenado pela Secretaria de Coordenação de Políticas Sociais, com um formato político-institucional e gerencial que buscou matricialmente integrar o conjunto das ações das políticas de saúde, assistência social, abastecimento, direitos de cidadania, inclusão digital, educação, cultura, lazer e intervenções urbanas em um mesmo território, previamente definido com base nos indicadores de vulnerabilidade social. Sem apresentar ações novas, cuidou de articular um conjunto grande de ações com foco nas mesmas famílias, residentes no mesmo território. O público-alvo eleito do Programa em 2001, a partir da identificação de áreas divididas por classe de pobreza de I a IV, com base em indicadores socioeconômicos e de acesso aos serviços de saúde, compondo o IQVU (Índice de Qualidade de Vida Urbana) e IVS (Índice de Vulnerabilidade em Saúde). Conformaram-se, assim, mapas de áreas prioritárias de inclusão social, e, a partir daí, o território era cuidadosamente esquadrinhado, casa a casa, cadastrando as famílias, diagnosticando suas necessidades e, articulando com o conjunto das políticas ofertadas, o que seria de maior impacto na mudança da vulnerabilidade daquela família. Isto significou um alto grau de discriminação refinada e de individualização de ações articuladas, mostrando, mais uma vez, a potencialidade de ações coordenadas localmente, integradas e com base territorial. Para se ter a ideia da dimensão da proposta, isto significou, na partida, 101.000 famílias ou 402.000 pessoas, 18% da população da cidade, os mais pobres e mais vulneráveis. Na prática, após cinco anos, foram efetivamente atendidas 48.000 famílias ou 192.000 pessoas, marca relevante pelo foco no público-alvo e pela complexidade das ações de políticas integradas. Cabe ressaltar a importância do cadastro fino realizado pelas Equipes de Saúde da Família como base inicial de toda a operação (NAHAS et al., 2006).

Nesses territórios, posteriormente e a partir da legitimação pela população, foram construídos os Espaços BH Cidadania, concretizando espaços multiuso onde as várias políticas podiam ser executadas e mais facilmente integradas, como a presença física dos Centros de Referência da Assistência Social e as atividades das Oficinas da Cultura ou da Educação Alimentar. Foram montadas instâncias de governança do Programa com estruturas colegiadas nos níveis local, regional e central, facilitando a integração real na ponta do sistema e enfrentando os problemas concretos, que são inúmeros e desafiadores a cada dia. No caso da saúde, esses territórios tiveram um olhar especial, com cobertura de 100% das ESF, a ampliação da cobertura da saúde bucal, intensificação das ações de promoção e prevenção, o monitoramento de todas as crianças em situação de risco, o acompanhamento dos pacientes com doenças crônicas, a supervisão sobre o padrão da alimentação e nutrição, a prioridade para implantação das Academias da Cidade, que serão abordadas mais à frente. Sempre buscando apoio e respaldando as demais políticas em curso e geridas pelas outras secretarias e órgãos, tem-se, como exemplo, a prioridade no acompanhamento das famílias, em especial crianças e gestantes, beneficiárias do Programa Bolsa Família, por seu claro componente de vulnerabilidade social, a partir do recorte de renda *per capita*, mas também pelas avaliações mais rotineiras das equipes da assistência social.

O Programa Bolsa Família (PBF) foi implantado pelo Governo Federal a partir de 2003, após integração e ampliação veloz de vários programas de transferência de renda existentes perifericamente em vários ministérios, com o objetivo de combater a fome e intervir na pobreza no país, trazendo esses temas para o centro da agenda política nacional, o que até então nunca ocorrera. Basicamente, além da transferência direta e sem intermediários clientelistas de recursos financeiros para as famílias cadastradas no chamado Cadastro Único (CADúnico) e a partir de critérios elegíveis, a intervenção na pobreza extrema se dá pela melhoria dos níveis de educação das crianças e adolescentes, eliminação do trabalho infantil, acesso aos serviços básicos de saúde e inclusão produtiva na sociedade para a geração de trabalho e renda (CAMPELLO; NERI, 2013).

Assim, com ações emergenciais e aposta estruturante, o PBF teve o papel de indutor da estruturação da rede de proteção social para as famílias beneficiárias e para o fortalecimento das interfaces entre as políticas sociais. O empoderamento da área da assistência social, que depois veio a se tornar progressivamente uma política pública relevante com a implantação do Sistema Único da Assistência Social (SUAS) e sua rede de serviços, em especial os Centros de Referência da Assistência Social (Cras), teve um grande estímulo a partir do PBF e seu financiamento. E, em Belo Horizonte, com o conjunto das formulações e ações concretas já em curso e já descritas no âmbito das políticas sociais integradas e, em particular, do Programa BH Cidadania, o PBF teve adicionalmente este papel, de aportar recursos e adicionar condicionantes de monitoramento, que acabaram por estimular a integração das políticas e sua sinergia. Evidentemente, uma tensão permanente se instalou entre a prioridade territorial prévia, marca do BH Cidadania, e a prioridade mais universal por recorte de renda, base do PBF. Esta foi sendo resolvida a partir de muito diálogo entre os seus gestores, a vivência de casos concretos que exigiam uma sinergia das duas iniciativas, a coincidência dos mesmos atores envolvidos e a coordenação articulada da Secretaria de Políticas Sociais.

A melhor governança entendida foi de não superpor estruturas, mas insistir em espaços colegiados central, regionais e locais na lógica já em curso no BH Cidadania e gerências unificadas dos programas. Um dispositivo de governança central foi a criação dos Núcleos de Intersetoriais Regionais (NIR). Eles tiveram por missão subsidiar toda a gestão do PBF em base regional, promover a intersetorialidade na prática, descentralizando as ações de promoção inclusiva para as famílias beneficiárias, identificar mais especificamente as estratégias de intervenção nos casos de descumprimento das condicionalidades, facilitar o acesso de todas as famílias beneficiárias ao conjunto dos serviços públicos, qualificar o processo de inclusão de novas famílias a partir da busca ativa pelas equipes, estabelecer critérios de priorização para acesso às Unidades de Educação Infantil (Umeis) e realizar a base de acompanhamento mais de perto das equipes de saúde da família e dos agentes comunitários para o estabelecimento dos planos de intervenção nos casos concretos. As secretarias de Assistência Social, Saúde e Educação tiveram um elenco de atuação específico de acompanhamento e monitoramento das famílias beneficiárias e buscavam apoio nas ofertas das demais políticas públicas, a partir da singularidade do caso e do território. Este conjunto de ações significou uma aproximação certeira, organizada e sinérgica do Poder Público Municipal para o conjunto das famílias e pessoas mais vulneráveis do município, algumas delas, conforme relatos frequentes, invisíveis completamente às políticas, mesmo residindo ao lado de algum equipamento público.

No caso da saúde, para bem gerir o PBF no seu âmbito e interagir com as demais políticas, a opção da Secretaria Municipal foi a institucionalização de uma governança própria por meio de um Grupo de Trabalho (GT) do NIR no nível central, com coordenação da criada Assessoria de Articulação Interinstitucional no Gabinete do Secretário, a partir de 2003, e participação de áreas centrais de gestão de assistência e vigilância em saúde e dos nove distritos sanitários. Este GT se reunia regularmente com o objetivo de discutir, implementar e monitorar as ações pertinentes à saúde no âmbito do PBF, uniformizando e debatendo os desafios de cada distrito sanitário, interagindo com as instâncias regionais e central do PBF, com ênfase no acompanhamento das condicionalidades formais estabelecidas do programa e outras ações consideradas necessárias. No caso de Belo Horizonte, foram incluídas como condicionalidades adicionais acompanhamento da amamentação até o 6º mês de vida e dos casos de desnutrição infantil e da consulta de puerpério das mães. A partir desta matriz amplamente debatida, sua implementação foi feita em cada unidade básica, em cada ESF e para cada família identificada, permitindo um alto grau de discriminação positiva. Acompanhada nos detalhes, trazia para o coletivo os problemas, obstáculos e propostas inovadoras de ação, retroalimentando os grupos e atores em todos os níveis. Neste espaço, também era debatido e acompanhado o conjunto de interfaces com as ações das demais políticas públicas, e pactuadas, nos espaços intersetoriais já citados, novas intervenções integradas. Esse processo contínuo de ação/informação/avaliação foi resultado de uma grande massa crítica da agenda de atividades coletivizadas e compartilhadas em modo contínuo.

Depois de quatro anos desse trabalho, uma avaliação feita em 2008 de forma ampla na rede de saúde considerou como os principais pontos positivos a decisão e apoio político institucional para as ações, a existência de ampla cobertura das ESF, a priorização das áreas e famílias vulneráveis, a potência do sistema de informação de base local e interoperabilidade, os mecanismos implementados de governança com os diversos grupos, em todos os níveis da gestão e o apoio das outras políticas públicas integradas. Os grandes desafios eleitos foram o permanente debate entre ações programadas e atendimento à demanda espontânea nas unidades, a insuficiência de recursos humanos e a necessidade de ampliação da rede de proteção social, além da intervenção nos demais determinantes do processo saúde-doença na esfera estrutural da sociedade.

Essa experiência da saúde com o Programa BH Cidadania e o PBF, experimentando a intersetorialidade como componente intrínseco do setor saúde e, a partir de 2005, com o estímulo do Ministério da Saúde com a sua Política Nacional de Promoção da Saúde e a estratégia global para alimentação saudável, atividade física e saúde, e do planejamento estratégico da SMSA deu clara ênfase às ações de vigilância e promoção da saúde nas doenças crônicas não transmissíveis, com foco na integralidade do cuidado. Foi necessário implantar um novo elemento de gestão, o Grupo de Promoção da Saúde. Constou do Plano Municipal de Saúde (2005-2008), que deu origem ao Programa BH Mais Saudável, e tendo como origem o quadro epidemiológico de prevalência em incremento das doenças crônicas, especialmente as cardioneurovasculares e seus fatores de risco, o hábito de fumar, o sedentarismo, o diabetes, a obesidade e a alimentação inadequada. Cabe ressaltar a premissa orientadora do Programa: a ênfase nas intervenções sustentáveis, com ações que contribuem para a melhoria da qualidade de vida da população, no que se refere à prática da atividade física, da alimentação saudável e do controle do tabagismo, mas com ideia de respeito às escolhas das pessoas, do compartilhamento de decisões, da corresponsabilização e da clara opção por ações integradas com outras áreas da gestão. Nesse sentido, no ano seguinte, o Grupo agregou formalmente as secretarias municipais de Esportes, Abastecimento (depois Segurança Alimentar e Nutricional) e Educação, além da Coordenação do Curso de Nutrição da Universidade Federal de Minas Gerais (UFMG).

Com o marco conceitual das políticas nacionais de promoção da saúde e de alimentação e nutrição do SUS, da Convenção Quadro do Tabaco, das diretrizes do Conselho Nacional de Segurança Alimentar e Nutricional (Consea), do Programa Saúde na Escola e outras fontes, um elenco de ações diretas da saúde e transversais, parcerias com outras áreas foram feitas em toda a rede de atenção básica e em cada ESF, com diagnóstico de prioridades de intervenção e liberdade de atuação local. A fala corrente na rede de serviços depois de algum tempo era de que esta agenda finalmente entrou na prática cotidiana dos serviços de saúde, saindo do velho discurso sanitário para a prática concreta. O marco síntese do programa foi a implantação das Academias da Cidade. Inspirada nas experiências de Recife e Aracaju, essa iniciativa resultou em amplo movimento e debate com os diversos atores da rede de saúde e das demais políticas. As áreas prioritárias de implantação do novo equipamento eram, mais uma vez, as de maior vulnerabilidade, onde já existia o BH Cidadania, territorializadas para duas ou três unidades básicas de saúde e com equipamento público já existente para adequação, articulado também com a rede de educação para o fluxo de crianças e adolescentes e potencialização de ações de atividades físicas e de orientação nutricional nas escolas.

A coordenação central do Programa contou, desde o início, com um sanitarista, um nutricionista e dois educadores físicos, além de equipe de apoio. A partir de 2008, com a implantação dos Núcleos de Apoio à Saúde da Família (NASF), a coordenação deles no nível distrital assumia a coordenação do BH Mais Saudável. Cada Academia da Cidade tinha uma equipe composta por um educador físico, estagiários de Educação Física e estagiários curriculares de Nutrição da UFMG e supervisão de seu corpo docente, além de apoio de equipes das unidades básicas escalonadas. O equipamento físico era simples, de 100 a 200 m^2, com área coberta para atividade física e aberta para caminhada, sala de avaliação física e avaliação nutricional e equipamentos muito singelos feitos artesanalmente na própria Prefeitura e Universidade. O público era espontâneo ou encaminhado das unidades ou escolas, tinha sempre uma avaliação física e nutricional e monitoramento contínuo, com encaminhamento ao serviço de saúde quando necessário. Os educadores físicos foram contratados diretamente pela SMSA e passaram a interagir formalmente de forma regular com as equipes das unidades básicas, com reuniões semanais para discussão dos casos mais complexos. Inicialmente, os profissionais da Nutrição eram os docentes da UFMG, mas, a partir de 2008, com os NASF, 38 nutricionistas foram contratados para se incorporar ao apoio direto às academias. A institucionalização do apoio matricial da Nutrição foi considerada um grande salto de qualidade nas ações de promoção e cuidado. As academias passaram a ser objeto de disputa na população no âmbito do Orçamento Participativo e chegaram a ser, em 2008, a maior demanda captada e vencedora. Inúmeras foram as ações feitas em parceria com outras políticas no nível local, por iniciativa própria das equipes ou gerais na cidade, mas duas merecem registro pela sua dimensão.

A primeira é a parceria com a política de abastecimento e segurança alimentar e nutricional. Foram várias as ações, com destaque para: estímulo com diferentes artifícios e espaços a toda a população para a alimentação saudável; reforço ainda maior ao aleitamento materno; orientação sobre as opções de compra de alimentos com alternativas mais econômicas, conservação, preparo de refeições e cardápios variados; divulgação de pesquisa de preços e dos equipamentos públicos da Prefeitura de oferta de alimentos; formação de agentes públicos variados em educação alimentar e nutricional; qualificação da oferta de alimentação escolar. O público escolar foi prioridade, com oficinas intensivas nas escolas envolvendo toda a comunidade escolar. Consolidados esses avanços de conceito e de prática, o desafio passou a ser a expansão necessária para toda a cidade, com a convicção do acerto da política implantada.

Na área do esporte, o caminho foi integrar os programas já existentes com as academias, como o Projeto Caminhar, o Segundo Tempo (para escolares), o Superar (para deficientes físicos), Esporte Esperança (para jovens e adolescentes fora das escolas), o Vida Ativa (para idosos), articulando estas ações nos territórios de ação das academias. Nas áreas mais vulneráveis, as do BH Cidadania, uma ação articulada de estímulo à atividade física para idosos, obesos, diabéticos e hipertensos foi muito significativa segundo os relatos obtidos com populações reconhecidas e bem adscritas às Equipes de Saúde da Família. Nesse sentido, o público-alvo prioritário das academias foram adultos a partir dos 18 anos. Protocolos comuns de encaminhamento e de ação foram elaborados conjuntamente. Uma ação marcante da SMSA nesta área foi a implantação da prática chinesa do Lian Gong em 18 terapias, com prática corporal de relaxamento e fortalecimento muscular, que foi disseminada para todas as unidades, por capacitados profissionais diversos das unidades e de expansão rápida a partir de um núcleo inicial formado por um parceiro contratado. As sessões são de 30 a 45 minutos e de fácil manejo e com segurança, tendo sido de ampla aceitação pelos trabalhadores e usuários, especialmente os portadores de doenças crônicas e de dores permanentes. Em 2017, houve a comemoração dos 10 anos desta atividade, com a apresentação de 10.000 praticantes em um estádio de futebol de Belo Horizonte.

Avaliações mais ou menos sistematizadas foram realizadas ao longo dos anos dos efeitos da instituição deste conjunto de dispositivos de políticas de promoção da saúde, especialmente as Academias da Cidade, nos aspectos da atividade física e do aconselhamento alimentar e nutricional, incluindo pesquisas no âmbito acadêmico (DIAS, 2010).

Finalmente, uma avaliação mais qualitativa da relevância sanitária, da pertinência política institucional, da viabilidade econômica e da eficiência operativa das práticas de políticas integradas, estando a saúde como instituinte e como resultante desse conjunto de práticas. É o caminho real e concreto de efetivar com e além do setor de saúde a sonhada e tão falada promoção da saúde e da qualidade de vida das populações, especialmente os seus grupamentos mais vulneráveis – caminho ainda longo e desafiador, cheio de obstáculos e incompreensões imediatistas. Esse é o principal resultado da experiência brevemente relatada, e em construção, de Belo Horizonte. É possível fazer mais do que o aspecto assistencial do cuidado, é possível promover saúde e qualidade de vida, é componente de maior felicidade pessoal e familiar, é condição objetiva de melhoria das condições para a dura disputa econômica de grupamentos mais vulneráveis, dá resultados sanitários relevantes, é melhor e mais eficiente fazer política da alimentação e nutrição de forma integrada às outras políticas e o município é o lócus onde estes encontros acontecem e ganham vida. Decisão na macropolítica é desejada e pavimenta o caminho, mas pequenas e significativas atitudes nos microespaços de atuação de equipes de saúde, assistência social, educação, dentre outros agentes públicos da proteção social brasileira, podem fazer a diferença na vida das pessoas.

Quadro 23.1 **Lições-chave aprendidas com o caso de Belo Horizonte/MG sobre intersetorialidade e as Políticas de Alimentação e Nutrição no nível local**
• Importância da segurança do compromisso de governo com a proteção social e a redução de iniquidades
• Implementação de um modelo de governança intersetorial, desde o planejamento até a execução das ações em todos os níveis de gestão, incluindo o nível local
• Uso sistemático de dados e informações para diagnóstico dos territórios locais, suas características e necessidades
• Envolvimento de todos os sujeitos no nível local (gestores, profissionais e cidadãos)
• Articulação da formulação local com as diretrizes e marcos nacionais e globais em saúde e segurança alimentar e nutricional

Fonte: Elaborado pelos autores.

Referências

ARAÚJO, C. A. de; ALESSIA, M. F. Política Municipal de Abastecimento e Segurança Alimentar. Projeto Conexão Local, ano 1, 2005. Disponível em: <http://gvpesquisa.fgv.br/sites/gvpesquisa.fgv.br/files/conexao-local/cl_2005_pmasabh.pdf>. Acesso em: 22 dez. 2017.

BRASIL. Ministério da Saúde. Secretaria de Atenção à Saúde. Departamento de Atenção Básica. *Política Nacional de Alimentação e Nutrição*. Brasília: MS; 2013. 84p. Disponível em: <http://bvsms.saude.gov.br/bvs/publicacoes/politica_nacional_alimentacao_nutricao_2ed.pdf>. Acesso em: 21 nov. 2017.

CAMPELLO, T.; NERI, M. C. (Org.). *Programa Bolsa Família:* uma década de inclusão e cidadania. Brasília, DF: Ipea, 2013.

CUNHA, A. R. A. de A.; LEMOS, M. B. Segurança alimentar sob o prisma das políticas urbanas de abastecimento. Texto para discussão n. 113. CEDEPLAR/FACE/UFMG. Belo Horizonte,1997. Disponível em: <http://www.cedeplar.ufmg.br/pesquisas/td/TD%20113>. Acesso em: 22 dez. 2017.

DIAS, M. A. de S. Promoção à saúde e articulação intersetorial. Cap. 2, p. 63-99. In: MAGALHÃES JUNIOR, H M. *Desafios e inovações na gestão do SUS em Belo Horizonte:* a experiência de 2003 a 2008. Belo Horizonte: Mazza Edições, 2010.

FILGUEIRAS, C. A. C. Desafios institucionais da gestão social nos municípios. *Pensar BH/Política Social,* n. 16, p. 45-47, 2006.

GONÇALVES, Marcos Flávio R. (Coord. técnica). *Manual do prefeito*. 15. ed. rev. atual. Rio de Janeiro: IBAM, 2016 [livro eletrônico].

NAHAS, M. I. P.; ESTEVES, O. A.; VIEIRA, C. M.; BRAGA, F. G. Qualidade de vida urbana em belo horizonte na década de 1990: o que dizem os indicadores? *Pensar BH/Política Social,* n. 17, p. 8-17, 2006.

PROGRAMA DAS NAÇÕES UNIDAS PARA O DESENVOLVIMENTO – PNUD. Instituto de Pesquisa Econômica Aplicada – Ipea / Fundação João Pinheiro – FJP. *Atlas do Desenvolvimento Humano no Brasil*. 2013. Disponível em: <http://atlasbrasil.org.br/2013/pt/>. Acesso em: 22 dez. 2017.

SANTOS, S. M. C. Política municipal de abastecimento e segurança alimentar de Belo Horizonte. In: FARAH, M. F. S.; BARBOSA, H. B. *Novas experiências de gestão pública e cidadania*. Rio de Janeiro: Editora FGV, 2000 (Coleção FGV Prática).

SOARES, W. C.; ESPINOSA, M. O município na constituição de 1988. *Revista Científica Semana Acadêmica*. Fortaleza, ano MMXIII, n. 40, 20 ago. 2013. Disponível em: <https://semanaacademica.org.br/system/files/artigos/o_municipio_na_constituicao_de_1988.pdf>. Acesso em: 22 dez. 2017.

VAZ, F. A. C.; CAMPOS, F. C. C. de; ÁLVARES, J.; TEIXEIRA, P. F.; AGUIAR, R.; OLIVEIRA, V. de. Avaliando autonomia em uma política pública: categorias de análise em promoção de saúde. *Pensar BH/Política Social,* n. 16, p. 15, 2006.

VILLAR, E. Los determinantes sociales de salud y la lucha por equidade em salud: desafios para el Estado y la sociedad civil. *Saúde e Sociedade*, 16(3):7-12, 2007.

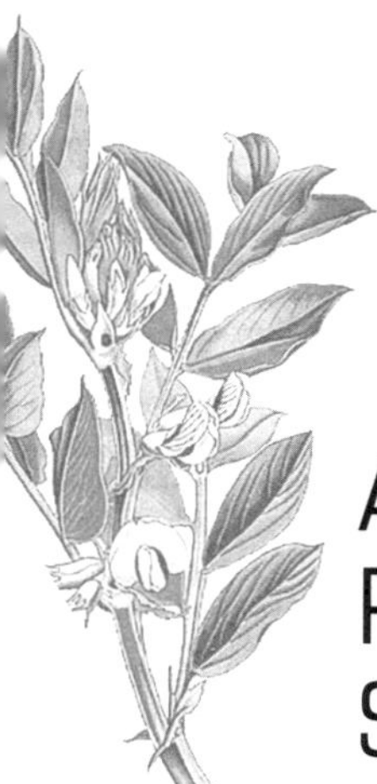

24

Agenda global das Políticas Públicas de Alimentação, Nutrição e Segurança Alimentar e Nutricional

■ Ana Carolina Feldenheimer da Silva

As políticas e ações de alimentação e nutrição são realizadas e planejadas em grande parte no âmbito local, entendendo aqui o local como o nacional, estadual ou municipal. Mas esta agenda sofre a influência e, em alguns casos, a determinação de pontos estratégicos por agências internacionais e outros organismos que influenciam diretamente no que é realizado localmente.

O Brasil é um país com uma agenda para as políticas de alimentação e nutrição bem estruturada, com a presença da uma Política Nacional de Alimentação e Nutrição, Guia Alimentar para a população brasileira, Guia Alimentar para crianças menores de dois anos e uma série de Leis, Portarias e Regulamentos que orientam as ações das políticas públicas relacionadas à Alimentação, Nutrição e Segurança Alimentar e Nutricional, conforme já apresentado nos outros capítulos. Um ponto diferencial, e no qual o Brasil é uma referência global, é a articulação entre diferentes órgãos e setores do governo, por exemplo, a Câmara Intersetorial de Alimentação e Nutrição – Caisan, que coordena as ações da Política Nacional de Segurança Alimentar e Nutricional e orienta as ações e esforços do Sistema Nacional de Segurança Alimentar e Nutricional (SAN), entre outros.

No âmbito global, a Agenda de alimentação e nutrição sofre influência de diversas agências, fundações privadas e órgãos de pesquisa, que, em alguns casos, propõem, e, em outros, impõem agendas e ações aos países. Ao pensar na agenda internacional, o principal órgão de articulação e organização dos processos, em nível global, é a Organização das Nações Unidas – ONU. O trabalho da ONU é organizado tematicamente por meio de agências, que desempenham importante função, de acordo com sua *expertise*. O campo da alimentação, nutrição e da SAN se configura como um espaço complexo, influenciado por uma série de dimensões, o que resulta em um grupo de agências que possuem atividades e ações voltadas para as políticas nacionais de alimentação e nutrição, não se restringindo apenas à Organização Mundial da Saúde (OMS).

As agências das Nações Unidas e as agendas de alimentação, nutrição e segurança alimentar e nutricional

A ONU foi criada em 24/10/1945, após a Segunda Guerra Mundial, com o objetivo de facilitar a cooperação entre os países no que se refere ao direito internacional, progresso social, direitos humanos, segurança internacional e a realização da paz mundial. No ano de 2017, a ONU possuía 26 programas, fundos e agências vinculados de diversas formas, cada um com financiamento e regras próprias, mas todos atuando conjuntamente na prestação de assistência técnica e humanitária em diferentes áreas.

Quando pensamos na agenda da saúde e da nutrição, a agência da ONU com maior destaque é a OMS, com sede em Genebra, na Suíça, e representação em mais de 150 países ao redor do mundo. A OMS trabalha em parceria com governos nacionais e outros parceiros, com o objetivo de garantir o melhor nível possível de saúde para todas as pessoas, construir um futuro melhor e mais saudável. A OMS tem em sua agenda central o combate de todas as doenças, a saúde dos indivíduos, coletividades e a saúde do planeta e oferece uma variedade de materiais técnicos, posicionamentos e referenciais teóricos que podem e devem ser adaptados às realidades locais. Anualmente, é realizada, no mês de maio, a Assembleia mundial da Saúde, o fórum máximo de deliberação da OMS, em que todos os países signatários da OMS são convidados a participar, contribuir e construir os documentos que orientarão as ações de saúde em nível global. No Brasil e nas Américas, a OMS é representada pela Organização Pan-Americana da Saúde (OPAS).

Além da OMS, outras agências da ONU também têm como objetivo ações relacionadas à alimentação, nutrição e SAN. A Organização das Nações Unidas para a Alimentação e a Agricultura (Food and Agriculture Organization – FAO) é a agência da ONU vocacionada a discutir e propor temáticas e soluções no campo dos alimentos e sua produção. A missão da FAO é liderar os esforços internacionais de erradicação da fome e da insegurança alimentar. No Brasil, o conceito de insegurança alimentar é acompanhado do "nutricional", e a relação intrínseca entre o alimentar e o nutricional, tão clara no contexto brasileiro, ainda não é compreendida globalmente, e muitos documentos oficiais das Nações Unidas ainda não fazem esta ligação, tratando apenas de Segurança Alimentar. A FAO se propõe a ser um território neutro na discussão entre os países, fazendo com que as negociações aconteçam em pé de igualdade, gerando acordos, estratégias e resoluções em busca de cessar a fome no mundo contemporâneo. Em 2017, a FAO contava com 191 países-membros, além da Comunidade Europeia. A organização está sediada em Roma, na Itália, com cinco escritórios regionais e 78 nacionais. Como todos os órgãos da ONU, a FAO publica regularmente uma série de materiais técnicos que objetiva apoiar os países na melhoria de seus modelos agrícolas, florestais e pesqueiros, com foco na boa nutrição e desenvolvimento sustentável.

O Unicef (Fundo das Nações Unidas para a Infância) tem como missão zelar pela agenda dos direitos da criança e do adolescente e, dentre esses direitos, estão o direito à vida, à saúde e à boa nutrição. A missão inicial do Unicef era apoiar a reorganização dos países mais afetados pela 2ª Guerra Mundial, tendo, atualmente, ações em 191 países. No Brasil, o Unicef está desde 1950 e teve grande influência em uma série de programas e políticas relacionados à infância e à adolescência, em cooperação com governos, organizações não governamentais, sociedade civil, outras agências da ONU e outros. Agendas como a garantia dos direitos, redução da desnutrição infantil, mortes por diarreia, melhoria dos índices de aleitamento materno e qualificação da alimentação escolar são exemplos de agendas sob responsabilidade do Unicef.

O Programa das Nações Unidas para o Desenvolvimento (PNUD) se constitui na agência da ONU que lidera os esforços para que os países melhorem seu desenvolvimento, tendo como foco principal a redução da pobreza. Presente em 166 países, foca seus esforços na articulação de diferentes setores em prol da melhoria da vida das pessoas, com base na proteção dos direitos humanos, igualdade de gênero e raça. O PNUD teve um papel estratégico no desenvolvimento e acompanhamento dos Objetivos do Desenvolvimento do Milênio (ODM), descritos abaixo. A agenda de alimentação, nutrição e SAN tem forte relação com a redução das desigualdades e desenvolvimento local e, por este motivo, também é pautada nas ações do PNUD.

O Programa Mundial de Alimentos – PMA (World Food Programme – WFP) lidera os esforços das Nações Unidas nas ações de ajuda humanitária e combate à fome, atuando na assistência às emergências e trabalhando junto às comunidades para aumentar a capacidade de melhorar a nutrição das populações. As atividades do PMA são fundamentadas em seis grandes eixos: construção da capacidade de resiliência; ajuda nas situações de emergência; assistência humanitária e serviços; assistência alimentar; transferência de recursos financeiros e alimentos; fortalecimento da capacidade dos países; cooperação Sul-Sul (cooperação entre países do hemisfério sul). Estima-se que 10% da população mundial não consegue se alimentar diariamente, e a assistência coordenada pelo PMA é uma das ações que podem romper com o ciclo da fome no mundo. Cerca de dois terços das ações do PMA são desenvolvidas em países onde há algum tipo de conflito, e estima-se que as pessoas que vivem nesses países têm três vezes mais chance de ser desnutridas quando comparadas com pessoas que vivem em lugares sem conflitos. No Brasil, o PMA implementou, em 2011, um Centro de Excelência contra Fome, um espaço de intercâmbio para fortalecimento da cooperação Sul-Sul e que tem como missão levar as experiências brasileiras exitosas (Programa Nacional de Alimentação Escolar – PNAE, Segurança Alimentar e Nutricional e Programas de Nutrição) para outros países em todo o mundo, em especial aos países do Sul.

Outra agência da ONU com atuação na agenda de alimentação, nutrição e SAN é o Fundo Internacional para Desenvolvimento da Agricultura (The International Fund for Agricultural Development – IFAD). A criação da agência foi uma das conquistas da Conferência Mundial sobre Alimentação, realizada em 1974, que foi realizada em resposta à crise global de alimentos de 1970. O IFAD promove ações em prol da erradicação da pobreza no meio rural em países em desenvolvimento.

O Comitê permanente das Nações Unidas sobre Nutrição (United Nations System Standing Committee on Nutrition – UNSCN) foi criado em 1977 como um comitê de coordenação administrativa e sob o entendimento de que a agenda da alimentação, nutrição e SAN possui tamanha complexidade que não pode ser acolhida apenas por uma agência da ONU, e, sim, por um conjunto de agências, atuando cooperativamente. Como apresentado anteriormente, uma série de agências da ONU atua na temática, e essa diversidade apontou para a necessidade de um órgão que ajudasse a coordenar as ações, de modo que todas as agências atuem de forma coerente, consistente, complementar e sem sobreposição de esforços. São membros do UNSCN as cinco agências da ONU: FAO, IFAD, Unicef, PMA e OMS, que possuem mandatos explícitos para melhoria da alimentação e nutrição globalmente, entretanto qualquer agência da ONU pode ser membro do Comitê. Além das agências do Sistema ONU, outras organizações globais, com reconhecido trabalho e *expertise* em nutrição, podem ser tornar membros do comitê.

O UNSCN tem como missão: fornecer orientação estratégica global e advocacia em nutrição para garantir o engajamento e o investimento ao mais alto nível e assegurar o progresso em direção à segurança nutricional para todos; reforçar o diálogo e os vínculos, promovendo ações conjuntas de nutrição, parcerias e responsabilidade mútua entre as agências das Nações Unidas; harmonizar conceitos, incluindo metodologias e diretrizes, políticas e estratégias em resposta às necessidades nutricionais dos países; facilitar o intercâmbio de conhecimentos de práticas, ferramentas e necessidades, reforçando a coerência da agenda pública global de nutrição e a identificação de questões emergentes; comunicar tendências, progressos e resultados globais e melhoria da advocacia global por meio de redes e plataformas; e envolver e facilitar o diálogo com os tomadores de decisão em todos os setores: saúde, segurança alimentar, água e saneamento e proteção social para fortalecer a ação nutricional e incorporar a nutrição nas políticas de desenvolvimento.

O *Codex Alimentarius* é um programa conjunto da FAO e da OMS, criado em 1963. Trata-se de um fórum internacional de formulação e harmonização de normas alimentares, participando de sua aplicação em escala mundial. Suas normas têm como finalidade proteger a saúde da população, assegurando práticas equitativas no comércio regional e internacional de alimentos, criando mecanismos internacionais dirigidos à remoção de barreiras tarifárias, fomentando e coordenando todos os trabalhos que se realizam em normalização. Dessa forma, o *Codex Alimentarius* estabelece um conjunto de padrões, códigos de práticas, guias e outras recomendações, gerais ou específicas, com referencial científico, detalhadas por grupos de alimentos ou não, relacionadas ao sistema de produção de alimentos nos países e visando à segurança alimentar e proteção do consumidor. Tornou-se um ponto de referência para os consumidores, produtores e elaboradores de alimentos, para os organismos internacionais de controle e comércio de alimentos. Além de normas específicas sobre a identidade e qualidade de produtos, o *Codex Alimentarius* contém normas gerais sobre: rotulagem de alimentos, aditivos alimentares, contaminantes, métodos de análise e amostragem, higiene dos alimentos, nutrição e alimentos para dietas especiais, sistemas de inspeção e certificação de importações e exportações de alimentos, resíduos de medicamentos veterinários nos alimentos e resíduos de praguicidas nos alimentos.

O Comitê de Segurança Alimentar Mundial (CSA) foi criado em 1974 pela ONU, para análise e acompanhamento das políticas de segurança alimentar, funcionando como uma plataforma composta por governos e sociedade civil, dedicado a discutir a Segurança Alimentar globalmente. A FAO é responsável por abrigar e operacionalizar as ações do CSA, garantindo reuniões periódicas e um espaço de discussão mais amplo, por considerar a sociedade civil e não só os governos nos espaços decisórios.

Conferências mundiais de nutrição

As agências das Nações Unidas, em parceira com os governos e movimentos sociais, realizaram duas Conferências mundiais de nutrição: "Internacional Conference on Nutrition" (ICN). A 1ª Conferência Mundial de Nutrição (ICN 1) foi realizada em dezembro de 1992 na cidade de Roma, na sede da FAO. Estavam presentes 159 países, 15 agências da ONU e 144 organizações da sociedade civil. Estima-se que mais de 1.300 pessoas participaram da conferência.

A ICN 1 tinha como objetivos: avaliar a magnitude e extensão dos problemas relacionados à fome, à desnutrição e às doenças relacionadas à alimentação, analisando suas causas e consequências; desenvolver e adotar uma estratégia e propostas de ação para alcançar objetivos nutricionais e dietéticos pactuados; aumentar a conscientização pública quanto ao escopo e extensão dos problemas nutricionais e como eles podem ser solucionados; mobilizar os recursos financeiros necessários para estratégias para promover a alimentação saudável e bem-estar nutricional; e estabelecer um sistema global de monitoramento do estado nutricional das populações em risco. No ano de 1992, a fome, a desnutrição e as carências nutricionais eram os principais agravos relacionados à malnutrição e compuseram a temática central da conferência. Um dos resultados da Conferência foi a Declaração Mundial sobre Nutrição:

> A fome e a má-nutrição são inaceitáveis em um mundo que tem tanto o conhecimento como os recursos para acabar com esta catástrofe humana... Reconhecemos que globalmente há alimentos suficientes para todos e... o comprometimento de agir em solidariedade para garantir que estar livre da fome se torne uma realidade (Declaração Mundial sobre Nutrição, 1992).

Além da Declaração Mundial sobre Nutrição, um Plano de Ação para a Nutrição foi proposto para guiar os países como um referencial técnico para o desenvolvimento de políticas e programas, organizado em nove temas prioritários:

- Incorporação dos objetivos nutricionais, considerações e componentes nas políticas e programas de desenvolvimento.
- Melhora da segurança alimentar nos domicílios.
- Proteger dos consumidores mediante melhoria da qualidade e segurança dos alimentos.
- Prevenção e tratamento das doenças infecciosas.
- Promoção da amamentação.
- Atenção para as comunidades socioeconomicamente carentes e nutricionalmente vulneráveis.
- Prevenção e controle de deficiências específicas de micronutrientes.
- Promoção de dietas adequadas e estilos de vida saudáveis.
- Avaliação, análise e monitoramento de situações nutricionais.

Com base nos pressupostos do Plano de Ação, muitos países iniciaram ou aprimoraram sua agenda de ações e políticas relacionadas à alimentação, nutrição e à SAN, reforçando a importância da conferência.

Vinte e dois anos depois da ICN 1, foi realizada a 2ª Conferência Mundial de Nutrição (ICN 2), em novembro de 2014, na sede da FAO, em Roma. O ICN 2 contou com a presença de mais de 2.200 participantes, de 170 países, mais de 150 organizações não governamentais e cerca de 100 organizações do setor privado. Antes da conferência, foi realizado um evento prévio com parlamentares de todo o mundo, a fim de avançar, em nível nacional, com leis e programas que combatessem a malnutrição. Em 1992, o tema central era a fome e desnutrição, e, duas décadas depois, a fome ainda compunha a agenda da conferência, mas desta vez acompanhada da epidemia da obesidade, das doenças crônicas, da interferência das grandes corporações globais nos sistemas alimentares nacionais e da tripla-carga de doenças, principalmente nos países em desenvolvimento.

Os principais resultados da 2ª Conferência estão expressos na Declaração de Roma sobre Nutrição e no Quadro de ações (Framework for Action), aprovados pelos governos participantes, gerando um compromisso dos líderes mundiais em estabelecer políticas nacionais destinadas a erradicar a desnutrição e a transformar os sistemas alimentares para disponibilizar alimentação saudável para todos.

Outro importante resultado da 2ª Conferência foi a pactuação de que a ONU declararia a "Década pela Nutrição 2016-2025". O chamado para uma década de ação pela nutrição se deu pelo entendimento de que os desafios para a promoção da alimentação adequada e saudável são crescentes e, por isso, torna-se necessário um esforço concentrado de todos os setores a fim de gerar soluções mais efetivas. A década foi oficializada em 1º de abril de 2016, na Assembleia-Geral das Nações Unidas.

O UNSCN é responsável por coordenar as ações da Década pela Nutrição, cujos objetivos são: acelerar a implementação dos compromissos firmados no ICN 2, alcançar os pontos relacionados à nutrição no Plano Global de Ações Estratégicas para o combate às Doenças Crônicas Não Transmissíveis até 2025 e contribuir para a realização dos Objetivos de Desenvolvimento Sustentável (ODS) até 2030.

As áreas de ação da Década são: (1) Sistemas alimentares sustentáveis e resilientes para dietas saudáveis; (2) Sistemas de saúde alinhados que fornecem cobertura universal de ações essenciais de nutrição; (3) Proteção social e educação nutricional; (4) Comércio e investimento para melhorar a nutrição; (5) Ambientes seguros e favoráveis para a nutrição em todas as fases da vida; e (6) Fortalecimento da governança e prestação de contas para a nutrição.

A década deve atuar com base nas ações já existentes e na proposição de novas, de acordo com as capacidades nacionais.

Além das ações focadas diretamente na agenda de alimentação, nutrição e SAN, outras agendas integradas impactam direta ou indiretamente nas políticas e no estado de saúde e nutrição das populações. Um exemplo importante de agenda conclusa são os "Objetivos do Desenvolvimento do Milênio", ou ODM. Os ODM foram propostos como uma agenda intersetorial, que congregou esforços dos governos, sociedade civil e setor privado, com o objetivo de consolidar o desenvolvimento humano e sustentável. As metas dos ODM foram estabelecidas no ano 2000 pela ONU, com a participação de 191 países signatários dos compromissos firmados, que deveriam ser atingidas até o ano de 2015. Os ODM eram:

- Objetivo 1: Acabar com a fome e a miséria.
- Objetivo 2: Oferecer educação básica de qualidade para todos.
- Objetivo 3: Promover a igualdade entre os sexos e a autonomia das mulheres.
- Objetivo 4: Reduzir a mortalidade infantil.
- Objetivo 5: Melhorar a saúde das gestantes.
- Objetivo 6: Combater a Aids, a malária e outras doenças.
- Objetivo 7: Garantir qualidade de vida e respeito ao meio ambiente.
- Objetivo 8: Estabelecer parcerias para o desenvolvimento.

Em 2015, todos os países signatários dos ODM prestaram contas e avaliaram seu desempenho perante as metas assumidas. Muitas nações apresentaram avanços em alguns pontos e o não cumprimento de outros. Numa avaliação geral, os ODM foram importantes para impulsionar ações nacionais, com vistas à melhoria da qualidade de vida dos indivíduos. A avaliação dos ODS inspirou uma nova leva de compromissos mais amplos, a agenda 2030: "Objetivos do Desenvolvimento Sustentável" ODS. Os ODS têm a intenção de completar a agenda inconclusa dos ODM e avançar em novas agendas, compostas por 17 objetivos e 169 metas:

- Objetivo 1: Acabar com a pobreza em todas as suas formas, em todos os lugares;
- Objetivo 2: Acabar com a fome, alcançar a segurança alimentar e melhoria da nutrição e promover a agricultura sustentável.
- Objetivo 3: Assegurar uma vida saudável e promover o bem-estar para todos, em todas as idades.
- Objetivo 4: Assegurar a educação inclusiva, equitativa e de qualidade e promover oportunidades de aprendizagem ao longo da vida para todos.
- Objetivo 5: Alcançar a igualdade de gênero e empoderar todas as mulheres e meninas.
- Objetivo 6: Assegurar a disponibilidade e gestão sustentável da água e saneamento para todos.
- Objetivo 7: Assegurar o acesso confiável, sustentável, moderno e a preço acessível à energia para todos.
- Objetivo 8: Promover o crescimento econômico sustentado, inclusivo e sustentável, emprego pleno e produtivo e trabalho decente para todos.
- Objetivo 9: Construir infraestruturas resilientes, promover a industrialização inclusiva e sustentável e fomentar a inovação.
- Objetivo 10: Reduzir a desigualdade dentro dos países e entre eles.
- Objetivo 11: Tornar as cidades e os assentamentos humanos inclusivos, seguros, resilientes e sustentáveis.
- Objetivo 12: Assegurar padrões de produção e de consumo sustentáveis.
- Objetivo 13: Tomar medidas urgentes para combater a mudança climática e seus impactos.
- Objetivo 14: Conservação e uso sustentável dos oceanos, dos mares e dos recursos marinhos para o desenvolvimento sustentável.
- Objetivo 15: Proteger, recuperar e promover o uso sustentável dos ecossistemas terrestres, gerir, de forma sustentável, as florestas, combater a desertificação, deter e reverter a degradação da terra e deter a perda de biodiversidade.
- Objetivo 16: Promover sociedades pacíficas e inclusivas para o desenvolvimento sustentável, proporcionar o acesso à justiça para todos e construir instituições eficazes, responsáveis e inclusivas em todos os níveis.
- Objetivo 17: Fortalecer os meios de implementação e revitalizar a parceria global para o desenvolvimento sustentável.

A temática da alimentação, nutrição e SAN está presente em vários espaços na agenda global. Ao longo dos anos, percebe-se que ela foi expandida, não se restringindo apenas a uma agenda com metas nutricionais e reconhecendo que são necessárias mudanças em diferentes campos para que se garantam a promoção da alimentação adequada e saudável e a segurança alimentar com soberania. Os compromissos assumidos internacionalmente pelos podem atuar de forma a resguardar as políticas e avanços nacionais. Para a melhor implementação das ações, as agências e organismos internacionais devem respeitar e conhecer as realidades e capacidades locais, na busca do empoderamento, troca de experiências e autonomia dos países, ressaltando que as agendas internacionais devem respeitar as demandas e particularidades de cada país, apoiando mudanças construídas conjuntamente e com base nas realidades locais, não impondo propostas prontas e sem debate.

Referências

FAO. FOOD AND AGRICULTURE ORGANIZATION AND WHO. World Health Organization. Second International Conference on Nutrition. *Conference Outcome Document:* Framework for Action. Rome, 19-21 November 2014. Disponível em: <http://www.fao.org/3/a-mm215e.pdf>.

FOOD AND AGRICULTURE ORGANIZATION – FAO. Nutrition and development, an global assesment. *The International Conference on Nutrition.* FAO, Rome, 1992. Disponível em: <http://www.fao.org/docrep/017/z9550e/z9550e.pdf>.

FOOD AND AGRICULTURE ORGANIZATION – FAO. *The 1st International Conference on Nutrition.* Disponível em: <http://www.fao.org/about/meetings/icn2/background/en/>.

FOOD AND AGRICULTURE ORGANIZATION – FAO. *The World Comite on Food Security. CSA.* Disponível em: <http://www.fao.org/cfs/home/about/structure/en/>.

FOOD AND AGRICULTURE ORGANIZATION – FAO. What we do. <http://www.fao.org/about/en/>.

INSTITUTO DE PESQUISA ECONÔMICA APLICADA – IPEA. *Objetivos de Desenvolvimento do Milênio:* Relatório Nacional de Acompanhamento. Brasília: Ipea: MP, SPI, 2014.

THE INTERNATIONAL FUND FOR AGRICULTURAL DEVELOPMENT – IFAD. Who we are. Disponível em: <https://www.ifad.org/who/overview>.

UNITED NATIONS – UN. General Assembly. *Resolution 55/2:* United Nations Millennium Declaration. General Assembly on 8 September 2000.

UNITED NATIONS – UN. General Assembly. *Resolution 70/1:* Transforming our world: the 2030 Agenda for Sustainable Development. General Assembly on 25 September 2015.

UNITED NATIONS – UN. General Assembly. *Resolution 70/259.* United Nations Decade of Action on Nutrition (2016-2025) General Assembly on 1 April 2016. Disponível em: <https://www.unscn.org/uploads/web/news/Work-Programme_UN-Decade-of-Action-on-Nutrition-20170517.pdf>.

UNITED NATIONS DEVELOPMENT PROGRAM – UNDP. *About us.* Disponível em: <http://www.undp.org/content/undp/en/home/about-us.html>.

WORLD HEALTH ORGANIZATION – WHO. *The Global Guardian of Public Health.* Disponível em: <http://www.who.int/about/what-we-do/global-guardian-of-public-health.pdf?ua=1>.

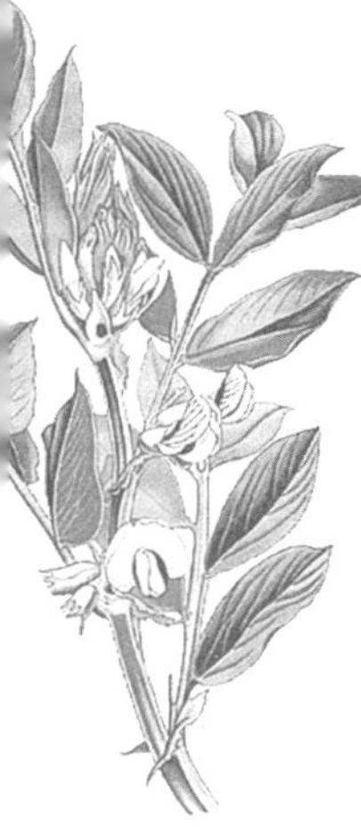

Índice remissivo

IMPRESSÃO:

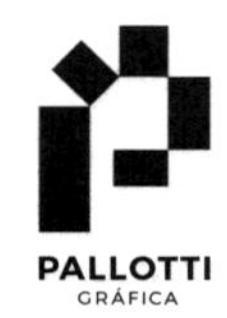

Santa Maria - RS | Fone: (55) 3220.4500
www.graficapallotti.com.br